口腔卫生士临床病例解析
Clinical Cases in Dental Hygiene

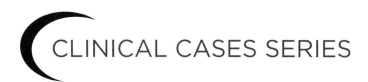

CLINICAL CASES SERIES

口腔卫生士
临床病例解析
Clinical Cases in Dental Hygiene

（美）谢丽尔·M. 韦斯特法尔·泰尔（Cheryl M. Westphal Theile）

（美）米·A. 温伯格（Mea A. Weinberg） 主编

（美）斯图尔·L. 席格尔尼克（Stuart L. Segelnick）

刘 帆 主审

张 玲 李晓英 主译

北方联合出版传媒（集团）股份有限公司

辽宁科学技术出版社

沈 阳

图文编辑:

刘　菲　刘　娜　康　鹤　肖　艳　王静雅　纪凤薇　刘玉卿　张　浩　曹　勇　杨　洋

©2022，辽宁科学技术出版社。

著作权合同登记号：06-2019第124号。

图书在版编目（CIP）数据

口腔卫生士临床病例解析 /（美）谢丽尔·M.韦斯特法尔·泰尔，（美）米·A. 温伯格，（美）斯图尔·L. 席格尔尼克主编；张玲，李晓英主译. —沈阳：辽宁科学技术出版社，2022.9

ISBN 978-7-5591-2494-4

Ⅰ. ①口… Ⅱ. ①谢… ②米… ③斯… ④张… ⑤李… Ⅲ.①口腔保健 Ⅳ.①R78

中国版本图书馆CIP数据核字（2022）第065405号

出版发行：辽宁科学技术出版社
　　　　　（地址：沈阳市和平区十一纬路25号　邮编：110003）
印 刷 者：辽宁新华印务有限公司
经 销 者：各地新华书店
幅面尺寸：210mm×285mm
印　　张：18.75
字　　数：380千字
出版时间：2022年9月第1版
印刷时间：2022年9月第1次印刷
策划编辑：陈　刚
责任编辑：苏　阳
版式设计：袁　舒
责任校对：李　霞

书　　号：ISBN 978-7-5591-2494-4
定　　价：198.00元

投稿热线：024-23280336
邮购热线：024-23280336
E-mail:cyclonechen@126.com
http://www.lnkj.com.cn

中文版序言
FOREWORD

口腔健康是全身健康的重要组成部分，而口腔从业人员是推动全民口腔健康的主力军。提高人群的口腔健康知识与技能、完善口腔卫生服务体系是促进口腔健康的重要基础和支撑。而口腔卫生士作为基础性口腔疾病防治的专业人员，在口腔医疗领域辅助口腔医生完成复杂口腔疾病治疗操作或独立完成简单预防及治疗操作，同时开展宣教、接受患者咨询、帮助患者通过预防疾病的方式促进口腔健康。

《口腔卫生士临床病例解析》以问题为导向，通过评估、口腔卫生诊断、计划、实施、评价、记录六大标准，对临床病例进行全面、系统、深入的解析，帮助口腔卫生士建立临床批判性思维，采取规范的操作流程，对疾病进行科学的治疗。该书涉及患者检查、口腔卫生诊断、基础性治疗、健康管理等内容，共计12章，内容丰富、结构清晰、表述精练、重点突出，为口腔从业人员及口腔医学生解决临床实际问题提供专业指导或参考。

前言
PREFACE

　　《口腔卫生士临床病例解析》是目前在纽约大学牙学院任职的多位专家共同努力的成果，英文版由John Wiley & Sons公司出版。书中呈现的均是当前口腔热点问题，采用基于病例和问题的学习形式，培养口腔卫生士的临床批判性思维。本书在临床病例的基础上设置了基于问题的学习目标和目的，每个病例后都有自学问题及自学问题答案。本书将口腔卫生士在学校学习的知识与临床病例融合在一起，其内容涵盖了口腔卫生士临床实践的全部内容，可帮助卫生士进行思维拓展。

　　本书可作为教科书使用，也可作为口腔卫生士临床实践工作中的参考用书。使用时，可以采用小组学习的形式集中讨论书中的要点部分，也可以针对主题进行自主学习。本书中的"口腔卫生诊断"和"口腔卫生指导"是学习的重点与难点，它可以帮助或引领口腔卫生士建立有效的干预计划或措施，从而达到更好的预期或结果。部分编者针对病例的讨论还附加了研究背景或参考资料，以便读者进行学习。

译者名单
TRANSLATORS

主审

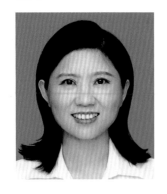

刘帆

四川大学华西口腔医院主任护师、硕士研究生导师

四川省学术和技术带头人后备人选

中华口腔医学会口腔护理专业委员会副主任委员

四川省口腔医学会口腔护理专业委员会候任主任委员

四川省护理学会理事会常务理事

成都护理学会口腔护理专业委员会主任委员

主译

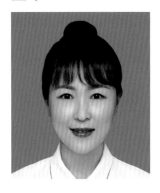

张玲

四川大学华西口腔医院主管护师

成都护理学会全科护理专业委员会委员

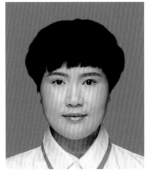

李晓英

四川大学华西口腔医院副主任护师

四川省口腔医学会口腔护理专业委员会常务委员

四川省护理学会门诊护理专业委员会委员

参译（按姓氏笔画排序）

王振容　邓　琦　石永乐　卢兴凤　李　雪　李春燕　何小丽　何代瑶　陈　文

陈良萍　罗　莎　赵晓曦　赵峪君　黄姝绮　鲁　喆　廖学娟　颜　文　薛　晶

编者名单
LIST OF CONTRIBUTORS

Kim Attanasi RDH, MS, PhD
Adjunct Clinical Associate Professor
Dental Hygiene Programs
New York University College of Dentistry
New York, NY, USA

Shirley S. Birenz, RDH, MS, FAADH
Clinical Assistant Professor
Dental Hygiene Programs
New York University College of Dentistry
New York, NY, USA

Marija L. Cahoon, RDH, MS
Adjunct Clinical Instructor
Dental Hygiene Programs
New York University College of Dentistry
New York, NY, USA

Stephanie E. Cruz, DMD
Former Postgraduate Student
Diplomate, American Board of Periodontology
New York University College of Dentistry
New York, NY, USA

Edgard S. El Chaar, DDS, MS
Clinical Associate Professor
Director, Advanced Education Program in Periodontics
Diplomate, American Board of Periodontology
New York University College of Dentistry
New York, NY, USA

Debra Ferraiolo, DMD, FAGD
Clinical Assistant Professor
Department of Oral and Maxillofacial Pathology,
Radiology and Medicine
New York University College of Dentistry
New York, NY, USA

Winnie Furnari, MS, RDH
Adjunct Clinical Professor, Former Clinical Professor
Dental Hygiene Programs
New York University College of Dentistry
New York, NY, USA

Holly S. Harper, RDH, CDA, MEd
Faculty Chair, Dental Programs
Rio Salado College
Tempe, AZ, USA

Rosemary D. Hays, RDH, MS
Clinical Associate Professor
Coordinator, Bachelor of Science Program
Dental Hygiene Programs
New York University College of Dentistry
New York, NY, USA

Cynthia J. Howard, RDH, MS, CCRC
Adjunct Clinical Assistant Professor
Dental Hygienist
Certified Clinical Research Coordinator
Dental Hygiene Programs
New York University College of Dentistry
New York, NY, USA

Sarah Yoon Kang, RDH, MEd
Former Clinical Instructor
Dental Hygiene Programs
New York University College of Dentistry
New York, NY, USA

Analia Veitz-Keenan, DDS
Clinical Associate Professor
Department of Oral and Maxillofacial Pathology,
Radiology and Medicine
New York University College of Dentistry
New York, NY, USA

Kellie R. Kennedy, RDH, MA
Clinical Assistant Professor
Dental Hygiene Programs
New York University College of Dentistry
New York, NY, USA

Lorilei Kirby, BSDHE, RDH
Clinical Assistant Professor
Dental Hygiene Programs
New York University College of Dentistry
New York, NY, USA

Judith Kreismann, RDH, MA
Adjunct Clinical Associate Professor
Former Clinical Associate Professor
Dental Hygiene Programs
New York University College of Dentistry
New York, NY, USA

Ronald J. Lehane, DDS, MS
Clinical Assistant Professor
Diplomate, American Board of Periodontology
Department of Periodontology and Implant Dentistry
New York University College of Dentistry
New York, NY, USA

Angelita L. Leon, RDH, MS
Clinical Instructor
Dental Hygiene Programs
New York University College of Dentistry
New York, NY, USA

Eva M. Lupovici, RDH, MS
Adjunct Clinical Professor
Former Clinical Associate Professor
Dental Hygiene Programs
New York University College of Dentistry
New York, NY, USA

Joan A. Phelan, DDS
Former Professor and Chair
Department of Oral and Maxillofacial Pathology,
Radiology and Medicine
New York University College of Dentistry
New York, NY, USA

Miriam R. Robbins, DDS, MS, FACD
Chair, Department of Dental Medicine
New York University Winthrop Hospital
Mineola, NY, USA

Dianne L. Sefo, RDH, MEd
Clinical Associate Professor
Pre-Clinical Coordinator
Dental Hygiene Programs
New York University College of Dentistry
New York, NY, USA

Stuart L. Segelnick, DDS, MS
Diplomate, American Board of Periodontology
Diplomate, International Congress of Oral
Implantologists
Adjunct Clinical Professor
Department of Periodontology and Implant Dentistry
New York University College of Dentistry
New York, NY, USA

Silvia Spivakovsky, DDS
Clinical Associate Professor
Department of Oral and Maxillofacial Pathology,
Radiology and Medicine
New York University College of Dentistry
New York, NY, USA

Lisa B. Stefanou, RDH, BS, MPH
Clinical Associate Professor, Associate Director
Dental Hygiene Programs
New York University College of Dentistry
New York, NY, USA

Mea A. Weinberg, DMD, MSD, RPh
Clinical Professor
Diplomate, American Board of Periodontology
Department of Periodontology and Implant Dentistry
New York University College of Dentistry
New York, NY, USA

Cheryl M. Westphal Theile, EdD, RDH
Clinical Professor
Associate Dean for Allied Dental Programs
Director, Dental Hygiene
Dental Hygiene Programs
New York University College of Dentistry
New York, NY, USA

Stefania Moglia Willis, DMH, RDH
Clinical Associate Professor
Dental Hygiene Programs
New York University College of Dentistry
New York, NY, USA

Mark S. Wolff, DDS, PhD
Former Professor and Chair
Department of Cariology and Comprehensive Care
Former Associate Dean for Pre-Doctoral Education
New York University College of Dentistry
New York, NY, USA

Aaron E. Yancoskie, DDS
Associate Professor of Dentistry
Diplomate, American Board of Oral and Maxillofacial
Pathology
Director of Pathology
Touro College of Dental Medicine at New York
Medical College
Hawthorne, NY, USA

Yung Cheng Paul Yu, DDS
Clinical Assistant Professor
Department of Periodontology and Implant Dentistry
New York University College of Dentistry
New York, NY, USA

致谢
ACKNOWLEDGEMENT

在此对本书的所有编者致谢，他们均承担纽约大学牙学院本科或研究生教学工作。若没有他们的贡献，这些临床病例便不能被更好地融入专业知识和实践应用中去。我们同样真诚地感谢在每一章中出现的患者以及他们提供的病例，感谢这些患者同意将自己的影像学资料用于本书，以使本书的内容更加丰富。本书着重强调了在口腔卫生保健工作中建立临床批判性思维和循证医学是非常有必要的。

谨以此书献给渴求知识、寻求循证医学和提高口腔护理质量的人。

就我个人而言，我想将本书献给我的丈夫——Keith Theile，他在我准备此书的过程中给予了很多帮助。同样将本书献给我的3个儿子——James Westphal、Erik Westphal和Jeffery Theile，我想告诉他们学习是永无止境的。

——谢丽尔·M. 韦斯特法尔·泰尔
（Cheryl M. Westphal Theile）

谨以此书献给我的家庭，尤其是我的父母，是他们给了我编写的热情。

——米·A. 温伯格
（Mea A. Weinberg）

谨以此书献给我的母亲——Harriet Segelnick和我的继父——Milton "King" Finkelstein。虽然他们去世了，但是他们对我的人生影响巨大。没有我的母亲，我可能不会成为一名牙医。

——斯图尔·L. 席格尔尼克
（Stuart L. Segelnick）

目录
CONTENTS

第1章

患者检查

病例1

体格检查

病例描述

患者55岁，白人女性。主诉："我总是感到口干，而且吞咽困难。我最近被诊断出硬皮病，医生告诉我应该看牙医。"患者生命体征：血压：159/92mmHg；呼吸：16次/分钟；脉搏：72次/分钟；体温：36.7℃（98℉）；不吸烟。

基于问题的学习目标和目的

■ 讨论患者的疾病史、口腔疾病史和社会史（即全面的健康史）在患者体格检查中的作用
■ 列出并描述全面的临床检查的五大组成部分
■ 区分不同类型的临床检查结果，如：体征与症状，阴性与阳性结果
■ 讨论临床检查记录的定义、目的和方法
■ 识别记录在患者病历中的治疗组成

疾病史

患者患有硬皮病和胃食管反流综合征（Gastro-esophageal reflux disease，GERD）。她在服用免疫抑制药物、治疗GERD的抗酸药、治疗硬皮病的钙通道阻滞剂。

口腔疾病史

患者最近一次口腔检查是1年前。她幼时患过龋齿，但大学后未曾患过龋病。同时，她有口干症，合并张口和吞咽困难（Dysphagia）。

社会史

患者描述自己是成功的职业人士，担心自己的健康状况以及牙齿的外观。她与丈夫居住在曼哈顿的郊区，育有3个已成年的子女，喜爱阅读。

系统回顾（体格检查）

胃肠道检查

患者存在吞咽困难和胃食管反流综合征。

心血管系统检查

患者既往出现过雷诺现象和高血压（BP：159/92mmHg）。

皮肤检查

患者表示手指对冷刺激非常敏感，其手部皮肤有光泽，有不同程度的色素沉着。患者签署知情同意书时，握笔困难。

头颈部检查

口外检查

患者因小口畸形而出现张口受限（＜20mm），嘴唇较薄，过度延展。

口内检查

大小唾液腺导管开口检查发现唾液的质降低，且量减少。

牙周病检查记录表显示有探诊出血，无临床附着丧失（Clinical attachment loss，CAL）。

系统性纤维化改变在黏膜组织的表现为黏膜牙龈感觉异常。口腔黏膜苍白、紧绷、软腭变硬。患者的GI评分为2分。口内有多个修复体，无龋齿。广泛较为明显的中度生物膜积聚。软垢指数（DI-S）和牙结石指数（CI-S）评分均为1分（软垢和牙结石覆盖范围少于检查牙面1/3）。

分级1：左右两侧；#7牙和#10牙扭转且与#8牙和#9牙轻度重叠。

影像学检查

未见明显异常。

口腔卫生诊断

健康问题	相关风险和病因
口干	唾液质降低，量减少，以及硬皮病 目标：患者因硬皮病导致的口干，在实施了局部和全身刺激唾液分泌的措施以后能够迅速缓解
牙周病风险增加	日常生物膜管理欠佳，手部握力不足，张口受限，表现为牙龈发炎和GI评分高 目标：患者下次就诊时GI指数从2分降低到1分以下
患龋风险增加	唾液减少，日常生物膜管理欠佳，氟摄入不足，GERD造成口腔环境呈酸性，因吞咽困难进食软质和高碳水化合物饮食 目标：通过加强防龋干预，抑制患者口内细菌活动
65岁以下患者血压升高超过治疗目标	患者血压为159/92mmHg 目标：下次就诊前患者应于内科进行血压评估

干预计划

干预计划（抑制或控制疾病的发生，促进再生、恢复或维持口腔健康）		
临床治疗	宣教/咨询	口腔卫生指导
每次就诊均进行血压检查 初始检查，口腔全景X线片（FMS），成人预防 诊室内使用5%氟保护漆 由于硬皮病和相关药物风险，进行为期3个月的护理 转诊给初级保健医生进行血压评估 转诊给职业理疗师进行硬皮病治疗	口干症管理的意义 确定患者减少斑块积聚和口腔疾病风险的动机："去除菌斑的好处可能是什么？" "在1～10分范围内，您有多少信心降低您的菌斑评分？" 由于缺乏氟化物和高碳水化合物软食，患龋的风险增加，提供关于替代性自我照护辅助信息，如加粗或延长牙刷柄、使用电动牙刷和牙线 高血压与全身健康的关系	服用胆碱能拮抗处方药物。频繁使用水和唾液替代品（Tolle 2012） 使用氯己定减少细菌和牙龈炎症，预防念珠菌感染（Spolarich 2011）和每天1.1%氟化钠（处方）漱口液减少龋坏发生（Featherstone 2000；Tolle 2012） 使用泵式牙膏分配器和配有儿童尺寸刷头的电动牙刷、齿间刷、牙线。这些用具应有加长、加粗的手柄（Yuen et al. 2011）

病程记录

　　患者按预约时间准时到达，治疗按时完成。疾病史、社会史和口腔疾病史资料收集完善。初步检查，拍摄口腔全景X线片并进行成人预防口腔卫生指导，之后涂抹5%氟保护漆。建议患者于内科就诊评估血压；于康复理疗师处评估硬皮病对日常活动的影响。

讨论：患者评估中的健康检查和记录

　　患者评估提供患者的基本信息，在患者和医护人员间搭建对话平台，有助于医患之间信任和信赖的建立，是口腔卫生诊疗过程中最重要的一步（图1.1.1）。毫无疑问，患者评估过程中收集的所有资料是相互联系的。患者社会史信息可以用来区分临床检查中的阴性和阳性结果，从而有助于形成一系列的口腔卫生诊断，最终帮助形成个体化的治疗方案。

　　在健康检查过程中，口腔卫生士记录疾病或健康表征。另外，患者所提供的描述是其健康问题的症状表现。主诉或主要问题是患者此次就诊或来院的主要原因，应该作为治疗计划中的首要诊断描述（Wilkins et al. 2017）。一般来说，主诉是一个症状或一种需求，甚至可能需要通过开放式提问来明确。如您这次来主要是什么问题？请问我可以为

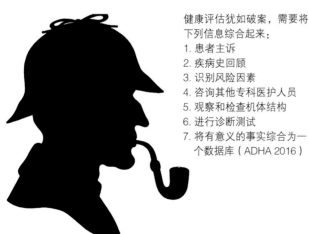

健康评估犹如破案，需要将下列信息综合起来：
1. 患者主诉
2. 疾病史回顾
3. 识别风险因素
4. 咨询其他专科医护人员
5. 观察和检查机体结构
6. 进行诊断测试
7. 将有意义的事实综合为一个数据库（ADHA 2016）

图1.1.1　健康评估犹如破案。

您做什么呢？一定要密切关注患者的主诉。患者主诉有多种作用：它提醒医护人员关注相关的诊断信息；它提供了患者对自身疾病的感知情况；它还可以帮助判断患者的健康知识水平，包括他们对口腔健康的了解情况。

　　全面的临床健康评估有5个组成部分（图1.1.2）。

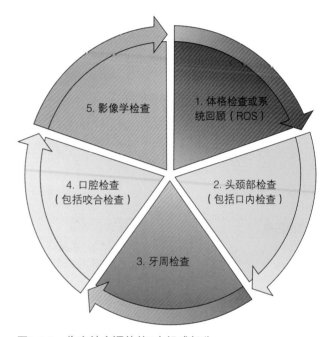

图1.1.2　临床健康评估的5个组成部分。

1. **体格检查或系统回顾（ROS）**　这是按器官系统列出的一系列问题，旨在发现疾病或功能障碍。该清单通常在治疗前提供给患者。ROS与疾病史一起可帮助确定患者的身体状况分类（MCS或ASA）。使用ROS时，临床医生必须意识到非传染性慢性疾病和口腔疾病之间的关系，因为它们具有共同的风险因素以及潜在的感染/炎症通路（Jin et al. 2016）。

2. **头颈部检查（包括口内检查）**　评估头部和颈部的异常或病变。该检查通过系统的视诊和触诊来发现异常与病变。患者为临床发现提供了重要的信息，如病变发生发展的时间、病变疼痛的程度，或者病变是否与长期暴露于阳光或烟草制品相关。

3. **牙周检查** 评估患者的口腔卫生状况和牙周软组织的临床外观。该检查可识别正常健康组织的病变，如牙龈退缩、发红、化脓和肿胀。全面的牙周检查需要口镜、牙周探针和X线片。牙周评估为长期监测患者的牙周疾病动态变化提供了依据（Armitage 2004）。

4. **口腔检查（包括咬合检查）** 在牙体检查开始前，临床医生应该回顾患者的口腔疾病史，尤其是涉及牙齿的主诉。为了使临床检查与影像学检查相结合，牙体检查常常与X线片一起进行。

a. 要注意任何缺失的牙齿和非患者口内自身的牙齿，如种植体、固定或活动的局部或全口义齿。如果存在活动义齿，应先评估其在口内的状况，然后将其取出。

b. 在评估牙体情况时，应确保有良好的光源。要评估所有牙齿的整体状况，以及牙齿的颜色、形态、功能是否存在异常。

i. 建议使用三用枪及钝头针结合透照法检测牙釉质的变化。但是，探诊这一方法并不一定优于视诊（Newbrun 1993）。

ii. 一项研究表明，相比于单纯视诊，使用探针并不能提高龋齿确诊的可信度（Lussi 1991）；因此，龋病研究专家不再提倡使用锋利的探针进行龋齿检查（Van Dorp et al. 1988；Braga et al. 2010）。

c. 记录现有修复体的编号、形状和类型。使用牙线检查齿间接触的完整性，使用探针评估缺损的修复边界。

d. 通过记录患牙在同颌和对颌牙弓中与相邻牙的关系来进行咬合检查。以恒牙列安氏分类法为标准，双侧均应进行记录。

5. **影像学检查** 这是临床视诊的重要辅助检查。二者结合可以准确地检测出邻面龋并估计牙本质龋坏的深度（Bindra et al. 2016；Keenan and Keenan 2016）。同时，影像学检查可用于监测牙齿和颌骨的生长发育状况，辅助牙周疾病和口腔病理的诊断与治疗（American Dental Association Council on Scientific Affairs 2012）。

在患者评估过程及诊疗的每个阶段，都需要有全面且准确的病历记录。因此，病历记录已被定为《口腔卫生临床实践标准》（图1.1.3）中的第6项标准，用以指导临床实践。该标准是口腔卫生士进

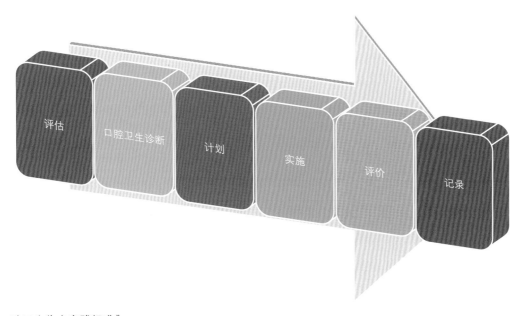

图1.1.3 《口腔卫生临床实践标准》。

行以患者为中心、循证医疗实践的重要参考资源（ADHA 2016）。病历的记录应简短、切题、客观（不带评判）且易于理解。以人文主义（清晰、专业和同理心）的方式获取并记录所有患者的信息（问题清单、计划和提供的治疗以及与患者的对话）是专业素养的一个体现，代表着人文关怀的最高标准。

在患者评估过程中使用开放式问题（不同于直接或引导性提问）可以使检查结果更加详细（Iversen et al. 2014）。有经验的临床医生能够深入了解患者既往口腔就诊经历，以及口腔健康和口腔疾病预防对患者的意义。他们会找出患者是怎样预防口腔疾病的，为什么不采用牙医开具的预防性口腔保健措施。同时，他们会明确社交环境因素对患者健康行为的影响。

通过将临床事实与患者的叙述（关于他们自己的全身健康和口腔疾病的个人故事）结合起来，使牙科护理体验更加人性化，在循证口腔实践和将知识应用于单个病例的技巧（Kalitzkus and Matthiessen 2009）之间架起了一座桥梁，改善了视觉检查，丰富了口腔卫生实践。

影像技术、口面部摄影和电子病历记录（EHR）等技术进一步优化了数据收集和记录流程。正确的电子病历应记录以下内容：

• 从患者访谈和临床检查中获取的数据；
• 计划和已提供的诊疗服务；
• 对患者的建议；
• 与患者疾病相关的其他内容。

该过程准确而简洁地记录了患者与医护人员之间的所有信息和互动过程，也为根据患者特定需求提供的医疗服务进行佐证。记录过程和法律风险管理策略的关键是要记录知情同意或拒绝，即在充分告知患者拟订诊疗计划和不接受口腔卫生士诊疗服务的后果之后，患者对治疗方案和建议是接受或拒绝。患者同意并签字后再接受治疗，则可以避免出错。但是，临床医生必须采取所有防止出错的措施，并且在治疗计划出现任何改动后，重新对患者进行知情同意并在知情同意书上签字。

患者的医疗信息和病历记录都是保密的，并受《美国医疗保险及责任法案》（https://www.hhs.gov/hipaa/for-professionals/index.html）的法律保护。此外，《美国牙科卫生士协会（ADHA）道德规范》为会员提供了伦理和道德职业准则，并提醒医护人员在这方面的专业责任。因此，在将技术应用到患者诊疗时，患者隐私保护十分重要，无论是诊疗过程中的患者信息记录，还是多学科团队协作诊疗信息。

在对患者进行评估时，要考虑病例的客观情况，但同时，也应考虑病例的潜在意义、患者背景（文化和其他方面），以及理解患者的需求。牙科专业人员在进行问诊和临床检查时，应以患者为中心，并将患者的感受放在首位。

在患者的整个健康评估期间需要通过访谈和提问的方式了解患者的观点，从而使这一过程有意义。提出问题的方式可以使医患更加亲密，同时让患者保持坦诚。即使患者的回答是通过计算机输入、书面记录或医生进行病历记录，在这个过程中也要与患者保持眼神交流，并展现友好态度和对他的健康状况很感兴趣是很重要的，同时要提出需要患者进行详细解答的问题，重复患者的话以明确和理解患者意向。

在健康评估过程中，通过营造更人性化的环境，医护人员可以构建评估过程中的叙事护理。患者的阐述不仅仅是对疾病事实的描述。诊疗过程中患者的阐述为患者的疾病提供了原因和背景（Greenhalgh and Hurwitz 1998）。在访谈和健康评估过程中，医护人员需要观察患者的表情，进行恰当的互动，并在病历记录过程中与患者进行言语的互动。只有这样，患者才可能更愿意讲述自己的故事，更加信任医护人员，并更乐意为自己的健康状况负责。

医护人员对自己所从事的工作不能漠不关心、心不在焉，或是不注意自己的言行。一步一步用心探索，就能从整个诊疗过程中获得较好的结果（Pirsig 1974）。

要点

1. 对患者健康的评估可以识别患者的需求和口腔健康问题，并且是《口腔卫生临床实践标准》6项标准中的首要标准（图1.1.3）。

2. 患者体格检查并不是独立的。临床检查与其他患者信息收集密切相关。如在患者交流期间，明确的硬皮病诊断为患者口内组织变化提供了病史背景。

3. 美国牙科卫生士协会（ADHA）将以患者为中心的诊疗定义为关注患者并了解患者的价值观、信念和医疗需求（ADHA Standards for Clinical Dental Hygiene Practice 2016）。

4. 风险评估可以识别特定行为、特征或患者患病的风险因素。风险因素分为高、中和低3个等级，这种评估法被用于预防和治疗口腔疾病（ADHA 2017）。

自学问题

1. 在健康评估过程中，患者向口腔卫生士提供的信息称为：

　　A. 体征

　　B. 症状

2. 最近，《口腔卫生临床实践标准》添加了第6项标准。它是：

　　A. 健康评估

　　B. 牙齿卫生诊断

　　C. 病历记录

　　D. 诊疗实施

3. 《口腔卫生临床实践标准》的6项标准遵循口腔疾病诊疗的过程。这6项标准的正确顺序是：

　　A. 评估

　　B. 评价

　　C. 实施

　　D. 口腔卫生诊断

　　E. 记录

　　F. 计划

4. 全面的健康评估包括_____个部分？

　　A. 3

　　B. 4

　　C. 5

　　D. 6

参考文献

[1] ADHA Policy Manual, American Dental Hygienists' Association (2017) Glossary, [Online]. Available: https://www.adha.org/resources-docs/7614_Policy_Manual.pdf [May 30, 2018].

[2] American Dental Association Council on Scientific Affairs (2012). The use of cone-beam computed tomography in dentistry: an advisory statement from the American dental association council on scientific affairs. *J. Am. Dent. Assoc.* 143 (8): 899–902.

[3] American Dental Hygienists' Association (ADHA), Standards for Clinical Dental Hygiene Practice, June 2016 [Online]. Available: https://www.adha.org/resources-docs/2016-Revised-Standards-for-Clinical-Dental-Hygiene-Practice.pdf (May 15, 2018).

[4] Armitage, G.C. (2004). The complete periodontal examination. *Periodontol.* 34 (1): 9–21.

[5] Bindra, S., Neelkamal, Grewel, G., and Chhabra, V. (2016). Diagnosis of dental caries conventional V/S 2 recent methods. *Indian J. Dent. Sci.* [series online] 8 (1): 86–91.

[6] Braga, M.M., Mendes, F.M., and Ekstrand, K.R. (2010). Detection activity assessment and diagnosis of dental caries lesions. *Dent. Clin. N. Am.* 54 (3): 479.

[7] Epstein, R. and Street, R. Jr. (2011). The values and value of patient-centered care. *Ann. Fam. Med.* 9 (2): 100–103.

[8] Featherstone, J.D. (2000). The Science and Practice of Caries Prevention. *J. Am. Dental Assoc.* 131 (7): 887–899.

[9] Greenhalgh, T. and Hurwitz, B. (1998). Why study narrative? In: *Narrative Based Medicine: Dialogue and Discourse in Clinical Practice* (ed. T. Greenhalgh and B. Hurwitz), 3–16. London: BMJ Books.

[10] Iversen, H.H., Bjertnaes, Ø.A., and Skudal, K.E. (2014). Health services research: patient evaluation of hospital outcomes: an analysis of open-ended comments from extreme clusters in a national survey. *BMJ Open* 4: e004848. doi: 10.1136/bm.

[11] Jin, L.J., Lamster, I.B., Greenspan, J.S. et al. (2016). Global Burden of Oral Diseases: Emerging Concepts, Management and Interplay with Systemic Health. *Oral Diseases* 22: 609–619.

[12] Kalitzkus, V. and Matthiessen, P.F. (2009). Narrative-based medicine: potential; pitfalls, and practice. *Perm. J.* 13 (1): 80–86.

[13] Keenan, J.R. and Keenan, A.V. (2016). Summary review/caries: accuracy of dental radiographs for caries detection. *Evid. Based Dent.* 17 (2): 43.

[14] Lussi, A. (1991). Validity of diagnostic and treatment decisions of fissure caries. *Caries Res.* 25 (4): 296–303.

[15] Newbrun, E. (1993). Problems in caries diagnosis. *Int. Dent. J.* 43 (2): 133–142.

[16] Pirsig, R. (1974). *Paying Attention. Zen and the Art of Motorcycle Maintenance*, 291–294. William Morrow & Co.

[17] Spolarich, A. (2011). Xerostomia and oral disease. *Dimens. Dent. Hyg.* 9 (11), Special CE Insert) Available at: http://www.dimensionsofdentalhygiene.com/2011/11_November/Features/Xerostomia_and_Oral_Disease.aspx: May 31, 2018.

[18] Tolle, S.L. (2012). Treatment planning for patients with scleroder-ma. *Dimens. Dent. Hyg.* 10 (9): 50–53.

[19] U.S. Department of Health and Human Services. (1996) H.R. 3103 — 104th Congress: Health Insurance Portability and Accountability Act of 1996 (HIPAA). HIPAA for Professionals [Online]. Available at https://www.hhs.gov/hipaa/for-professionals/index.html (May 15, 2018).

[20] van Dorp, C.S., Exterkate, R.A., and ten Cate, J.M. (1988). The effect of dental probing on subsequent enamel demineralization. *ASDC J. Dent. Child.* 55 (5): 343.

[21] Wilkins, E.M., Wyche, C.J., and Boyd, L.D. (eds.) (2017). *Clinical Practice of the Dental Hygienist, 12e*, Philadelphia: Lippincott Williams & Wilkins.

[22] Yuen, H.K., Weng, J., Bandyopadhyay, D. et al. (2011). Effect of a multi-faceted intervention on gingival health among adults with systemic sclerosis. *Clin. Exp. Rheumatol.* 29 (2 Suppl 65): S26–S32.

自学问题答案

1. B。

2. C。

3. 评估、口腔卫生诊断、计划、实施、评价和记录（简称ADPIED）。

4. C。口腔卫生检查的5个部分是：

- 系统回顾
- 头颈部检查（包括口内检查）
- 牙周检查
- 口腔检查（包括咬合检查）
- 影像学检查

病例2

头颈部检查

病例描述

患者29岁，女性。最近被聘为小学特殊教育老师。主诉："我很担心牙齿上的白斑和颈部红斑。"因为有"大笔的大学贷款债务"，她过去7年从未看过牙医。

基于问题的学习目标和目的

■ 解释头颈部检查的步骤

■ 阐述头颈部检查的目标

■ 阐述头颈部检查和口内检查与全身健康的相关性

■ 识别癌症风险因素

疾病史

回顾患者的疾病史后发现患者对大多数动物皮毛、灰尘和螨虫过敏。为了缓解过敏，患者每周至少有4天会每隔4~6小时服用一粒25mg的盐酸苯海拉明胶囊（Diphenhydramine HCL）。患者生命体征正常。

口腔疾病史

患者在纽约州金斯敦长大（Kingston, New York），该片区供水不含氟。她每天刷牙两次，使用无氟牙膏。她每天使用牙线清洁牙齿一次。在大学期间做过小型咬合重建。

社会史

患者在一家寄宿机构教授有情感障碍和学习障碍的儿童。此外，她在当地交响乐团拉小提琴。每天工作前、工作中、工作后，她都要喝几瓶加糖的冰茶，并吃一些糖果等零食。

头颈部检查

口外检查显示患者左下颌骨下方有色素沉着区域，左下颈部有红斑，无肿大或可触及的淋巴结（图1.2.1）。患者说，她在工作日每天练习小提琴1小时，周末每天2小时，并将小提琴靠在下颌和锁骨上。这3处皮损略微凸起，呈红斑状，区域较大且表面粗糙，这与小提琴放置的位置一致。每个皮损的尺寸分别为5mm×5mm、3mm×7mm、7mm×3mm。患者表示小提琴手使用胸锁乳突肌来稳定他们的乐器（图1.2.2）。胸锁乳突肌是从胸骨顶部开始一直到耳朵后面以对角线穿过颈前部和侧面的肌肉。被称为"提琴手颈"的病变是小提琴家普遍遇到的皮肤问题（Jue et al. 2010），与患者描述的小提琴演奏时放置的位置一致。

口内视诊和牙齿透照显示，#8-#10牙的近中表

（A）

（B）

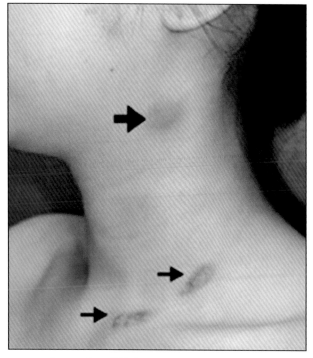
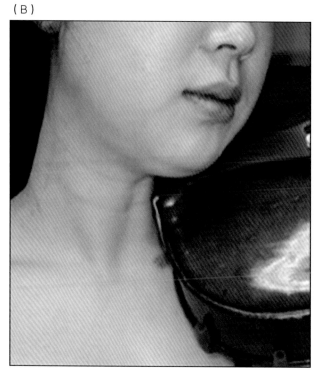

图1.2.1 （A，B）口外检查发现的红斑区域。

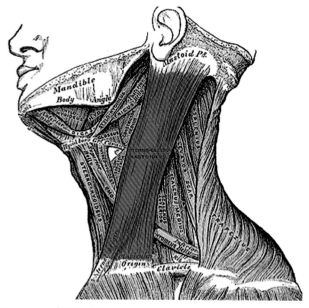

图1.2.2 胸锁乳突肌。

面出现了未形成龋洞的白斑样病灶。患牙表面局部有轻微的龈上生物膜。

辅助口腔检查提示患者张口呼吸。咬合情况为安氏Ⅰ类错𬌗伴前牙开𬌗。

影像学检查

影像学检查可见釉质龋，第三磨牙部分萌出。

口腔卫生诊断

健康问题	相关风险和病因
龋齿增加	局部轻微的龈上菌斑，频繁的糖摄入，不使用含氟牙膏或氟化物漱口水，有口干症（药物和用口呼吸的副作用）
下颌下方和颈部3个红色斑块区域	小提琴放置的位置、小提琴的练习频率、可能对漆过敏

干预计划

干预计划（抑制或控制疾病的发生，促进再生、恢复或维持口腔健康）		
临床治疗	宣教/咨询	口腔卫生指导
初始检查，影像学检查，成人预防 每3~4个月涂抹含有人工合成树脂的5%氟保护漆（防止过敏） 封闭剂 转诊给皮肤科医生，治疗颈部红色病变 转诊至初级保健医生评估过敏症状	告知定期看牙的重要性 患龋风险增加 氟化物在未形成龋洞病变组织中的再矿化作用 通过去除菌斑和抗菌疗法减少细菌感染 记录饮食信息以分析致龋情况 练习小提琴时使用麂皮布保护裸露的皮肤	改良Bass刷牙法 推荐每日两次使用1.1%氟化钠牙膏和0.05%氟化钠漱口水 选择每月中的1周，每天用10mL0.12%氯己定漱口水含漱1分钟（3个月后回访），直到风险降低为止 如果白天感到口干，建议经常小口喝水，进食木糖醇口香糖或木糖醇糖果

病程记录

患者按预约时间准时就诊。口腔医生记录了完整的疾病史、社会史和口腔疾病史，并对患者进行了初步检查并拍摄口腔全景X线片。头颈部检查显示患者颈部有3个非特异性斑块样红色病变。口腔医生记录了早期龋的白色斑点状病损，并在龋齿风险评估时向患者宣教了减少细菌感染的方法。口腔医生回顾并分析了患者饮食中的糖的摄入量，要求患者记录饮食日志和糖摄入分析表。医生预约患者1周内复查以进行饮食分析和宣教。口腔医生建议患者去皮肤科医生处进行颈部病变鉴别诊断和治疗，并建议患者去初级保健医生处检查过敏症状。由于患者患龋风险较高，口腔医生建议3~4个月复诊。

讨论：头颈部检查

不同于内科医生，口腔卫生士与患者有定期预约，因此他们是识别早期疾病和对患者存在的风险因素进行健康教育的一线人员。头颈部和口内检查通常是口腔癌检查或口腔癌筛查的重要内容，也是口腔疾病诊疗的重要组成部分。因此，超过一半（51%）的口腔卫生士从业者在看诊时会常规进行头颈检查（Forrest et al. 2001；Horowitz et al. 2002）。在口腔卫生士课程中强调，头颈部检查可以识别全身性疾病、早期皮肤癌、淋巴结疾病等，是一项标准的检查方法。在美国，患者预约计划、工作时间、知识和感知癌症风险的需求通常会阻碍口腔卫生士对此项工作的开展（Forrest et al. 2001；Horowitz et al. 2002；Cotter et al. 2011）。但是，若不将头颈部检查常规化，会导致严重后果，如诊断延迟、更具侵入性的手术和治疗（如放疗和化疗）、患者生命及健康质量会严重下降。

在每次的患者诊疗时，口腔卫生士应以相同的方式进行头颈部和口内评估，这有利于提高效率和准确性。头颈部检查包括检查面部、皮肤、眼睛、嘴唇、淋巴结、唾液腺与甲状腺的对称性和轮廓，以及颞下颌关节检查（图1.2.3）。如果可能，在进行系统性的触诊之前，口腔医生应检查每个区域的外观。另外，检查过程中，应获得患者的允许并准确告知患者正在进行的操作及其原因。如询问您的患者是否可以进行口外检查和口内检查以发现影响口腔及全身健康的异常情况。告诉患者触诊区域将包括锁骨区域。

如果发现异常，应询问患者病史，包括发作、持续时间和其他可能的病因。在这种情况下，当发现异常时，应将患者转诊到内科医生处进行鉴别诊断和治疗。最后，对患者进行关于癌症风险因

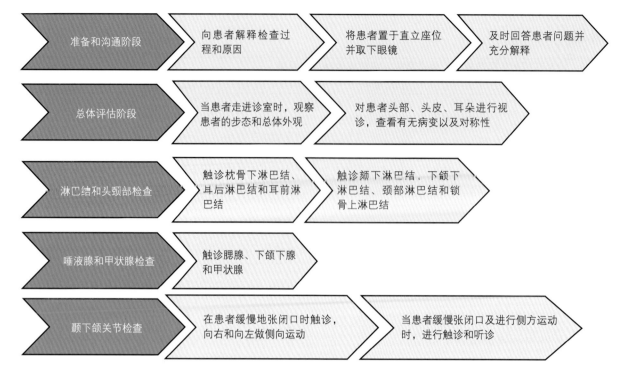

准备和沟通阶段	向患者解释检查过程和原因	将患者置于直立座位并取下眼镜	及时回答患者问题并充分解释
总体评估阶段	当患者走进诊室时，观察患者的步态和总体外观	对患者头部、头皮、耳朵进行视诊，查看有无病变以及对称性	
淋巴结和头颈部检查	触诊枕骨下淋巴结、耳后淋巴结和耳前淋巴结	触诊额下淋巴结、下颌下淋巴结、颈部淋巴结和锁骨上淋巴结	
唾液腺和甲状腺检查	触诊腮腺、下颌下腺和甲状腺		
颞下颌关节检查	在患者缓慢地张闭口时触诊，向右和向左做侧向运动	当患者缓慢张闭口及进行侧方运动时，进行触诊和听诊	

图1.2.3 头颈部检查的步骤。

素的健康宣教是降低癌症发生率的关键。这些风险因素包括年龄、遗传易感性、日晒、酒精、烟草、人类乳头瘤病毒（HPV）与人类免疫缺陷性病毒（HIV）等病毒、慢性炎症、营养不良和机体免疫力等（Sciubba 2001；NeildGehrig 2018）。

要点

1. 美国癌症协会和美国牙科协会建议将口腔癌检查作为常规口腔检查重要组成部分（Smith et al. 2013；Walsh et al. 2013）。

2. 头颈检查和口腔检查的目标是：

（1）确定全身健康状况和继续进行口腔治疗的必要性。

（2）提供和/或比较评估信息的基准。

（3）确定是否需要其他诊断检查或医疗会诊。

（4）能够及早进行病理诊断。

3. 头颈检查和口腔检查结果包括以下3种：

（1）正常——大多数人都有此表现。

（2）非典型性——在某些患者中发现的异常改变，但在正常范围内。

（3）病理性——显示感染、创伤、肿瘤，导致功能性问题的发育障碍、营养和免疫力不足等。

4. 在检查结果描述中应包括以下内容：

（1）病史——发病和持续时间以及病因。

（2）描述——位置和范围、大小、表面质地、一致性和颜色。

（3）形态——升高、凹陷或平坦。

5. 口腔癌是全球第六大最常见的癌症（Warnaku-lasurlya 2009）。据估计，2016年美国有51540例新病例，大约有10030人将死于此类疾病（SEER Cancer Statistics，2017）。

6. 头颈部最常见的恶性病变是口腔鳞状细胞癌（OC-SCC），它由白斑或红斑的黏膜病变进展而来。某些病变会表现为红白色结合的特征，称为红斑、斑点白斑或斑点红斑（Chi et al. 2015）。

7. 尽管口腔癌与年龄有关，但研究表明，该疾病在

40岁以下的成年人中呈上升趋势。同时，年轻人中鳞状细胞舌癌也急剧增加（Schantz and Yu 2002；Chaturvedi et al. 2011）。

8. 令人震惊的是，与老年人相比，年轻人的癌症恶性程度更高且预后更差（Warnakulasurlya 2009）。一项新研究发现，美国白人男性中，人类乳头瘤病毒（HPV）可能与70%的口咽鳞状细胞癌相关。该研究还发现，到2020年美国白人男性的口咽癌患者数将超过宫颈癌的患者数（Chaturvedi et al. 2011）。

9. 在（湿润）口腔组织中发生口腔癌的主要区域是：
   - 舌侧缘（图1.2.4）。
   - 嘴唇。

- 口底。
- 软组织复合体：包括喉咽腔，如扁桃体、扁桃体柱、隐窝、舌根和口咽（SEER Cancer Statistics 2017）。

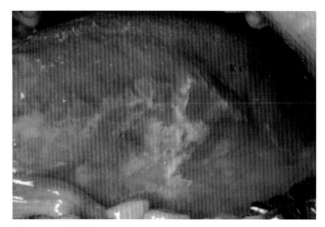

图1.2.4 舌侧缘。

自学问题

1. 判断题：临床医生应调整头颈部和口内检查的顺序，并使之变成常态化检查。

2. 大约有百分之几的口腔卫生士定期对患者进行头颈部检查？
   - A. 100%
   - B. 90%
   - C. 75%
   - D. 51%

3. 判断题：口腔卫生士应只进行老年人的头颈部检查和口腔癌的筛查。

4. "非典型性"发现是指临床症状或病变为：
   - A. 在大多数人中发现

   - B. 在某些患者中发现，但在正常范围内（正常水平）
   - C. 显示感染、创伤、肿瘤、导致功能性问题的发育障碍、营养和免疫力不足等
   - D. 以上都不是

5. 小提琴手使用大块带状肌肉来稳定他们的乐器，该带状肌肉从胸骨的顶部一直延伸到耳后方，斜向穿过颈部的前侧和后侧。该肌肉是：
   - A. 斜方肌
   - B. 下颌舌骨肌
   - C. 二腹肌前腹
   - D. 胸锁乳突肌

参考文献

[1] Chaturvedi, A.K., Engels, E.A., Pfeiffer, R.M. et al. (2011). Human papillomavirus and rising oropharyngeal cancer incidence in the United States. *J. Clin. Oncol.* 29 (32): 4294–4301.

[2] Chi, A.C., Day, T.A., and Neville, B.W. (2015). Oral cavity and oropharyngeal squamous cell carcinoma – an update. *CA Cancer J. Clin.* 65: 401–421.

[3] Cotter, J.C., McCann, A.L., Schneiderman, E.D. et al. (2011). Factors affecting the performance of oral cancer screenings by Texas dental hygienists. *J. Dent. Hyg.* 85 (4): 326–334.

[4] Forrest, J.L., Horowitz, A.M., and Shmuely, Y. (2001). Dental hygienists' knowledge, opinions, and practices related to oral and pharyngeal cancer risk assessment. *J. Dent. Hyg.* 75 (IV): 271–281.

[5] Horowitz, A.M., Siriphant, P., Canto, M.T., and Child, W.L. (2002). Maryland dental hygienists' views of oral cancer prevention and early detection. *J. Dent. Hyg.* 76 (III): 186–191.

[6] Jue, M.S., Kim, Y.S., and Ro, Y.S. (2010). Fiddler's neck accompanied by allergic contact dermatitis to nickel in a viola player. *Ann. Dermatol.* 22 (1): 88–90.

[7] Neild-Gehrig, J.S. (2018). *Patient Assessment Tutorials: A Step-By-Step Guide for the Dental Hygienist*, 4e, 376–423. Pennsylvania: Lippincott Williams & Wilkins.

[8] Schantz, S.P. and Yu, G.P. (2002). Head and neck cancer incidence trends in young Americans, 1973–1997, with a special analysis for tongue cancer. *Arch. Otolaryngol. Head Neck Surg.* 128 (3): 268–274.

[9] Sciubba, J.J. (2001 Nov). Oral cancer and its detection. History-taking and the diagnostic phase of management. *J. Am. Dent. Assoc.* 132 (Suppl): 12S–18S.

[10] SEER Cancer Statistics (2017). *Factsheets: Oral Cavity and Pharynx Cancer*. Bethesda, MD. Available at: http://seer.cancer.gov/statfacts/html/oralcav.html: National Cancer Institute (June 4, 2018).

[11] Smith, R.A., Brooks, D., Cokkinides, V. et al. (2013). A review of current American Cancer Society guidelines, current issues in cancer screening, and new guidance on cervical cancer screening and lung cancer screening. *CA Cancer J. Clin.* 63 (2): 88–105.

[12] Walsh, T., Liu, J.L., Brocklehurst, P. et al. (2013). Clinical assessment to screen for the detection of oral cavity cancer and potentially malignant disorders in apparently healthy adults. *Cochrane Database Syst. Rev.* 11: CD010173.

[13] Warnakulasurlya, S. (2009). Global epidemiology of oral and oropharyngeal cancer. *Oral Oncol.* 45 (4–5): 309–316.

附加来源

[1] Strings Magazine. 2018. *How to Prevent or Even Cure a Violin Hickey*, [Online]. Available at: http://stringsmagazine.com/how-to-prevent-or-even-cure-a-violin-hickey (June 4, 2018).

自学问题答案

1. 错误。头颈部和口内检查应按照相同的顺序和相同的方式进行，以确保没有任何遗漏。

2. D。研究表明，超过一半的口腔卫生士会定期进行一次完整的头颈部检查。

3. 错误。所有患者均应接受癌症筛查，作为卫生保健检查的一部分。

4. B。非典型性发现是指临床症状或病变是在部分患者中发现的正常变异。

5. D。

病例3

影像学检查

介绍

影像学检查为口腔医护人员提供了宝贵的诊断信息。在本节中，我们将讨论涉及青少年患者的病例。该患者牙齿萌出方式不典型，需要拍摄口腔全景X线片。该病例突显了通过口腔放射学检查来鉴定龋齿和牙周炎等其他疾病的重要性。我们将讨论如何开具影像学检查单，回顾口腔医学中常用的不同类型影像学检查，并推荐了一个解读影像学检查结果的简便方法。

本病例中，患者患有Gardener综合征（Gardener syndrome，GS）。GS是一种由5号染色体突变引起的常染色体显性遗传疾病（Cristafaro et al. 2013）。该病在口腔颌面部的表现主要包括骨瘤、牙本质瘤、多生牙、阻生牙和表皮样囊肿（Neville et al. 2015）。在口腔和颌面区域之外还有其他表现，其中最常见的是结肠息肉。患者可能会生长出多达2500个结肠息肉，这种表现是一种癌前病变。如果不通过手术切除息肉，100%的患者会发展成结肠癌（Cristafaro et al. 2013）。口腔医护人员必

> **基于问题的学习目标和目的**
> ■ 讨论进行影像学检查的原因
> ■ 描述口腔医疗中常用的影像学检查类型
> ■ 列出推荐的查看影像学检查结果的步骤
> ■ 描述GS的特征
> ■ 列出GS患者的口腔颌面部体征
> ■ 了解将GS患者及时转诊的重要性

须了解GS的临床表现，该疾病在结肠息肉癌变之前可能会出现头颈部体征（Neville et al. 2015）。

疾病史

无。

口腔疾病史

无。

社会史

无。

药物史

无。

> **病例描述**
> 患者9岁，男孩。第一次来到牙科诊所进行检查。临床初步检查发现患者有几颗牙已经缺失。

系统回顾

所有系统均在正常范围内。

头颈部检查

口外检查

右下颌角处约1.0cm×1.0cm、如骨头般坚硬的皮下球形结节。

在头颈部或颅面区域未发现其他肉眼可见病理现象。该检查未发现颈部淋巴结肿病。

口内检查

软组织

包括上下唇黏膜、牙龈、舌、口底、双侧颊黏膜、双侧上下颌颊前庭沟、软腭、硬腭和临床肉眼可见的口咽部的所有口腔黏膜表面，视诊均正常，

没有可见的非典型性炎症、感染、增生或其他病理表现。

硬组织

C，H，#8牙和#23牙缺失。

影像学检查

临床检查显示牙缺失，口外右下颌角区可见硬化结节。患者拍摄口腔全景X线片以获取更多口腔和下颌角区域的信息。

影像学表现

• 参见图1.3.1~图1.3.5；

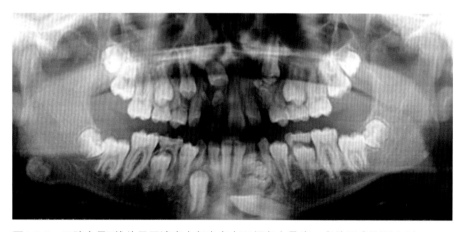

图1.3.1　口腔全景X线片显示该青少年患者右下颌存在骨瘤、多处牙瘤和阻生牙。

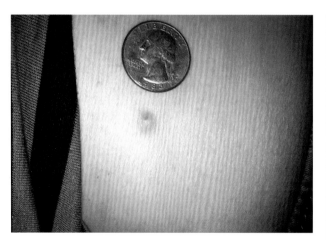

图1.3.2　皮肤表皮样囊肿的临床图像。与邻近皮肤相比，升高的结节处表现为较深的颜色。触诊时，结节呈面团状质感。

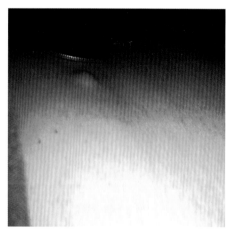

图1.3.3　皮肤表皮样囊肿的临床图像。与邻近皮肤相比，结节升高显示出较深的颜色。触诊时，结节呈面团状质感。

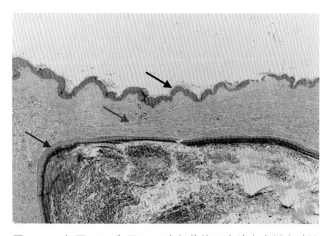

图1.3.4 如图1.3.2和图1.3.3中低倍镜下皮肤表皮样囊肿的组织病理学检查所示。该切片有完整的表皮，由角化的复层鳞状上皮组成（黑色箭头），密集的纤维结缔组织的真皮（蓝色箭头）囊状结构，角化的复层鳞状上皮和带有角蛋白碎片的空腔（红色箭头）。

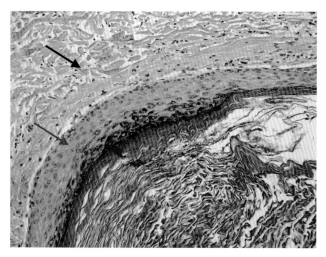

图1.3.5 高倍镜下皮肤表皮样囊肿的组织病理学表现。该切片显示了囊肿囊壁由皮肤真皮成分组成（黑色箭头），上皮层里为正角化的复层鳞状上皮和充满角蛋白碎片的空腔（蓝色箭头）。

- 右下颌角发现直径约1.0cm×1.0cm，界限分明的高密度肿块；
- #19牙顶端发现约0.7cm×0.5cm，界限分明的高密度影像；
- 上下颌骨前部（#8牙和#11牙、#22牙区域）发现大小为1.1cm×0.9cm至0.8cm×0.9cm的高密度融合肿块；
- 多颗阻生牙（#8牙和#22牙）；

- #22牙冠周围发现囊性病变；
- #23牙缺失；
- 多颗乳牙滞留。

影像学表征

- 双侧下颌骨界限清晰的大块高密度影像符合骨瘤特征；
- 上下颌骨前部的大块团状高密度影像符合牙瘤特征；
- 包括多处类似骨瘤和牙瘤以及多处阻生牙在内的所有发现均表明该患者的诊断结果极有可能是GS。

鉴别诊断

综合骨瘤、牙瘤和阻生牙，GS为最可能的鉴别诊断。这些表现可能发生在GS之外的其他疾病。

临床诊疗

- 鉴于该患者极有可能患有GS，应询问患者的父母或监护人有关GS的家族史以及与此诊断相关的发现；
- 如果尚未明确诊断，应将患者转诊至儿童肿瘤科进行彻底检查，以排除GS。

治疗计划

口腔预防。

考虑到与GS一致的表现，转诊至儿科肿瘤科进行诊断检查。

讨论

影像学检查可帮助口腔医护人员获得其他方式无法获得的重要诊疗信息。在选择影像学检查时，必须考虑以下两个因素：检查应获得临床诊断所需的信息，并最大限度地保证患者安全，减少辐射暴露。

口腔诊疗中常用的影像学检查包括咬翼片，根尖片和口腔全景X线片。锥形束计算机断层扫描（CBCT）的利用率也较高。咬翼片可以很好地显示釉牙骨质界以上的结构。咬翼片的优势之一是诊断磨牙区域的龋齿。根尖片可以从牙冠到根尖进行全面展示，包括根尖周围的骨组织。这有助于诊断炎症性疾病（根尖肉芽肿和囊肿），评估牙周疾病患者的骨量。根尖片还可以用于诊断前牙的龋齿。口腔全景X线片提供了大量有关牙齿、口腔与颌面部区域骨骼和软组织的信息。虽然口腔全景X线片分辨率较低，不利于检测牙周疾病或龋齿，但它能够反映口腔颌面部的一般情况。CBCT具有许多用途，包括制订颌面部病变手术切除计划、种植手术计划以及检测冠折和根折。

影像学检查应根据每名患者的具体临床情况开具。当患者来到口腔诊所时应进行初步检查以决定需要哪种影像学检查。

在考虑对患者进行影像学检查时，还必须考虑患者近期的影像学检查史。一旦决定了需要哪种影像学检查，临床医生必须询问患者最近是否进行过足以提供诊断信息的影像学检查。如果患者最近进行过影像学检查且能提供必要信息，则不需要再次进行影像学检查。遵守此原则可最大限度地减少患者暴露于不必要的辐射。但是，也有例外，如果患者因紧急情况就诊且接诊医生无法获得最近的影像学检查的结果，则需要新的X线检查来辅助处理急症（White and Pharoah 2009）。

评估X线片中显示的所有解剖结构至关重要。因此，发明一套系统的、可重复利用的方法来解读X线片结果至关重要。推荐读片方法参阅表1.3.1。

在查看患者的X线片后，应进行描述性临床记录。LESION助记符中L是位置（Location），E是边界（Edge），S是形状（Shape），I是内部

步骤	说明
表1.3.1	影像学结果解读的推荐步骤
1	评估影像的质量和是否存在伪影；如果解剖结构清晰可见，请继续进行步骤2；如果解剖结构不清晰，请考虑重新拍片
2	评估骨小梁正常形态，并从左至右评估是否存在中断
3	如果有牙齿，进行计数
4	评估硬组织、牙周膜、每颗牙齿的根尖
5	评估每颗牙齿周围的牙槽骨水平，这有助于发现牙槽骨萎缩情况
6	评估牙釉质、牙本质是否为正常厚度和均匀度（如无折裂）
7	评估牙釉质和牙本质的放射线阻射性，这提示是否有龋齿
8	评估每颗牙齿的髓腔和根管是否均匀（如没有髓石）
9	在患者病历中写下所有异常的详细说明，并在图表上进行描述（如果有）

（Internal），O是其他结构（Other structures），N是数字（Number），助记符有助于描述已发现的所有异常（Dr. G's Toothpix 2016）。

位置——它在哪里？

边界——边界的清晰程度如何？范围是否明确？

形状——是什么形状？

内部——内部特征是什么？X线是投射、阻射，还是混合性的？

其他结构——涉及哪些其他解剖结构？

数字——是单房病变还是多房病变？有几个组成部分（Dr.G's Toothpix 2016）？

此病例中，患者影像学检查存在异常。这些检查结果表明，患者诊断极有可能是GS。GS是由5号染色体突变导致的罕见疾病。被诊断为此病的患者会发展出多达上千个肠息肉。这些息肉最初是良性的，但有恶变可能，转化为腺癌的概率较高（Neville et al. 2015）。如果不及时治疗，约100%的GS患者将在中年时期发展为结肠腺癌（Kumar et al. 2007）。通过预防性切除结肠（结肠切除术），

表1.3.2 GS患者相关的临床检查结果

检查	说明
骨瘤	发生于骨中的良性肿瘤；最常见于颅骨、鼻窦和下颌骨
牙瘤	来源于间充质和成牙本质上皮组织的良性肿瘤
多生牙	牙齿数目超出正常牙齿数目
阻生牙	未正常萌出的牙齿
表皮囊肿	发生于皮肤囊肿
纤维瘤	发生于软组织的间充质来源的侵袭性肿瘤
甲状腺癌（女性患者）	甲状腺恶性肿瘤
眼部病变	眼底色素沉着
结肠息肉	癌前纤维-上皮瘤样病变
小肠息肉（较结肠少见）	癌前纤维-上皮瘤样病变
胃息肉（较结肠少见）	癌前纤维-上皮瘤样病变

资料来源：摘录自Neville等（2015）和Kumar等（2007）。

可以防止结肠腺癌的发生（Neville et al. 2015）。GS在口腔颌面部区域有多种临床表现。GS在口腔硬组织中的临床表现包括牙瘤、多生牙、阻生牙和牙齿发育不全（Cristafaro et al. 2013；Neville et al. 2015）。软组织异常包括但不限于皮肤的表皮样囊肿（Neville et al. 2015）。图1.3.2和图1.3.3显示了皮肤表皮样囊肿的典型临床外观，图1.3.4和图1.3.5显示了相应的组织病理学改变。GS患者患甲状腺癌的风险也较高（Neville et al. 2015）。

与GS患者相关的临床检查结果请参见表1.3.2。由于GS的严重性，十分有必要让口腔医护人员了解该疾病及其在头颈部的表现，同时明确下一步的处理是将患者转诊给相应的专科医生。

要点

1. 应注意在获取协助诊断的必要影像学检查时，最大限度地减少患者的放射线暴露。

2. 应发明一套系统的、可重复的方法解读放射检查结果。

3. 在阐释影像学表现时考虑使用LESION助记符。

4. 口腔颌面部表现可能是GS的最初症状，并可帮助疾病的诊断。

5. 若出现多处牙瘤、阻生牙和骨瘤的情况下可考虑GS。

6. Gardner综合征患者可能患有恶性结肠息肉和胃肠道肿瘤。

自学问题

1. 患者#19牙的咬合面上有一个大的龋损。要确定是否有根尖周炎性疾病，哪种放射学检查最合适？

 A. 锥形束计算机断层扫描

 B. 咬翼片

 C. 根尖片

 D. 口腔全景X线片

 E. 以上任何一项

2. LESION助记符中的L代表：

 A. 光能

 B. 淋巴组织

 C. 位置

 D. 腹腔镜检查

 E. 病变

3. Gardner综合征患者最常患以下哪种癌症？

 A. 结肠腺癌

 B. 甲状腺癌

 C. 口腔鳞状细胞癌

 D. A和B

 E. 以上都不是

4. 以下哪些临床表现组合表明Gardner综合征这一诊断的可能性更大？

 A. 牙本质病

 B. 骨瘤病

 C. 悬雍垂裂

 D. A和B

 E. A和C

5. 以下哪项是Gardner综合征患者可能的癌前病变？

 A. 牙瘤

 B. 骨瘤

 C. 表皮样囊肿

 D. 肠息肉

 E. 多生牙

6. Gardner综合征的突变见于染色体：

 A. 1

 B. 5

 C. 7

 D. 13

 E. 21

参考文献

[1] Cristafaro, M.G., Giudice, A., Amantea, M. et al. (2013). Gardner's syndrome: a clinical and genetic study of a family. Oral Surg. Oral Med. Oral Pathol. Oral Radiol. 115 (3): e1–e6.

[2] Dr. G's Toothpix. (2016) Describing Radiographic Lesions. [Online] Available: http://drgstoothpix.com/describing-radiographic-lesions [September 15, 2016].

[3] Kumar, V., Kumar, V., Abbas, A.K. et al. (2007). Robbins Basic Pathology, 8e. Philadelphia: Saunders Elsevier.

[4] Neville, B.W., Damm, D., Allen, C., and Chi, A.C. (2015). Oral and Maxillofacial Pathology, 4e. St. Louis: Saunders.

[5] White, S.C. and Pharoah, M.J. (2009). Oral Radiology, 6e. St. Louis: Mosby Elsevier.

自学问题答案

1. C。

2. C。

3. D。

4. D。

5. D。

6. B。

病例4

咬合检查

病例描述

患者米兰达·海瑟薇（Miranda Hathaway），11岁。她积极参加学生会活动，如篮球、垒球和曲棍球等球类运动。主诉曾因牙齿不齐受欺负和被嘲笑，并因此害怕上学。

基于问题的学习目标和目的

■ 明确全面咬合检查的组成部分

■ 区分乳牙和恒牙的咬合

■ 在患者病历中，区分异常与正常的牙弓内和牙弓间的关系

疾病史

- 生命体征：
  ◦ 血压：115/70mmHg；
  ◦ 脉搏：70次/分钟；
  ◦ 呼吸：12次/分钟。

系统回顾

无特殊。

社会史

患者每周参加学校团体运动5天。她说："六年级的同班同学因为她牙齿间有缝隙和突出的切牙而嘲笑她，这让她很不开心。"同学的欺凌使她缺勤并无法集中注意力学习。

口腔疾病史

患者有固定的牙科就诊诊所，并且在父母的监护下接受了全面的口腔卫生护理。

头颈部检查

口外检查

患者的颞下颌关节及周围的口外结构正常。面部侧面照呈现缩颌和骨性前凸（图1.4.1）。

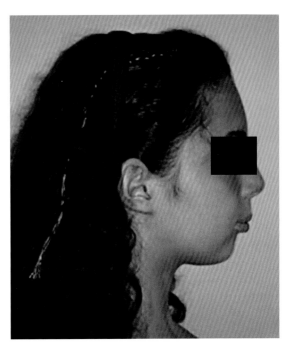

图1.4.1 侧面照。

口内检查

口内检查未见菌斑和牙结石。患者牙龈呈粉红色，并有其所属种族特有的正常色素沉着。上颌前牙间乳突因缺乏近端接触而变钝。

在患者第四阶段的牙弓发育期（在这一时期恒尖牙出现），牙龈呈现出正常的轮廓，且结构数量和预期一致。口内照显示上颌第一前磨牙和第二前磨牙萌出延迟（图1.4.2和图1.4.3）。

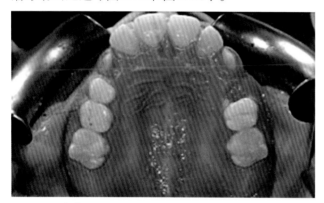

图1.4.2　患者口内上颌。

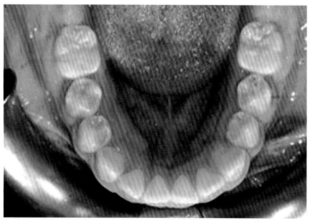

图1.4.3　患者口底。

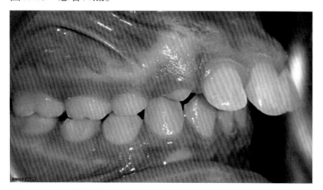

图1.4.4　右侧咬合。

咬合检查

Ⅱ类Ⅰ型错𬌗畸形，严重覆𬌗和过度覆𬌗（9mm）（图1.4.4~图1.4.6）。无咬合习惯或者其他功能上的咬合习惯。

影像学检查

上颌第一前磨牙和第二前磨牙迟萌（图1.4.7和图1.4.8）。

口腔卫生诊断

健康问题	相关风险和病因
Ⅱ类Ⅰ型错𬌗畸形	恒磨牙与前牙的关系： • 下颌第一磨牙的近中颊沟位于上颌第一磨牙近中颊尖的远端，其宽度大于前磨牙的宽度 • 上颌前牙前突严重伴深覆𬌗与遗传性颌骨（下颌）差异有关
口腔健康相关的生活质量（OHRQoL）	错𬌗畸形患者受到取笑或被欺负
增加与运动有关的口腔受伤风险	与患者参加体育活动有关

干预计划

干预计划（抑制或控制疾病的发生，促进再生、恢复或维持口腔健康）		
临床治疗	宣教/咨询	口腔卫生指导
初步检查、口内照、藻酸盐取模、研究模型X线片和预防性治疗 制作防护牙托 转诊正畸科或正畸专家 转诊初级保健医生，并告知学校采取相应的措施应对欺凌事件 6个月随访	错𬌗畸形的面部特征及正畸治疗对OHRQoL的重要性 在对抗体育活动中正确佩戴防护牙托，并告知不佩戴防护牙托和佩戴错误的风险（Ranalli 2002）	OTC含氟牙膏每天两次，早餐后和睡前使用 维护口腔卫生，牙线，正确刷牙体育活动时佩戴防护牙托

病程记录

米兰达迟到了15分钟。我告知了她和她的母亲应按预约时间就诊。疾病史、社会史和口腔疾病史资料均收集完善。包括咬合检查在内的头颈部检查均已进行。口腔全景和侧位头颅X线片以及藻酸盐印模均完成。

研究模型为制造一个防护牙托。患者对藻酸盐有轻度到中度的咽反射反应（关于处理在牙科治疗期间咽反射的患者的信息，请参见图1.4.9A和

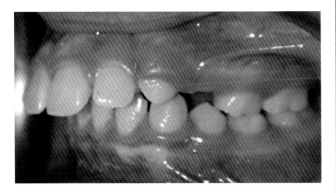

图1.4.5 左侧咬合。

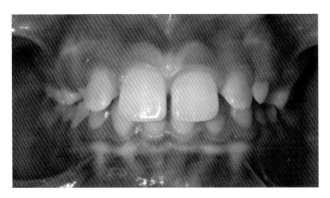

图1.4.6 正面咬合。

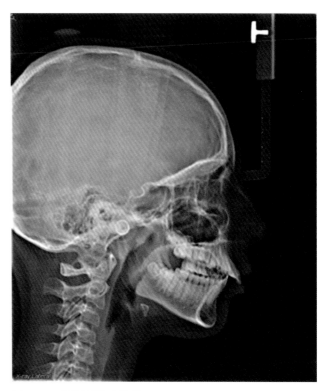

图1.4.8 下颌后缩定位片。

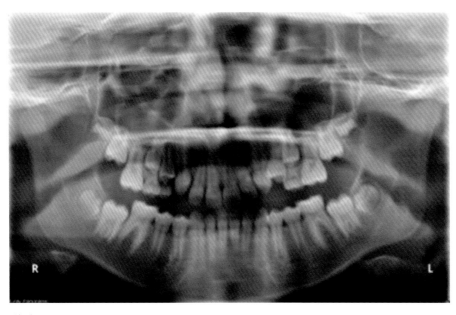

图1.4.7 口腔全景X线片。

B）。牙医让患者完成一个小拼图，转移患者注意力，从而减轻她对藻酸盐的呕吐反应。口腔卫生学操作指南就如何保持目前的龋齿情况提供口腔卫生指导，向患者解释了正确使用护口器的方法。患者被转诊到正畸医生处治疗咬合不正，同时建议患者向辅导员咨询校园欺凌问题。口腔卫生士给米兰达的父母和辅导员就欺凌这一问题进行电话联系。建议患者6个月后复诊。

讨论

咬合检查对评估患者的牙列和面部对称性至关重要。咬合检查包括：

- 咬合分类；
- 牙齿畸形的检查；
- 颞下颌关节检查、咀嚼肌和活动范围（ROM）；
- 记录异常功能，如磨牙和牙关紧闭。

口内照、诊断性取模、口腔全景X线片和头颅造影有助于评估患者的病情，为治疗期间的变化提供基线记录和数据库。龋病、非龋病、颈椎病、牙周病、颞下颌关节病（TMD）等疾病的发展与咬合不协调有关。当牙齿排列不齐时，牙齿失去了自我清洁能力；同时，超功能性习惯模式（动作不在正常范围内）也可能出现。错𬌗畸形会产生生理和心理上的后果，并会影响儿童口腔健康相关的生活质量（OHRQoL），影响他们的学校出勤率、表现和社会心理。OHRQoL是基于世界卫生组织对健康的定义并用于测量人们的口腔健康状况。同时OHRQoL因为其作为口腔健康的影响因素，还关注患者身体、精神和社会健康。

标准的咬合关系，虽然罕见，但是它可以作为标准来判断患者是否需要进行正畸治疗。在正中咬合或最大牙尖交错位中，每颗牙齿都与同一弓（内弓）和相对弓（牙弓之间）上的其他牙齿有特定的关系。正中关系（CR），即下颌对上颌的位置关系，应与MI一致（牙尖完全吻合）。当MI和CR不一致时，会导致错𬌗畸形（错𬌗畸形的风险因素，请参见图1.4.10）。

恒𬌗的分析使用第一磨牙和尖牙来分类或确认咬合，而乳𬌗评估使用第二磨牙进行。主牙列的分析很重要，因为它决定了为第二颗牙齿提供所需要的牙弓空间。此外，上颌第一磨牙和下颌第二磨牙之间远端的末端平面关系的识别可以预测恒磨牙关系，并为早期矫正干预提供有价值的信息（远中末端平面与原发性咬合，请参见图1.4.11）。

所有的患者都应该进行正畸评估来确定咀嚼系统的健康状况，并为管理发展中的牙列和咬合提供早期干预。美国正畸医师协会（AAO）建议，应在7岁前由正畸医生进行评估，因为第一磨牙建立后牙咬合，门牙位置关系则提醒临床医生注意是否出现前牙拥挤和较差的前牙重叠关系（American Association of Orthodontists mylifemysmile.org 2013）。

错𬌗畸形会对自尊心、价值观、幸福感和社会发展产生负面影响；此外，它还会增加被取笑的风险（Seehra et al. 2011；da Rosa et al. 2016）。校园欺凌在全球范围内的发生率为5%~58%，在11~12岁的儿童中高达47%（Al-Omari et al. 2014）。报道中最常见的遭受校园欺凌儿童的面部特征有：牙齿之间有空隙、牙齿畸形与变色、上颌前突（Al-Bitar et al. 2013）。如果一个孩子承认被欺凌，临床医生应该告知父母可能产生的后果，包括心理困扰、焦虑和抑郁。此外，医护人员应让家长联系学校和老师。美国卫生和公众服务部的网站：Stopbullying.gov（U.S. Department of Health and Human Service, n.d.）为父母、老师、社区和学生提供相关服务，以反对欺凌事件的发生。对于错𬌗畸形的儿童，应尽早进行治疗，识别受欺凌的儿童并转诊到相关专科进行治疗或干预，这对他们的身心发展是有好处的（Al-Omari et al. 2014）。

（A）

为什么有些患者会有咽反射

在口腔治疗期间，患者通常会有咽反射，尤其是在用海藻酸钠制作印模时。值得注意的是，Randall等研究发现，口腔治疗期间的呕吐频率与牙科恐惧症有相关性（Randall 2014）。

咽反射是一种不自主的防御反应，以保护口咽部和上呼吸道免受异物损害。一些非药物和药物干预被用来缓解咽反射（如行为干预/分散注意力、针灸疗法、局部与全身麻醉、服用中药和镇静剂等），而且已有研究证实。

对咽反射的有效干预措施

2015年的一篇系统评估表明，关于咽反射干预措施的有效性的证据不足，需要更多的研究（Prashanti 2015），最近的一项基于网络的横断面调查研究发现，行为矫正技术，如分散患者注意力、放松和感官刺激，能够有效预防68.5%患者的咽反射（Roy 2016）。这一结果与既往发现一致，即分散注意力技术可暂时转移患者的注意力，协助临床医生分散患者潜在痛苦的同时进行牙科手术治疗（Kroll 1963；Kovats 1971；Hoad-Reddick 1986）。

步骤如下

• 让患者坐直
• 取模时，将上颌托盘从后向前插入，并引导印模材料向前流动
• 让患者的头向前倾斜
• 嘱患者用鼻子深呼吸
• 引导患者把口水流在围兜或纸巾上
• 用一种行为分散患者的注意力，如玩智力游戏，或（心里）背诵某些文章，或用拉丁语表达"to love"，或者告知患者交替抬腿运动，直到取模完成
• 我发现组装一个变形玩具（图1.4.9B）对所有年龄层都有效，包括老年人

（B）

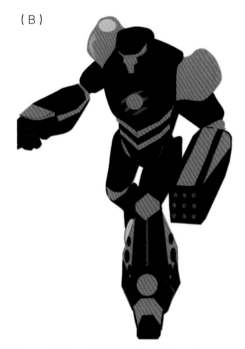

图1.4.9 （A）口腔治疗期间咽反射患者的干预措施。（B）变形金刚拼图玩具。

要点

1. 从本病例中可以看出，最易受运动伤害的年龄段是7~11岁的儿童（Tesini and Soporowski 2000）。

2. 根据Lyznicki等（2004）的研究，临床医生所扮演的角色包括：识别正遭受欺凌的儿童、提供家庭咨询、筛查精神疾病，以及提供预防性手术。

3. 随着骨性的生长成熟至恒牙完全萌出组织，牙弓发育经历了5个发展阶段：第一阶段的特征是六

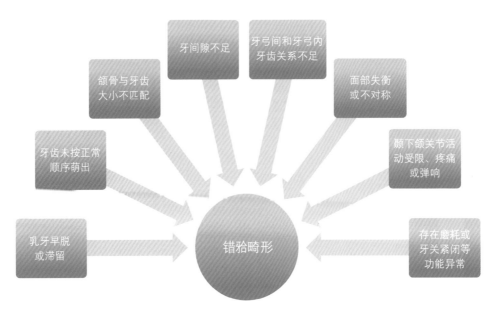

图1.4.10　错𬌗畸形的风险因素。

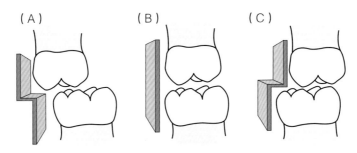

图1.4.11　远中末端平面与原发性咬合。（A）近中型和（B）垂直向预测为Ⅰ类，（C）远中型预测为Ⅱ类，极端近中型预测为Ⅲ类。

龄牙的萌出。第二阶段以恒前牙萌出为标志。第三阶段是恒前磨牙至恒磨牙的萌出。第四阶段是恒尖牙的萌出。第五阶段是第三磨牙的出现。

4. 在恒牙列中，原发性咬合中的近中型和垂直向预测Ⅰ类，远中型预测为Ⅱ类，极端近中型预测为Ⅲ类咬合不正（图1.4.11）。

5. 口腔卫生士可以通过与患者父母、学校工作人员和初级保健医生的合作，实施适当的应对措施，减少校园欺凌及其造成的不良影响。

自学问题

1. 恒尖牙在牙弓发育的哪个阶段从侧切牙和第一前磨牙之间萌出？

2. 以下只有一个不是错𬌗畸形风险因素，是哪一个？

　　A. 乳牙早脱或滞留

　　B. 牙齿按正常顺序萌出

　　C. 颌骨与牙齿大小不匹配

　　D. 颞下颌关节活动受限、疼痛或弹响

　　E. 存在磨耗或牙关紧闭等功能异常

3. 哪一种关系类型可以预测为恒牙Ⅱ类错𬌗畸形？

4. 通过哪些X线片可以监测牙齿萌出的顺序和牙弓的发育？

5. 识别儿童早期错𬌗畸形有哪些好处？

参考文献

[1] Al-Bitar, Z.B., Al-Omari, I.K., Sonbol, N.H. et al. (2013). Bullying among Jordanian schoolchildren, its effects on school performance, and the contribution of general physical and dentofacial features. Am. J. Orthod. Dentofac. Orthop. 144 (6): 872–878.

[2] Al-Omari, I.K., Al-Bitar, Z.B., Sonbol, N.H. et al. (2014). Impact of bullying due to dentofacial features on oral health-related quality of life. Am. J. Orthod. Dentofac. Orthop. 146 (6): 734–739.

[3] American Association of Orthodontists mylifemysmile. org (2013) The right time for an orthodontic checkup: no later than age 7 [Online]. Available at https://www.aaoinfo.org/system/files/media/documents/Right_Time_for_Ortho-MLMS-hl.pdf (May 15, 2018).

[4] Fehrenbach, M. and Popowics, T. (2016). Illustrated Dental Embryology, Histology, and Anatomy, 4e, 283–284. Missouri: Elsevier, Saunders.

[5] Hoad-Reddick, G. (1986). Gagging: a chairside approach to control. Br. Dent. J. 161: 174–176.

[6] Jokovic, A., Locker, D., Stephens, M. et al. (2002). Validity and reliability of a questionnaire for measuring child oral-health-related quality of life. J. Dent. Res. 81: 459–463.

[7] Kovats, J.J. (1971). Clinical evaluation of the gagging denture patient. J. Prosthet. Dent. 25: 613–619.

[8] Krol, A.J. (1963). A new approach to the gagging problem. J. Prosthet. Dent. 13: 611–616. 25.

[9] Lyznicki, M.S., MCCaffree, M.A., and Robinowitz, C.B. (2004). Childhood bullying: implications for physicians. Am. Fam. Physician 70 (9): 1723–1728.

[10] Prashanti, E., Sumanth, K.N., Renjith, G.P. et al. (2015). Management of gag reflex for patients undergoing dental treatment. Cochrane Database Syst. Rev. 1: 10.

[11] Ranalli, D.N. (2002). A sports dentistry trauma control plan for children and adolescents. J. Southeast Soc. Pediatr. Dent. 8: 8–9.

[12] Randall, C.L., Shulman, G.P., Crout, R.J., and McNeil, D.W. (2014). Gagging and its associations with dental care-related fear, fear of pain and beliefs about treatment. J. Am. Dent. Assoc. 145: 452–458.

[13] da Rosa, G.N., Del Fabro, J.P., Tomazoni, F. et al. (2016). Association of malocclusion, happiness, and oral health-related quality of life (OHRQoL) in schoolchildren. J. Public Health Dent. 76 (2): 85–90.

[14] Roy, S., Bhayya, D.P., Gupta, S. et al. (2016). Awareness and prevention of patient gag reflex among pedodontists in India: a web-based survey. J. Indian Soc. Pedod. Prev. Dent. 34: 238–243.

[15] Seehra, J., Newton, J.T., and DiBiase, A.T. (2011). Bullying in schoolchildren-its relationship to dental appearance and psychosocial implications: an update for GDPs. Br. Dent. J. 210: 411–415.

[16] Tesini, D.A. and Soporowski, N.J. (2000). Epidemiology of orofacial sports-related injuries. Dent. Clin. N. Am. 44 (1): 1–18.

[17] U.S. Department of Health & Human Services (n.d.) [Online], Available at www.stopbullying.gov (May 15, 2018).

附加来源

[1] American Dental Association Council on Access, Prevention, and Interprofessional Relations and Council on Scientific Affairs (2006). Using mouth guards to reduce the incidence and severity of sports-related oral injuries. J. Am. Dent. Assoc 137 (12): 1712–1720.

[2] Bennadi, D. and Reddy, C. (2013). Oral health related quality of life. J. Int. Soc. Prev. Community. Dent 3 (1): 1–6.

[3] American Academy of Pediatric Dentistry (2014). Clinical reference manual: guideline on adolescent oral health care Pediatr. Dent 36 (6): 146–153.

[4] Dimberg, L. (2016). Oral health-related quality of life among children in Swedish dental care: the impact from malocclusions or orthodontic treatment need. Acta Odontol. Scand. 74: 127–133.

自学问题答案

1. 第四阶段。

2. B. 牙齿按正常顺序萌出。

3. 远中型预测为Ⅱ类。

4. 混合牙列的口腔全景X线片可以通过监测齿龄判断颌骨和牙齿的生长与发育，识别萌出问题和牙齿异常/病理变化。

5. 识别儿童早期错殆畸形从生理和心理方面都有好处，包括提高口腔健康相关的生活质量。

病例5

牙龈检查

介绍

牙龈检查是头颈部区域检查的一个方面，也是口腔保健的重要组成部分。本节将描述牙龈结构、正常临床表现、可能涉及牙龈的疾病过程、牙龈检查的组成部分，并向患者介绍牙龈相关的疾病。

本病例中的患者患有扁平苔藓（LP）。LP是一种免疫介导性疾病，可在口腔中表现出来。患者可能无症状或者有轻度至中度不适，或有剧烈疼痛。这种疾病多见于中年女性，但也可见于任何年龄段，任何性别的人群。LP的口内临床表现包括口腔软组织上的白色条纹、白色斑块、红斑糜烂和溃疡，其中口腔黏膜和牙龈是好发部位（Neville et al. 2015）。该疾病的诊断需结合临床表现和组织病理学检查。对于口腔医护人员来说，熟悉LP很重要，因为它可并发其他口腔疾病，因此需要及时治疗。已有文献报告LP可转化为口腔鳞状细胞癌，需要进

病例描述

患者32岁，男性。由牙周医生转诊进行牙周治疗，已控制中重度慢性牙周炎。牙周医生在患者的牙龈上观察到非典型特征（图1.5.1~图1.5.3）。

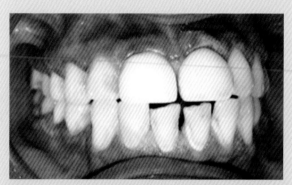

图1.5.1　患者前牙临床影像显示牙龈多处溃烂和白色条纹斑块以及菌斑和牙结石的堆积。

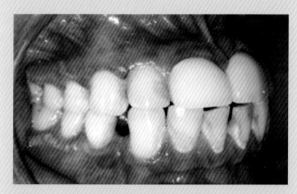

图1.5.2　患者右侧临床影像显示牙龈多处溃烂和白色条纹斑块，以及菌斑与牙结石的堆积。

牙周医生在牙周治疗前将患者转诊至口腔颌面病理学家（OMP）处评估牙龈情况。患

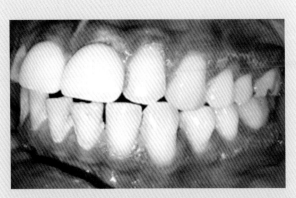

图1.5.3 患者左侧临床影像显示牙龈多处溃烂和白色条纹斑块，以及菌斑与牙结石的堆积。

者向OMP表达了要求牙周治疗的意愿并且告知近期对酸辣食物敏感。

基于问题的学习目标和目的

■ 描述牙龈的正常外观
■ 列出可能涉及牙龈的疾病
■ 描述牙龈检查的组成部分
■ 描述LP
■ 了解将LP患者及时转诊到黏膜科的重要性

一步研究（Cheng et al. 2016）。

疾病史

乳糜泻，对麸质不耐受。

药物史

无。

系统回顾

所有系统均在正常范围内。

社会史

近10年内每天吸10支香烟（曾经5包/年吸烟史）。

口腔疾病史

定期洁牙。
中重度慢性牙周炎。
口腔卫生不良。

头颈部检查

口外检查

头颈部或颅面区域未发现明显结节、不对称或其他肉眼可见病理表现。临床检测颈部淋巴结病变为阴性。

口内检查

软组织

上颌和下颌牙龈颊侧有多处糜烂，范围从0.1cm×0.1cm至0.3cm×0.3cm（图1.5.1~图1.5.3）。

上颌和下颌牙龈的颊侧有多个白色条纹状斑块，范围从0.1cm×0.1cm至0.5cm×1.5cm（图1.5.1~图1.5.3）。

其他口腔黏膜表面正常，无明显的炎症、感染、肿瘤或其他病理学表现。

硬组织

多处咬合面修复。
中度斑块和牙结石堆积。

检查结果和问题列表

- 牙龈多处糜烂；
- 牙龈上多个白色条纹斑块；
- 对辛辣和酸性食物敏感；
- 吸烟；

• 口腔卫生不良。

鉴别诊断

根据临床检查、患者症状和病史，以下为可能的诊断：

• LP；

• 上皮发育不良；

• 鳞状细胞癌。

患者牙龈颜色和表面纹理的改变属于上述3种诊断中的任何一种。长期吸烟史会增加患者上皮发育不良和鳞状细胞癌的风险。总的来说（双侧颊黏膜、上颌和下颌骨病变的位置）该患者的诊断倾向于口腔LP。

确诊需进行组织活检。

治疗

取患者的牙龈进行组织学活检并获得患者的书面和口头同意。在局部麻醉下取#14牙附近的牙龈送检。用湿纱布局部加压至少5分钟进行止血。将标本送至口腔颌面病理科进行组织病理学检查。

组织病理学描述

组织病理切片（图1.5.4）显示分层鳞状上皮

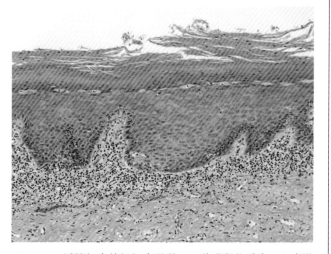

图1.5.4 活检标本的组织病理学显示黏膜角化过度，上皮淋巴细胞浸润，基底层变性，网纹锯齿状和带状淋巴细胞浸润。

层，表现为角化过度、网纹锯齿状、淋巴细胞浸润和基底层变性。下层结缔组织显示固有层中淋巴细胞呈带状浸润。这些是LP的特征。

最终确诊

LP。

临床诊疗

联系患者，告知并解释诊断结果。处方开具30g 0.05%氟轻松软膏（局部皮质类固醇），应用于病损部位，每天三次。提供戒烟宣教。随访4周进行评估治疗和观察疾病进展。

讨论

牙龈是口腔黏膜的一部分，覆盖牙槽骨和牙齿颈部。它分为3个不同的解剖区域：边缘龈、附着龈和龈乳头。边缘龈是牙齿软组织的末端，在其周围形成一个圈，它的终止位置在健康牙齿的牙釉质–牙骨质交界处。龈沟是牙齿和边缘龈之间的浅间隙。附着龈从边缘龈延伸到黏膜交界处，并与下面的牙槽骨紧密结合。龈乳头由相邻牙齿间隙的黏膜组成（Newman et al. 2012）。

健康牙龈在触诊时较为稳固。附着龈的表面结构有多个小凹陷。这种特性被称为点彩，类似于橘子皮。点彩最好在干燥时观察（Newman et al. 2012）。"橙红色"经常被列入健康牙龈的经典描述。事实上，健康牙龈的颜色因个体而异。这种变化取决于几个因素。如皮肤较黑的患者通常牙龈颜色较深，或可能有散在的色素沉着区域，称为生理性或种族性色素沉着（Neville et al. 2015）。

涉及牙龈的疾病有很多。总的分类包括反应性、炎症和免疫介导、感染性、营养性和代谢类以及肿瘤（良性肿瘤和恶性肿瘤）。这类疾病的例子请参见表1.5.1。

表1.5.1　相关牙龈疾病示例

类别	疾病名称	病因	临床表现	临床诊疗
反应性	摩擦性角化过度	重复机械习惯	均匀的白斑	•确定来源 •临床观察
	血肿	外伤及黏膜下出血	暗红色到紫色，波动性结节	•确定来源 •临床观察
炎症和免疫介导	菌斑性牙龈炎	•与组织密切相关的局部细菌反应 •受多种因素影响，包括但不限于激素水平、药物和局部因素，如牙列拥挤	红斑，组织肿胀，无点状斑点	•口腔卫生指导 •去除菌斑 •解决局部机械因素（如牙齿拥挤的正畸治疗）
	化脓性肉芽肿	菌斑和牙结石堆积的局部反应	有蒂或无蒂结节；颜色正常或大量红斑伴或不伴有溃疡	•切除活检
	周围骨化纤维瘤	菌斑和牙结石堆积的局部反应	有蒂或无蒂结节；颜色正常或大量红斑伴或不伴有溃疡	•切除活检
	外周巨细胞肉芽肿	菌斑和牙结石堆积的局部反应	有蒂或无蒂结节；颜色正常或大量红斑伴或不伴有溃疡，偶尔呈现紫色	•切除活检
	纤维瘤	创伤	有蒂或无蒂结节；颜色正常，苍白或大量红斑伴有溃疡	
	扁平苔藓（LP）	•病因不明 •主要由T淋巴细胞介导	白色条纹、红斑、糜烂和溃疡	•活检明确诊断 •有多种治疗方法，局部最常用皮质类固醇
	黏膜类天疱疮	基底膜-上皮连接处的自身抗体	红斑、糜烂和溃疡伴偶发大疱	•活检明确诊断（通常需要直接免疫荧光治疗法） •有多种治疗方法，常用皮质类固醇

类别	疾病名称	病因	临床表现	临床诊疗
感染性	原发性疱疹性牙龈炎	单纯疱疹病毒感染	红斑、水肿、无点状物、龈沟化脓，偶尔形成水疱（常伴有不适，发热和淋巴结肿大）	•明确诊断（如黏膜涂片、血清滴度等）•使用抗病毒药物和辅助治疗，包括补水、休息和止痛
营养性	抗坏血酸性牙龈炎（维生素C缺乏病）	维生素C缺乏	肿胀、溃疡和出血	•明确诊断•补充维生素C和营养支持
良性肿瘤	外周牙源性肿瘤（如外周成釉细胞瘤、外周牙源性纤维瘤）	部分病例有基因突变，有些病例病因不明	黏膜着色，表面光滑的结节	•活检明确诊断•完全切除
癌前病变	上皮发育不良	上皮细胞基因突变	白斑、红白斑、红斑	•活检明确诊断•多数病例需完全切除
恶性肿瘤	鳞状细胞癌	上皮细胞基因突变	白斑、红白斑、红斑、溃疡和溃疡性肿块	•活检明确诊断•转诊至头颈部肿瘤科
	淋巴瘤	淋巴细胞基因突变	黏膜着色或基部广泛红斑肿块，通常具有压缩性	•活检明确诊断•转诊至头颈部肿瘤科
	白血病	白细胞基因突变	全身性肿大或基部广泛可压缩性肿块，黏膜颜色从正常发展到红斑和深绿色；轻微刺激可出血	•活检明确诊断•转诊至头颈部肿瘤科
	黑色素瘤	黑色素细胞基因突变	可伴溃疡的黑色结节或肿块	•活检明确诊断•转诊至头颈部肿瘤科
	转移瘤	原发性肿瘤基因突变	通常是溃疡性肿块；可出现上述描述的临床表现	•活检明确诊断•转诊至头颈部肿瘤科

多数患者牙龈存在一定程度的炎症。牙龈的炎症被称为牙龈炎。它的特点是明亮的红斑（红色）、肿胀和点彩消失。肿胀可能是水肿或纤维化。发炎的牙龈组织可能会在轻微刺激下出血（如触诊、刷牙）。因此，牙龈组织的临床表现与健康有关。牙龈炎的种类包括菌斑相关的坏死性溃疡性牙龈炎、药物影响的牙龈炎、过敏性牙龈炎、特异性感染相关的牙龈炎和皮肤病相关的牙龈炎。一些牙龈炎与全身因素有关，如激素变化、压力、营养不良和药物滥用（Neville et al. 2015）。

牙龈检查应遵循系统、彻底和逐步的方式进行。必须注意牙龈的颜色、表面结构、大小、在牙齿位置上的任何变化或任何其他异常。牙龈检查建议用逐步法，请参见表1.5.2。

回顾图1.5.1~图1.5.3，并将表1.5.2中的牙龈检查步骤应用于患者。在这种情况下，可以快速识别与牙龈健康无关的特征。其中包括不典型的白色条纹、深红色的糜烂区域，以及无点彩。此外，通过手指触诊施加中等压力会导致出血。一旦存在这些临床表现，临床医生将会鉴别诊断并建议活检。如上所述，根据临床和组织病理学结果，本病例中患者最终确诊LP。

据估计，口腔中的LP全球的患病率为2.2%（Cheng et al. 2016），男女比例为3∶2，大多数病例为中年患者。该疾病是一种主要由T淋巴细胞介导的组织损伤免疫疾病（Kurago 2016）。LP在口腔中的表现多种多样，包括白色条纹、白色斑块、红斑糜烂和溃疡。口腔黏膜的任何异样表现都可能与该疾病有关。常见部位包括颊黏膜、牙龈、舌侧、腭侧、唇黏膜（Neville et al. 2015）。患者偶尔出现口腔和皮肤损伤。虽然LP可能完全没有症状，但常见症状包括对辛辣或酸性食物的轻度敏感，某些患者甚至在轻微组织操作下便可能导致剧烈疼痛。

表1.5.2　推荐逐步法进行牙龈检查

操作方法	
1	牵拉右侧脸颊，以便充分暴露右上象限牙龈表面（URQ）
2	用食指指尖沿着牙龈表面从远中向近中方向适度按压。
3	用气枪吹干或用棉卷擦干右上颊侧牙龈表面（URQ）
4	从远中向近中方向观察牙龈表面；按照上述步骤观察左上象限牙龈表面（ULQ）
5	按照上述步骤检查腭侧区域左上象限牙龈表面（ULQ）和右上象限牙龈表面（URQ），必要时使用口镜协助；按照上述步骤检查下颌牙龈表面，必要时遮挡舌头
6	在病历上详细记载任何异常情况，必要时使用图表进行记录

有几种疾病的临床表现可能与口腔中的LP相似，包括菌斑诱导的牙龈炎、狼疮、上皮不典型增生、黏膜类天疱疮和慢性天疱疮（Cheng et al. 2016）。明确诊断需依据组织病理学活检。

口腔中的LP是一种免疫介导性疾病，因此单靠控制菌斑和注意口腔卫生无法治愈。治疗方法中，最常见的是运用皮质类固醇衍生物。虽然药物可以帮助控制这种疾病，且部分患者会有所好转，但目前还没有可以治愈口腔LP的有效方法。

文献报道过几例口腔中的LP转化为口腔鳞状细胞癌的病例。因此，口腔卫生士必须熟悉本病的临床表现，以便及时转诊，确保患者能够及时得到治疗。

要点

1. 系统的牙龈检查方法。

2. 涉及牙龈的疾病种类繁多，并且范围从症状轻微到危及生命。

3. LP有多种临床表现，但可能与其他口腔疾病相似。

4. LP患者必须及时转诊，以确保对患者进行临床诊疗和长期随访。

自学问题

1. 判断题：健康的牙龈触诊质地坚硬且有牙龈点彩。健康的牙龈总是呈现橙红色。

    A. 这两句描述都是正确的

    B. 这两句描述都是错误的

    C. 第一句描述是正确的，第二句描述是错误的

    D. 第一句描述是错误的，第二句描述是正确的

2. 下面哪些是牙龈检查的协助措施？

    A. 牵拉软组织（如颊黏膜和舌头）暴露视野

    B. 目视检查前吹干待检查区域

    C. 必要时使用口镜协助检查

    D. 在病历上记录所有检查异常情况

    E. 以上都是

3. 以下口腔哪些区域会出现口腔LP？

    A. 颊侧   B. 舌侧

    C. 唇侧   D. 腭侧

    E. 以上都是

4. 如果口腔LP癌变，会转变成什么癌症？

    A. 基底细胞癌

    B. 口腔鳞状细胞癌

    C. 腺癌

    D. 黏液表皮样癌

    E. 骨肉瘤

5. 哪些细胞是口腔LP的致病因素？

    A. 成骨细胞   B. T淋巴细胞

    C. 中性粒细胞   D. 嗜酸性粒细胞

    E. 朗格汉斯细胞

6. 判断题：口腔LP常见于中年人。这种说法是：

    A. 正确   B. 错误

7. 口腔LP的临床表现主要是：

    A. 白斑   B. 白色网状斑

    C. 糜烂   D. 溃疡

    E. 以上都是

参考文献

[1] Cheng, Y.S.L., Gould, A., Kurago, Z. et al. (2016). Diagnosis of oral lichen planus: a position paper of the American Academy of oral and maxillofacial pathology. Oral Surg. Oral Med. Oral Pathol. Oral Radiol. 1–23.

[2] Kurago, Z.B. (2016). Etiology and pathogenesis of oral lichen planus: an overview. Oral Surg. Oral Med. Oral Pathol. Oral Radiol. 122 (1): 72–80.

[3] Neville, B.W., Damm, D., Allen, C., and Chi, A. (2015). Oral and Maxillofacial Pathology, 4e. St. Louis: Saunders.

[4] Newman, M.G., Takei, H., Fermin, K. et al. (2012). Carranza's Clinical Periodontology, 11e. St. Louis: Saunders.

自学问题答案

1. C。

2. E。

3. E。

4. B。

5. B。

6. A。

7. E。

病例6

牙周检查

介绍

　　牙周组织包括牙龈、牙周膜、牙槽骨和牙骨质。牙周组织为牙齿提供支持，使牙固定在上颌骨和下颌骨。尽管牙齿的稳固性直接受牙周组织的影响，但牙齿松动也可能与其他疾病相关。牙周组织与其他疾病有至少两种类型的联系。一种是疾病直接影响牙周组织，另一种则是健康到疾病的过渡状态而导致的牙周问题。本病例以及其他感染性和增生性疾病属于前者。后者的典型例子是糖尿病。因此，牙周检查是口腔保健的一个重要方面，因为它能够评估牙周组织的健康状况，牙周组织的健康状况不仅仅与牙齿健康有关，还与全身健康有关。

　　在本节中，我们将回顾牙周组织的基本结构，讨论牙周检查的构成，并回顾一例牙槽骨骨质流失的病例。本病例患者患有朗格汉斯组织细胞增多症（LCH）。LCH的特点是朗格汉斯细胞的增殖，它们浸润和破坏身体的各个组织，包括口腔和颌面的软硬组织（Badalian-Very et al. 2011；Neville et al. 2015）。该疾病可能是单发的，也可涉及多个解剖部位的多发病灶。LCH广泛存在于各种患者中，但更倾向于儿童（Neville et al. 2015）。LCH需通过病理学组织活检确诊。该疾病的治疗方法从简单的洁治到放疗和化疗。该疾病的预后取决于受

病例描述

　　患者42岁，男性。于牙科诊所就诊，欲评估牙痛及牙齿松动情况。患者的#17-#19牙因严重松动，已于2周前在不同诊所拔除。

基于问题的学习目标和目的

- 列出牙周组织的组成部分
- 描述牙周组织对口腔健康和全身健康的重要性
- 列出牙周检查的构成
- 描述慢性和侵袭性牙周炎及其衍生疾病
- 描述LCH的临床表现
- 理解及时将LCH患者转诊给专科的重要性

累范围和组织（Badalian-Very et al. 2011；Neville et al. 2015）。

疾病史

　　高血压。

药物史

氢氯噻嗪25mg。

系统回顾

所有系统均在正常范围内。
- 生命体征：
  - 血压：126/88mmHg；
  - 呼吸：16次/分钟；
  - 脉搏：80次/分钟。

社会史

无。

口腔疾病史

定期牙周检查。

修复治疗。

上颌第三磨牙（#1牙和#16牙）在22年前拔除。

因严重松动，2周前拔除#17-#19牙。

头颈部检查

口外检查

在头颈部或颅面区域未发现明显的结节、不对称或其他肉眼可见的病理表现。颈部淋巴结未见特殊。

口内检查

软组织

牙体#2-#6牙、#20牙、#29-#32牙的牙龈组织有明显红斑和肿大，#17-#19牙拔牙窝红肿且有增生组织。

牙龈萎缩。

其他口腔黏膜表面视诊正常，无明显炎症、感染、肿瘤或其他病理改变。

硬组织

如图1.6.1口腔全景X线片和图1.6.2牙周检查表所示，有少量的菌斑和牙结石堆积。

影像学表现

- 左下颌骨囊性病变从上支延伸到#20牙并累及下牙槽神经管，边界清晰；
- 右下颌骨囊性病变从#28牙和#29牙近中延伸到#32牙近中，边界清晰。

临床表现

在患有重度慢性牙周炎、侵袭性牙周炎的青年患者和患有唐氏综合征或Papillon-Lefevre综合征

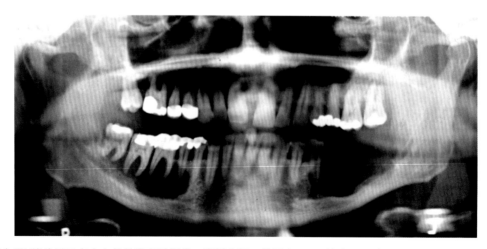

图1.6.1　口腔全景X线片显示多个大的单发高透影像。资料来源：摘录自White等（2009）。

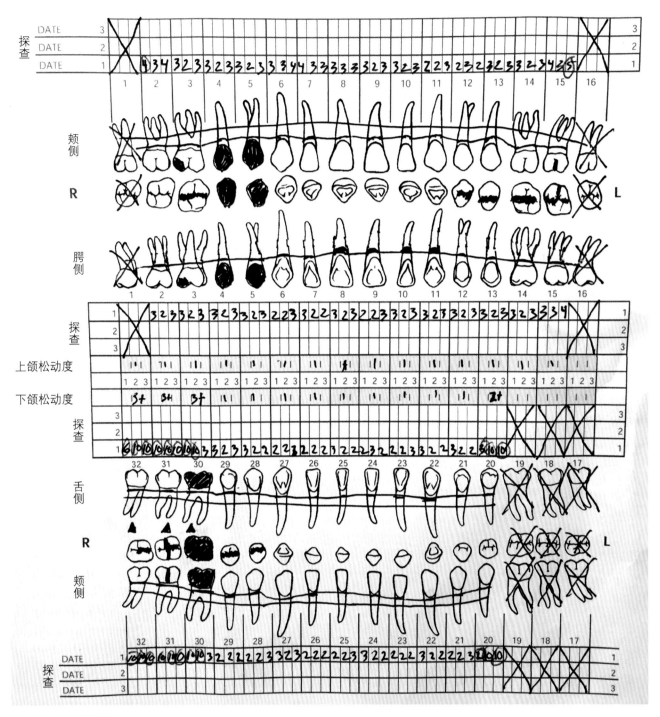

图1.6.2 牙周检查表。

等，会导致进行性牙周骨质破坏等疾病的特定人群中，多发性、大量骨破坏的临床表现较为常见。这类骨质缺损，在本病例中这个年龄和健康状况的患者不常见。此外，附着丧失情况和患者的年龄与侵袭性牙周炎和慢性牙周炎等临床症状不符。鉴别诊断应包括感染和肿瘤性病变。初期检查应集中于找

出可能导致该缺损的牙髓病变，如牙齿断裂或严重的龋坏。一旦排除了牙髓相关的病因，鉴别诊断中剩下的疾病可能包括侵袭性牙周炎、良性肿瘤（如成釉细胞瘤）和恶性肿瘤（如淋巴瘤）。在这种情况下，要做出最终诊断，需要进行组织活检。

治疗计划

- 将患者转诊至口腔及颌面外科，对病变部位进行组织活检。

讨论

牙龈、牙周膜、牙骨质和牙槽骨是构成牙周组织的4个部分。它们共同作用，为牙列提供结构支撑。牙周健康评估取决于牙周检查。该检查包括4个部分：疾病史（包括口腔疾病史）、影像学检查和临床检查（Newman et al. 2012）。疾病史可以揭示牙周健康的重要信息。如文献资料表明，糖尿病与牙周健康密切相关（Chapple et al. 2013）。糖尿病病史可能会影响患者的牙周状态。口腔疾病史对于确定患者过去和正在接受的治疗、目前的口腔卫生方案以及口腔健康的总体状况非常重要（Newman et al. 2012）。根据病史和口腔疾病史，通常需要进行X线检查。有关影像学检查的详情，请参见本章病例3"影像学检查"。

疾病史、口腔疾病史和影像学评估后，可以开始进行牙周组织的临床检查。临床检查包括几个步骤。正如本书所强调的，开发一个系统的、逐步的牙周检查方法是非常重要的。牙周检查的关键要素至少应包括以下步骤：活动能力的评估、对叩诊的敏感性、菌斑和牙结石堆积、牙龈检查、所有牙齿修复检查、牙周袋和根分叉累及的评估以及所有检查的详细记录。有关方法，请参见表1.6.1。

临床附着丧失通常与慢性牙周炎有关。美国牙周病学会（AAP）将牙周支持的轻度到中度丧失分为牙周袋高达6mm和临床附着丧失高达4mm。牙周支持的重度丧失牙周袋应>6mm和临床附着丧失>4mm（American Academy of Periodontology 2000a）。同时，牙周支持丧失最常由慢性牙周炎、侵袭性牙周炎（AP）介导，虽然不常见，但可

序号	步骤	备注
	表1.6.1 牙周检查：推荐方法	
1	指尖放置在舌腭侧，牙周探针的钝头放置在颊面侧检查每颗牙齿的松动度	松动度分级： • 正常 • Ⅰ级：轻微松动 • Ⅱ级：中度松动 • Ⅲ级：在水平向和垂直向均有严重移位
2	叩诊敏感度	用探针的钝头轻叩每颗牙齿观察有无敏感症状
3	检查口内修复体情况	检查对牙周健康组织有影响的不良修复体（如有悬突的修复体、边缘不密合的烤瓷冠等）
4	评估菌斑和牙结石	运用菌斑指数检查菌斑、记录牙结石指数
5	检查牙龈情况	请参见第1章病例5：详细介绍了牙周检查中的牙龈检查方法
6	评估牙周袋	用探针检查牙齿的每一个面，记录血液和脓液情况；在X线片上也可以看见骨缺失区域的牙周袋情况
7	评估后牙根分叉情况	用Nabers探针检查后牙根分叉病变情况，记录探针上面根分叉深度；分类方法根据牙齿松动度、根分叉深度等综合评估
8	将上述检查结果记录到图表上	在临床上，通常是医生边检查，助手边记录在图表上

资料来源：摘录自*Carranzas Clinical Periodontology*, 11th Edition and "Parameter on Comprehensive Periodontal Examination," American Academy of Periodontology.

导致类似的临床结果。AP的进展比慢性病变要快，通常发生于健康人，他们有一定程度的斑块和牙结石，但这些斑块和牙结石似乎与附着丧失的程度不一致。AP有两类：一类是局限型，通常发生在青春期；另一类是广泛型，通常发生在30岁以下人群。局限型AP通常影响恒切牙和第一磨牙；除门牙和第一磨牙外，广泛型AP还包括3颗恒牙（American Academy of Periodontology 2000b）。

评估患者的口腔全景X线片和牙周检查图可能会发现某种症状的严重牙周炎。然而，对患者的进一步检查则发现其症状与慢性或侵袭性牙周炎不相符。严重的附着丧失单发于后右下象限和左下象限。附着丧失症状更符合广泛型AP或慢性牙周炎的诊断。局限型AP的诊断是有问题的，因为没有涉及中切牙，而且患者年龄不属于该疾病的高发年龄段。当一种临床表现不符合牙周炎常见诊断条件时，考虑其他疾病是至关重要的。这些考虑应促使临床医生将患者转诊给口腔颌面外科医生进行组织切片活检。该病例的最终诊断为LCH。

LCH的特点是朗格汉斯细胞的破坏性增殖（Badalian-Very et al. 2011；Neville et al. 2015）。该疾病的第一个名称是"组织细胞增多症X"，现在更常用的术语是LCH，本病例中患该疾病患者的表皮及黏膜表面与LCH的表型特征一致。过去认为，疾病起源于朗格汉斯细胞。最近研究表明，最可能的细胞来源于髓系前体（Badalian-Very et al. 2011）。

这种疾病的临床表现有几种。它可能是单发的，也可能多发，涉及皮肤、黏膜、骨骼、淋巴结、软组织和器官等不同部位。在过去，常用Hand-Schuller-Christian和Letterer-Siwe描述慢性和急性扩散性LCH。现在这些名词在很大程度上已被搁置一旁，取而代之的是对疾病重点和受累部位的描述（Neville et al. 2015）。

LCH的诊断年龄范围很广，但50%以上的病例发生在15岁以下，性别分布较均匀（Neville et al. 2015）。

LCH有破坏硬组织的能力，因此影像学检查可见损害部位。牙槽骨的破坏与严重牙周炎的影像学显示一致（Neville et al. 2015）。对于非典型牙槽骨缺损病例，尤其是儿科患者，应注意LCH在鉴别诊断中的重要性。涉及骨骼的病变可出现压痛或钝痛的症状（Neville et al. 2015）。当病变累及口腔软组织时，通常早期表现为溃疡性肿块（Neville et al. 2015）。

LCH的诊断基于切片组织病理学活检和免疫组化（Neville et al. 2015）。治疗效果取决于疾病的严重程度。主要治疗手段包括刮治、局部类固醇注射和单发病灶的放疗（Neville et al. 2015；Badalian-Very et al. 2011）。广泛型LCH常采用全身类固醇和化疗药物联合治疗（Neville et al. 2015；Badalian-Very et al. 2011）。在38%～69%的LCH病例中发现BRAF^{V600E}突变，这为分子靶向治疗提供了重要参考（Badalian-Very et al. 2011；Haroche et al. 2013）。该疾病的预后因人而异，影响预后的因素包括：患者确诊年龄、疾病扩散程度以及疾病过程中累及的器官（Neville et al. 2015）。一些LCH病例患者可自愈，而有些患者则死亡。

重要的是，口腔卫生士应熟悉LCH的表现，因为口腔和颌面区域是常见的受累部位。该疾病的及时确诊和转诊可能会对患者的长期预后产生积极影响。

要点

1. 牙周炎的变异应参考患者年龄段和临床指征。

2. 当临床表现与牙周炎变异指征不一致时，就考虑其他疾病的可能性。

3. LCH和其他肿瘤疾病在临床表现和影像学结果可能与牙周炎类似。

自学问题

1. 以下哪些组成了牙周组织？

   A. 牙龈

   B. 牙槽骨

   C. 牙周膜

   D. 牙骨质

   E. 以上都是

2. 以下哪个年龄段易患侵袭性牙周炎？

   A. 老年人

   B. 中年人

   C. 青年人

   D. 儿童

   E. 以上都是

3. 哪个是LCH（朗格汉斯组织细胞增多症）的影像学特征？

   A. 高透射影

   B. 低透射影

   C. 混合透射影

   D. A和B

   E. 以上都是

4. 以下哪种方法用于治疗LCH（朗格汉斯组织细胞增多症）？

   A. 手术刮除

   B. 局部类固醇注射

   C. 放疗

   D. 化疗

   E. 以上都是

5. 判断题：LCH（朗格汉斯组织细胞增多症）的影像学表现和重度牙周炎相似。这样的描述是：

   A. 正确

   B. 错误

参考文献

[1] Badalian-Very, G., Vergilio, J.A., Degar, B.A. et al. (2011). Recent advances in the understanding of Langerhan cell histiocytosis. Br. J. Haematol.Br J Haematol 156 (2): 163–172.

[2] Chapple, I.L.C., Genco, R., and working group 2 of the joint EFP/AAP workshop (2013). Diabetes and periodontal diseases: consensus report of the joint EFP/AAP workshop on periodontitis and systemic diseases'. J. Clin. Periodontol. 40 (Suppl. 14): S106–S112.

[3] Haroche, J., Cohen-Aubart, F., Emile, J.F. et al. (2013). Dramatic efficacy of vemurafenib in both multisystemic and refractory Erdheim-Chester disease and Langerhans cell histiocytosis harboring the BRAF V600E mutation. Blood 121 (9): 1495–1500.

[4] Neville, B.W., Damm, D., Allen, C., and Chi, A. (2015). Oral and Maxillofacial Pathology, 4e. St. Louis: Saunders.

[5] Newman, M.G., Takei, H., Fermin, K. et al. (2012). Carranza's Clinical Periodontology, 11e. St. Louis: Saunders.

[6] The American Academy of Periodontology (2000a). Parameter on chronic periodontitis with advanced loss of periodontal support. J. Periodontal. 71 (Suppl): 856–858.

[7] The American Academy of Periodontology (2000b). Parameter on aggressive periodontitis. J. Periodontal. 71 (Suppl): 867–869.

[8] White, SC, et al. (2009) Oral Radiology, 6e. Mosby Elsevier, St. Louis.

自学问题答案

1. E。

2. C。

3. A。

4. E。

5. A。

第2章

口腔卫生诊断

病例1

菌斑性牙龈炎

疾病史

患者的疾病史显示，5年前的一次车祸导致锁骨骨折。无内科医生就诊史，无服药史。患者不吸烟，生命体征在正常范围内。

口腔疾病史

患者在3年内没有接受过口腔检查或口腔卫生健康指导。无口腔修复史。有正畸史，第三磨牙已经拔除。患者每天早上刷牙一次，偶尔用牙线。

社会史

患者在一家汽车零件店工作，晚上在一所社区大学学习汽车机械以获取学位。周末和朋友修理汽车。住在家里，午饭在外面吃，有时晚饭也在外面

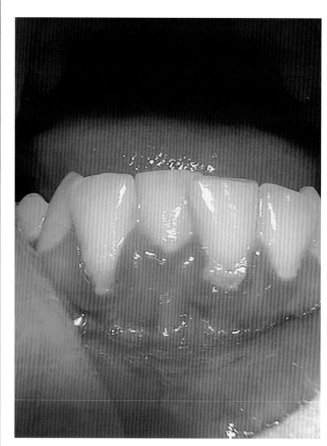

图2.1.1 注意牙龈边缘周围的菌斑堆积和炎症。资料来源：照片由Rio Salado学院提供。

吃。偶尔会和父母共进晚餐。

头颈部检查

口内/口外检查

无特殊。

牙周评估

牙龈状况：广泛的龈缘及龈乳头泛红，伴牙龈缘卷曲，龈乳头水肿，上颌前牙区#6-#11牙、下颌前牙区#22-#26牙局部严重红肿（图2.1.1）。

牙周袋平均袋深4mm，无牙龈退缩，无根分叉病变及牙松动。

龈沟出血指数（SBI）65%。

菌斑控制记录（PCR）90%（图2.1.2）。

牙结石分类：轻度至中度龈上及龈下牙结石堆积。

口腔记录

咬合检查：Ⅰ类错𬌗，#22-#27牙舌弓式保持器。

牙齿残留粘接剂：#3牙、#14牙、#19牙和#30牙。

牙列缺失：#1牙、#16牙、#17牙和#32牙。

影像学表现

影像学上未见牙槽骨吸收。

风险评估

龋病：低风险。

牙周病：低风险。

癌症：低风险。

问题列表

牙龈炎症和出血。

探测深度4mm。

菌斑指数高。

口腔卫生诊断

未满足的需求	证据/原因	症状/体征
菌斑堆积导致的皮肤和黏膜的完整性变化	生物膜累积 菌斑指数90%	探诊出血
口腔健康预防	最后一次看牙于3年前，刷牙不按时	菌斑指数90%

干预计划

干预措施	目标	评价
口腔卫生指南–刷牙说明	向患者演示正确的刷牙方法 将菌斑指数降低到50% 患者认识疾病过程和常规口腔检查的重要性	根据菌斑控制指数情况决定复诊预约 复诊预约 安排随访及6个月后复诊治疗
减少生物膜	患者无菌斑堆积	预约治疗结束

预约计划

首次预约。

通过口腔和影像学检查进行评估。

进行口腔卫生指导。

必要时辅助化学菌斑控制方法。

进行全口菌斑清除或口腔预防。

必要时进行复诊。

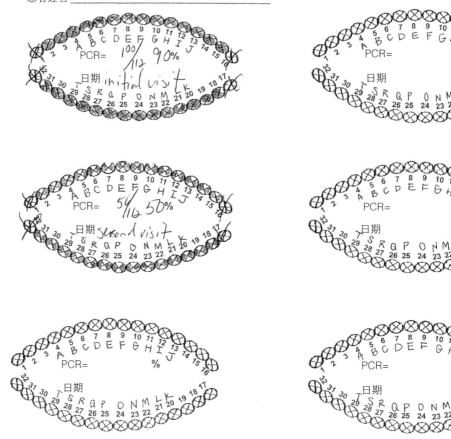

图2.1.2　菌斑控制记录显示复诊时PCR评分较初诊时有所下降。

重新评估。

根据需要进行预防。

根据需要选择性进行抛光和应用氟化物。

讨论

评估应包括疾病史、口腔疾病史、社会史、文化背景因素、日常生活活动、口内检查、口外检查、牙龈检查、牙周评估、菌斑与出血指数、风险评估和影像学检查。通过上述评估结果，临床医生可探讨患者目前面临的主要问题及其与口腔健康的关系。营养评估也利于患者的全身健康及其牙龈组织炎症的愈合。

菌斑性牙龈炎可以被定义为：一种由菌斑引起的无临床附着丧失的牙龈炎症（perio.org 2016）。

可以基于以下临床表现进行诊断：牙龈发红、水肿、出血以及牙龈轮廓和附着情况。从菌斑或生物膜出现的位置开始发生病变并进一步发展。随着菌斑堆积，临床上一般4~7天即可出现症状。图2.1.1记录了发生于龈缘周围的炎症，而图2.1.2则记录了与之相关的菌斑控制记录。这与菌斑性牙龈炎的诊断相一致。治疗措施可能包括很多与口腔卫生诊断相同的干预措施，也包括很多外科干预措施。

对于口腔卫生士来说，明确口腔卫生诊断是护理过程尤其重要的一部分。口腔卫生诊断包括一个问题列表，该列表的内容来自评估问题后所收集的数据。问题列表可能包括一些与口腔诊断相同的临床症状。这些症状可能是红肿、出血、牙龈外形及连续性的变化、菌斑堆积。在此阶段，菌斑堆积的破坏经过患者自我护理和宿主的免疫反应,可逆转疾病进程,并防止进一步恶化。与患者进一步的沟通交流可确定其主诉及口腔卫生习惯,从而基于患者的需要给出一个合理的口腔卫生诊断。

口腔卫生诊断是成功预防的关键因素。为什么只进行预防工作而不给予口腔卫生诊断,不考虑患者及6个月的复诊计划?是什么导致这个患者在6个月后病情未见好转或继续严重而未曾复诊呢?如果患者没有受到健康教育并且3年后或更长的时间也没有复诊呢?

通过与患者交流及对其评估,口腔卫生士可以形成一个基于问题、病因和预防的诊断,而非只是疾病本身。该患者的口腔卫生诊断可包括多种未满足的个人需求、护理目标和干预计划。对于这名特殊的患者,第一个未得到满足的个人需求是头颈部皮肤及黏膜的完整性丧失,这可以通过生物膜的积聚和探查出血来证明。完整且功能正常的黏膜和牙周膜可以抵御有害微生物。出血是炎症的关键指标,也是达到控制目标的决定因素(Darby and Walsh 2015)。干预措施,如详细地口腔卫生指导及对患者进行健康教育,可使患者了解健康完整的黏膜及疾病的进展过程在预防中的重要性。图2.1.1显示了龈缘周围炎症和相关的菌斑控制记录。达到减少菌斑的目的,应该将任务交于患者的日常护理而不是求助牙医。

第二个未得到满足的个人需求是因患者口腔高菌斑指数而产生口腔健康问题。结合患者的治疗意愿,制定预防性干预目标,将有望防止疾病进一步发展。让患者参与制定护理目标非常重要。口腔保健及健康教育的一个明确目标是防止菌斑性牙龈炎发展,并逆转疾病进程。既往研究显示了自我照顾、自我效能和自我监控在持续行为改变中所起的作用。花费时间增强患者进行口腔卫生维护的信心,可适当提高其改善自我护理行为依从性(Schwarzer et al. 2015)。

联合多种手段进行干预的方法,如口腔预防、机械清除、化学方法和健康教育等将改善预期结果。未来几年内,有目标地帮助及教育患者,可以消除牙龈炎,改善患者的健康。因刷牙依从性差而责备患者可能会导致患者缺乏信心,并可能导致未来的口腔健康疾病。

要点

1. 让患者参与目标制订。

2. 把口腔卫生保健与口腔卫生诊断联系起来。

3. 干预措施可包括多种形式,如健康教育及口腔卫生指导等。

自学问题

1. 菌斑性牙龈炎的口腔诊断基于临床表现，可能包括除以下某一选项以外的所有情况，请问哪一个除外？

   A. 牙龈颜色

   B. 自我护理习惯

   C. 探诊深度

   D. 出血

2. 口腔卫生诊断基于疾病的过程而进行。确定的条件是口腔卫生士拥有治疗权。

   A. 两句描述都是对的。

   B. 两句描述都是错的。

   C. 第一句描述是对的；第二句描述是错的。

   D. 第一句描述是错的；第二句描述是对的。

3. 患者健康教育应包括以下内容，哪个除外？

   A. 戒烟

   B. 刷牙技术

   C. 菌斑与牙龈出血的关系

   D. 营养咨询

4. 皮肤和黏膜完整性的症状和体征可能包括：

   A. 出血

   B. 疼痛

   C. 缺乏护理和菌斑控制不足

   D. 缺牙与缺损修复

参考文献

[1] Darby, M. and Walsh, M. (2015). Dental Hygiene Theory and Practice. St Louis: Evolve Elsevier.

[2] Schwarzer, R., Antoniuk, A., and Gholami, M. (2015). A brief intervention changing oral self-care, self-efficacy, and self-monitoring. British Journal of Health Psychology 20: 56–67. doi: 10.1111/bjhp.12091.

自学问题答案

1. B。

2. D。

3. A。

4. D。

病例2

非菌斑性牙龈炎

病例描述

患者25岁，白人女性接受治疗。主诉："我的牙龈一直出血。"她每6个月去看一次牙医。

基于问题的学习目标和目的

■ 区分牙龈疾病口腔卫生诊断和牙龈疾病诊断

■ 识别可能与牙龈疾病有关的未满足的人体需求

■ 识别非菌斑原因引起的牙龈疾病的症状和病因

■ 确定牙龈疾病的健康促进策略或干预措施

疾病史

患者的疾病史显示她怀孕14周，正在服用维生素。她在妇产科医生的监护下进行产前检查。产科医生建议她做一次口腔检查。患者不吸烟，生命体征在正常范围内。

口腔疾病史

患者常规进行口腔检查和预防，自从她记事起，每6个月就会进行一次检查。她年轻时做过几次咬合修复。患者每天早晚用含氟牙膏刷牙两次。她每周用牙线清洁三四次。本次就诊她比较关注牙龈出血和胎儿牙齿发育问题。

社会史

患者工作为全职行政助理。她最近结婚了，并且怀孕后很兴奋，一直在读怀孕和育儿方面的书。她喜欢做饭，经常和朋友一起吃晚饭。

评估

口内/口外检查

无特殊。

牙周评估

牙龈状况：牙龈边缘及龈乳头呈中度充血、水肿；#29牙和#30牙龈乳头重度水肿（图2.2.1）。

平均牙周袋深度为4mm，#29和#30牙间深度为5mm，无附着丧失，无根分叉病变及松动。

龈沟出血指数（SBI）：75%（图2.2.2A，B）。

菌斑控制记录（PCR）：15%（图2.2.3）。

牙结石分类：轻度龈上牙结石，无龈下牙结石。

口腔记录

咬合检查：Ⅰ类错𬌗。

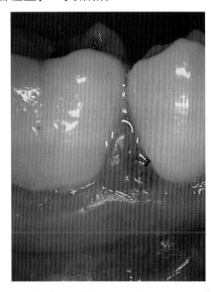

图2.2.1　显示龈乳头水肿，#29牙和#30牙显示化脓性肉芽肿。资料来源：照片由Rio Salado学院提供。

复合树脂充填体：#3牙、#14牙、#19牙和#30牙。

牙列缺损：#1牙、#5牙、#12牙、#16牙、#17牙、#21牙、#28牙和#32牙。

影像学表现

影像学未见牙槽骨吸收。

风险评估

龋病：低风险。

牙周病：低风险。

癌症：低风险。

问题列表

出血。

龈乳头水肿。

（A）

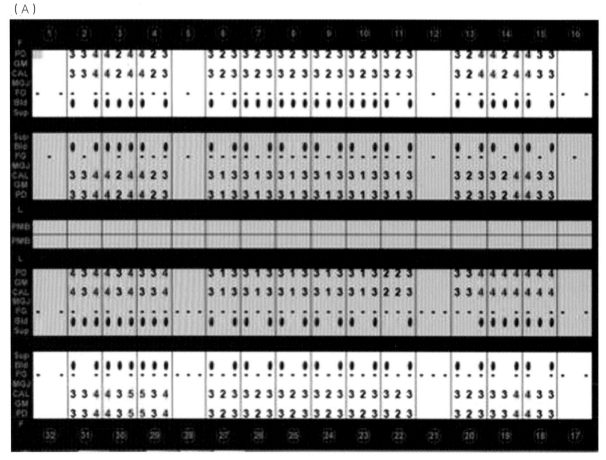

图2.2.2　（A）非菌斑性牙龈炎的牙周图。（B）非菌斑性牙龈炎患者的牙周图表总结显示全口和出血部位与图2.2.3中的菌斑控制记录相比较。

（B）

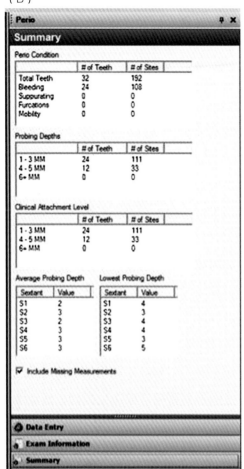

图2.2.2（续）

患者姓名 _____

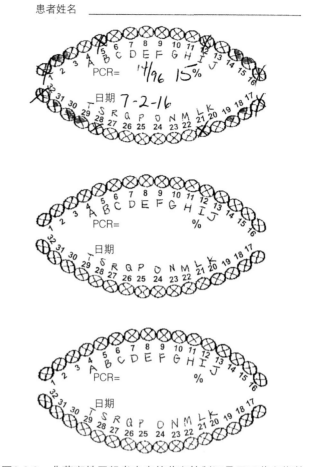

图2.2.3　非菌斑性牙龈炎患者的菌斑控制记录显示菌斑指数得分低，并与图2.2.2（A，B）中的出血点进行比较。

口腔卫生诊断

未满足的需求	证据/原因	症状/体征
免于遭受健康风险	系统性状态控制不足——怀孕	病史提供的证据及问诊
皮肤和黏膜的完整性	系统性状态控制不足——怀孕	探诊出血
概念相关与问题解决	知识缺乏	患者询问有关牙龈出血和胎儿牙齿发育的问题

干预计划

干预措施	目标	评价
解决患者存在的安全因素	转诊医生	患者咨询初级保健医生
口腔卫生指南——刷牙说明	患者掌握正确的刷牙方法	掌握
协助患者了解全身状况和口腔健康	患者了解妊娠与牙龈状况之间的关系	预约治疗结束
超声洁治减少菌斑，彻底去除牙结石	患者无菌斑和牙结石堆积	预约治疗结束

预约计划

首次预约。

根据需要进行口腔检查和影像学检查。

宣教口腔健康与妊娠之间的关系。

进行口腔预防。

必要时复诊预约。

重新评估——决定增加预约就诊的频率。

讨论

评估应包括疾病史、口腔疾病史、社会史、文化背景因素、日常活动、口外检查、口内检查、牙龈检查、牙周评估、菌斑与出血指数、风险评估和影像学检查。通过交流，临床医生可以与患者讨论怀孕和与牙龈状况的关系。讨论怀孕期间的营养需求及产科医生的建议对患者有什么好处。教育准妈妈了解胎儿的口腔健康、牙齿发育及萌出的时间，是本次口腔就诊的主要目的（Darby and Walsh 2015）。

非菌斑性牙龈炎的口腔诊断是指由菌斑以外的因素引起的牙龈炎症。这些可能包括过敏反应、细菌相关感染、病毒相关感染、异物反应或机体创伤（perio.org 2016）。妊娠和其他情况也可能与非菌斑牙龈炎有关。与菌斑引起的牙龈炎相同，口腔诊断以临床表现为基础，临床表现包括发红、水肿、出血、牙龈形态及附着情况。口腔诊断的治疗可能考虑外科手术。

未满足的机体健康风险防护需求，必要时可通过对患者进行妇产科转诊来解决。在患妊娠性牙龈炎的情况下，是否需要转诊取决于患者的个人健康状况。这里讨论的是与非菌斑性牙龈炎相关的其他情况也可能需要就医治疗。

针对牙龈出血和患者有关口腔健康和妊娠问题的口腔卫生诊断，使患者积极参与口腔卫生保健和胎儿发育的护理。一个未被满足的人体需求是头颈部皮肤和黏膜的完整性。这是一个常见的与牙龈和牙周问题有关的口腔卫生诊断。口腔黏膜和牙周组织功能完整可抵御有害微生物。出血、炎症与牙龈和牙周疾病有关（Darby and Walsh 2015）。图2.2.1显示了#29牙和#30牙间的龈乳头水肿。这个区域是细菌进入血液和身体的通道。参考患者的牙周图和出血部位图。龈沟出血指数高，与本章病例1显示的菌斑堆积无关。

患者提问所显示的知识缺乏可为概念化和问题解决提供参考。概念化和问题解决是指需要通过抓住患者的想法、抽象观念，从而对一个人的口腔健康做出合理决策（Darby and Walsh 2015）。对患者的健康教育可以解决未满足的个体需求。需要考虑的患者教育因素有口腔卫生指导、营养咨询和孕期口腔健康教育。虽然患者有相对较低的菌斑控制记录，且无牙龈出血，但口腔卫生指导对包括生物膜堆积和宿主反应在内的因素仍很重要。关于牙龈健康和胎儿发育的基本营养咨询可能会为解决患者的问题提供帮助，并教育其注重口腔健康和营养。

口腔预防和患者教育等多种方法联合进行可能有助于达到预期效果。医疗转诊需求可能对改善最终护理结果很重要。这3种未得到满足的人体需求都可能有相同的干预措施。对患者教育和获得患者理解是关键。维护患者的牙周状态包括增加口腔卫生保健的频率和妊娠期牙周维护。

要点

1. 将口腔卫生保健与口腔卫生诊断联系起来。

2. 干预措施包括多种方法，如健康教育、口腔卫生指导，并要考虑到可能需要转诊。

自学问题

1. 非菌斑引起的牙龈炎的口腔诊断基于菌斑以外的因素。这些可能包括下面某个选项以外的所有内容。哪一个是例外？

   A. 怀孕

   B. 糖尿病

   C. 探诊深度

   D. 过敏反应

2. 为了做出正确的决策，需要掌握一些方法，这与口腔卫生诊断中的哪点有关？

   A. 口腔卫生责任

   B. 免于痛苦

   C. 生理健全和功能性牙列

   D. 概念化与问题解决

3. 口腔卫生诊断涉及出血的情况（问题），与哪个因素有关？

   A. 怀孕

   B. 菌斑

   C. 外伤–牙线割伤

   D. 复合维生素

参考文献

[1] American Academy of Periodontology. (2016). Parameter on Nonplaque-Induced Gingivitis [Online], Available: http://www.joponline.org/doi/pdf/10.1902/jop.2000.71.5-S.851 (July 2, 2016).

[2] Darby, M. and Walsh, M. (2015). Dental Hygiene Theory and Practice. St Louis: Evolve Elsevier.

自学问题答案

1. C。

2. D。

3. A。

病例3

药物性牙龈炎

病例描述

牙龈炎有多个病例是药物引起的。美国牙周学会指出，可导致牙龈炎的药物越来越多（Journal of Periodontology 2004）。三类与牙龈炎相关的基础性药物分类包括抗惊厥药、钙通道阻滞剂和免疫抑制剂。

基于问题的学习目标和目的
- 区分牙龈疾病的口腔卫生诊断和牙龈疾病诊断
- 识别药物引起的牙龈疾病的体征/症状和病因
- 确定牙龈疾病的健康促进策略或干预措施
- 识别可能导致牙龈炎的药物

疾病史

与钙通道阻滞剂相关的疾病史常见于高血压，此类患者服用的药物，如硝苯地平，通常商品名被称为心痛定。

与抗惊厥药物相关的疾病史可能是癫痫发作或被诊断为癫痫的患者。这种情况下最常见的药物是苯妥英钠。

与免疫抑制剂相关的疾病史是接受器官移植的患者。环孢素是预防器官排斥反应的常用药物。环孢素的品牌名称为Gengraf、Meoral和Sanimmune（Lexicomp 2016）。

免疫抑制药物可用于自身免疫性疾病，如类风湿关节炎、克罗恩病、系统性红斑狼疮和免疫性血小板减少症（Lexicomp 2016）。这类情况下的免疫抑制药物包括氨甲蝶呤或硫唑嘌呤。

口腔疾病史

患者有不同的口腔疾病史。这些可能包括修复、缺牙和/或牙折、正畸及因患者的医疗状态而缺乏口腔护理等。引起药物性牙龈炎的药物也可能引起口干。口干可导致龋齿等口腔疾病。为了准确评估龋病和牙周病风险，有必要对患者的口腔疾病史进行全面的风险评估。

评估

牙周评估

牙龈状况：药物引起牙龈肿大的牙龈描述将根据口腔状况而变化，可能包括全口牙龈肿大、局部龈乳头肿大、纤维化、牙龈硬化及牙龈剥脱。如果与菌斑堆积有关，牙龈描述可包括上述牙龈增大、龈缘或龈乳头状发红、水肿和出血。

牙周袋深度将根据患者的情况而变化。如果没有临床附着丧失，与药物引起的牙龈肿大相关的牙周袋可能是假性牙周袋。

这表明结合上皮附着在釉牙骨质界处,探针尖位于牙釉质上,龈沟底部覆盖牙釉质和牙冠。如出现牙周袋则表明探针尖位于牙骨质或牙本质表面,与临床附着丧失和牙槽骨萎缩有关。

影像学表现

牙槽骨萎缩取决于患者的具体情况,可以表现为无牙槽骨萎缩到重度萎缩。

风险评估

龋病——取决于临床表现、疾病史、可控和不可控的因素。

牙周病——取决于临床表现、疾病史、可控和不可控的因素。

问题列表

牙龈肿大(图2.3.1)。

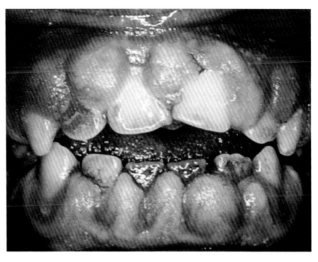

图2.3.1　苯妥英钠引起的牙龈肿大(Darby and Walsh 2015,p. 882)。

探诊深度。

出血。

牙齿状况包括:牙齿缺失或折断、龋齿、牙列拥挤。

口腔卫生诊断

未满足的需求	证据/原因	症状/体征
免于遭受健康风险	药物及健康状况 需要医疗咨询	需要预防性使用抗生素 控制高血压
生理健全且功能完好的牙列	口腔疾病的风险因素	有疾病症状的牙齿 牙折
皮肤和黏膜完整	牙周病的风险 菌斑沉积 药物	探诊深度 出血 牙龈肿大

干预计划

干预措施	目标	评价
药物咨询	患者返回至初级保健师处进行咨询评估	持续护理计划 根据结果进行药物咨询
教育	患者了解疾病状况以及与药物的关系	为患者预约随访
口内照片、风险评估及龋病预防(木糖醇、氟化物、无定形磷酸钙干预措施)	与牙医预约检查和制订治疗计划	定期复诊
预防牙折	与卫生士预约护理	
口腔卫生指南——刷牙说明	患者掌握正确的刷牙方法	根据菌斑控制记录情况决定预约周期 6~8周复诊或3~4个月复查
预防性或非手术性牙周治疗	为患者安排治疗 减轻牙周袋袋深及牙龈肿大	定期复诊 6~8周复诊或3~4个月复查

预约计划

预约顺序根据医疗咨询需求不同而不同。内科医生和牙医共同来规划患者的护理计划可能会提高治疗的总体效果。

讨论

评估应该从系统回顾患者的疾病史开始。有复杂疾病史的患者可能正在服用多种药物，因此应注意药物的相互作用。医生根据患者的需要制订适当的口腔卫生诊断和护理计划，应考虑到与口腔治疗相关的药物副作用。最好是评估患者所有正在服用的药物。一个药物汇总表的例子，请参见表2.3.1。当评估药物的副作用时，可以看到列出的所有药物都会导致牙龈增生，请参见表2.3.1（Lexicomp 2016）。

评估应包括疾病史、口腔疾病史、社会史、文化背景因素、日常生活活动、口外检查、口内检查、牙龈状况、牙周评估、菌斑与出血指数、风险评估和影像学检查。通过交流，临床医生可以评估患龋病和牙周病的风险，并制订与这些风险相关的干预措施。

药物性牙龈炎的临床表现可能包括：相邻牙间牙龈乳头肿大、纤维化分叶，这取决于菌斑堆积程度及牙龈炎严重程度。图2.3.1显示了服用苯妥英钠引起的牙龈肿大。

对于这一特殊的患者群体，关注尚未满足的主要需求可使其免于健康风险。Darby和Walsh将此定义为牙齿卫生保健的医学禁忌证（Darby and Walsh 2015）。保护患者的健康是我们道德准则的核心。不伤害患者是每个医疗保健者的义务。基于此进行最基本的口腔卫生诊断将可确保患者的安全。

患者服用抗排异药物时的健康风险防护可能包括在口腔卫生保健之前的医疗咨询。器官移植患者可能存在免疫功能受损，在接受任何治疗前需要进行预防性抗生素治疗。可能是存在不同副作用的多种药物，口腔治疗优先考虑的是消除并发症或各类急性症状。医疗咨询将有助于口腔卫生士制订与患者相关的干预措施，包括长期口服影响口腔健康药物的患者及口腔保健可对其产生影响的免疫功能低下的患者。

对于服用高血压药物的患者，口腔卫生士需要对患者进行访谈，并在病情得到控制的基础上监测患者生命体征来确定其健康风险。血压控制不佳会导致患者突发紧急情况。在口腔治疗时，其保护措施是让患者慢慢坐起来，并且在治疗护理结束后坐几分钟，这将有助于预防直立性低血压。在评估治疗结果时，改变高血压药物或安排更频繁的口腔卫生保健就诊等建议是可行的。

对于服用苯妥英钠的患者，应了解癫痫发作的诱因和最后一次癫痫发作的日期，以确定癫痫是否受到控制，将有助于在口腔卫生预约治疗期间保护患者，并有助于预防可能发生的任何紧急情况。

系统回顾患者的疾病史和任何医疗咨询史可以减少这些紧急情况的发生。立足于以患者为中心的护理计划，保护患者免受口腔卫生保健所带来的健康风险是必需的。同时患者沟通也很重要。让患者了解这些因素影响健康的原因及方式，将对患者及其治疗产生积极影响。

下一个口腔卫生诊断的选择是牙列完整且功能健全。Darby和Walsh描述拥有完整的牙齿和恢复其功能是基本需求。功能正常的牙列有助于咀嚼和消化。阻止口腔疾病的进展可阻止疼痛和其他口腔卫生疾病的发生。本次口腔卫生诊断与癫痫发作而导致的牙折有关。其面部形态的改变也是判断牙折的依据，如果牙折位于前牙区会让患者不敢微笑或感到自卑。

表2.3.1　药物汇总表，用于回顾患者的药物治疗，总结药物反应，副作用和制订口腔卫生保健计划时应考虑的口腔问题

时间	药物和剂量	规定应用范围	副作用或不良反应	与口腔有关的药物效应	口腔方面的考虑
2015.02.16	环孢素 每天1~3mg	器官移植后抗排异	高血压、头痛、感染、牙龈增生	口腔溃疡、吞咽困难、牙龈炎、牙龈增生、牙龈出血	龋齿、出血，应用局部麻醉剂/血管收缩剂时无特殊考虑，牙龈增生
2015.02.16	硝苯地平 每天30/60mg	高血压	脸红、头晕胘晕	口干、味觉异常、舌功能紊乱、牙龈增生	直立性低血压——需缓慢坐起，应用局部麻醉剂/血管收缩剂时无特殊考虑，牙龈过度增生
2015.02.16	苯妥英钠	癫痫	心律失常、脑功能障碍、皮炎	牙龈增生	应用局部麻醉剂/血管收缩剂时无特殊考虑，对于是否存在出血风险目前尚无研究

资料来源：摘录自Lexicomp（2016）。

为了获得生理健全且功能完善的牙列而设计的干预治疗方法将涉及牙医对患者的计划安排。

预约顺序取决于牙齿破坏和患者疼痛程度。在这一点上，口腔卫生士将提供适当的患者健康教育和干预措施，如预防性使用氟化物和合理的家庭护理。评估随访后续是否需要继续加强口腔护理。

最后的口腔卫生诊断为头颈部皮肤和黏膜完整性，无确切证据表明存在的菌斑会产生影响。与菌斑沉积有关的牙龈炎和牙龈肿大将决定所需的干预措施。牙龈肿大可以通过去除局部因素、多次口腔维护和细致的自我护理来改善，但是进行干预并不能完全消除这种情况。建立现实的目标和评估时间表是很重要的。

问题列表、症状、体征及病因将决定采取何种干预措施。保持诊断与干预措施、结果或目标相一致，确保对患者提供全面的护理，这包括：详细的口腔卫生指导，讲解药物与牙龈肿大的关系，以及计划治疗的具体事项。干预措施的范围从单纯口腔预防到非手术性牙周治疗。口腔卫生保健或口腔卫生干预后，许多牙龈状况可能不会改善，可考虑转诊并纳入管理计划。可能需要转诊至牙周科医生，以评估超出口腔卫生士评估范围的牙龈和牙周状况。再转诊给初级卫生保健师，并与其讨论与患者相关的情况，可能有助于改善患者状况。

从口腔卫生诊断着手，远离口腔健康风险，将消除所有与护理相关风险的同时减少医疗紧急情况的发生。具备安全护理的能力将使口腔卫生士能够专注于随后的口腔卫生诊断和护理计划。

要点

1. 请记住，口腔专业人员是健康护理的提供者，请向其他健康护理提供者汇报您的发现。
2. 多学科联合诊疗有益于患者。
3. 干预措施可包括各种治疗方法、健康教育和口腔卫生指导，具体取决于问题列表、症状、体征、及病因。

自学问题

1. 以下为可以引起牙龈肿大的主要药物，但有一种除外。哪一个是例外?

   A. 环孢素

   B. 二甲双胍

   C. 硝苯地平

   D. 氨甲蝶呤

2. 健康风险被定义在口腔卫生的道德规范中；口腔卫生的道德规范包括无恶意和无伤害。

   A. 两句描述都是对的

   B. 两句描述都是错的

   C. 第一句描述是对的；第二句描述是错的

   D. 第一句描述是错的；第二句描述是对的

3. 评估包括疾病史，而疾病史中的一部分应包括药理学总结。

   A. 对

   B. 错

4. 下列哪个症状及体征可能令患者出现健康风险：

   A. 出血

   B. 探测深度

   C. 未控制的高血压

   D. 牙齿缺失及未经修复的牙体缺损

参考文献

[1] Darby, M. and Walsh, M. (2015). Dental Hygiene Theory and Practice. St Louis: Evolve Elsevier.

[2] Journal of Periodontology (2004). Informational paper: drug-associated gingival enlargement. Journal of Periodontology 75 (10): 119–122 [Online]. Accessed at: http://www.joponline.org/doi/pdf/10.1902/jop.2004.75.10.1424. (May 28, 2018).

[3] Lexicomp (2016). [online] Accessed at: http://www.online.lexi.com/lco/action/doc/retrieve/docid/dental_f/2074477 (subscribers only).

自学问题答案

1. B。

2. D。

3. A。

4. C。

病例4

慢性牙周炎

病例描述

患者48岁，白人男性前来求医。主诉："我的牙齿根部坏了。"他的牙龈出血且疼痛。已经8年没有去看牙医了，目前失业。

基于问题的学习目标和目的
- 区分牙周病的口腔卫生诊断和牙周疾病诊断
- 明确慢性牙周病的体征/症状和病因
- 确定促进健康的策略或牙周病的干预措施

疾病史

患者的病史显示，目前身体健康，且未服用任何药物，没有内科家庭医生。患者不吸烟，生命体征在正常范围内。

口腔疾病史

患者8年内没有接受过牙齿检查或口腔卫生预防。口内存在银汞合金和复合树脂充填体，龋齿，#3牙、#14牙、#18牙和#19牙缺失。患者每天早晚用含氟牙膏刷牙两次，每天使用牙线清洁两次。

社会史

患者目前处于离婚且失业的状态。不吸烟，也不喝酒。喜欢骑自行车和看体育比赛。

评估

口内/口外检查：双侧可见颊白线，舌苔白，#25牙附着龈处出现瘘管。

牙周评估

牙龈状况：龈缘广泛的中度乳头状红肿伴边缘卷曲，牙龈乳头水肿。下颌前牙区#22-#26牙区域局部严重红肿。

牙结石分类：中度至重度龈上牙结石及龈下牙结石（图2.4.2）。

牙周袋深度：4~9mm，#30牙探诊及根分叉病变伴牙松动（图2.4.3）。

龈沟出血指数（SBI）：36%。

菌斑控制记录（PCR）：44%。

口腔记录

咬合检查：左侧Ⅱ类错𬌗/右侧Ⅰ类错𬌗。

存在银汞合金和复合树脂充填体。

龋齿：#14牙和#15牙。

牙列缺损：#3牙、#14牙、#18牙和#19牙。

第三磨牙均未拔除。

影像学表现

水平骨吸收为-30%。

风险评估

龋病：高风险。

牙周病：高风险。

癌症：低风险。

问题列表

牙龈炎症和出血。

探诊深度为4~9mm。

菌斑堆积。

牙槽骨萎缩。

牙列缺损。

根分叉病变。

楔状缺损。

龋病。

口腔卫生诊断

未满足的需求	证据/原因	症状/体征
免受头颈部疼痛	未处理的牙体状况（牙体缺损及退变）/菌斑堆积/牙结石	对冷敏感/牙龈肿痛/出血
皮肤和黏膜完整性	微生物感染和宿主反应	出血/菌斑堆积
口腔健康责任	口腔保健不足	上一次看牙于8年前

干预计划

干预措施	目标	评价
氟化物/脱敏	患者返回接受脱敏治疗 患者去牙医处检查龋齿及楔状缺损的情况	患者周期性预约
口腔卫生指南——刷牙说明	患者示范正确刷牙方法 降低10%菌斑指数	根据菌斑控制记录情况决定预约次数
口腔健康教育	患者了解疾病的过程	患者预约护理
去除沉积的牙结石和堆积的生物膜	患者了解疾病的过程和口腔检查的重要性	患者预约治疗，并对牙周炎进行随访复诊
超声波洁牙去除菌斑	患者无菌斑堆积	结束预约

预约计划

第一次预约：

进行评估。

口腔卫生指导。

全口洁治（D4355）/口腔预防。

必要时进行脱敏。

第二次预约：

牙周基础治疗（D4341）URQ。

局部麻醉或疼痛控制。

根据需求选择化学方法治疗。

必要时进行脱敏。

第三次预约：

口腔卫生宣教。

牙周基础治疗（D4341）LRQ。

局部麻醉或疼痛控制。

根据需要选择化学方法治疗。

根据需要进行脱敏。

第四次预约：

口腔卫生宣教。

牙周基础治疗（D4341）ULQ。

局部麻醉或疼痛控制。

根据需要选择化学方法治疗。

根据需要进行脱敏。

第五次预约：

口腔卫生宣教。

牙周基础治疗（D4341）LLQ。

局部麻醉或疼痛控制。

根据需要选择化学方法治疗。

根据需要进行脱敏。

第六次预约：

口腔卫生宣教。

4~6周复查——转诊牙周科医生进行重新评估。

根据需要选择化学方法治疗。

根据需要进行脱敏。

讨论

慢性牙周炎的口腔诊断定义为存在于牙龈及相邻附着结构的广泛的炎症状态。临床特征包括水肿、发红、出血和化脓（American Academy of Periodontology 2000）。慢性牙周炎又分为轻至中度的支持组织丧失和晚期的全部支持组织丧失。治疗方法的选择与口腔卫生诊断的干预措施相同。在这两者诊断中，重要的是要包括影响因素、全身状况和宿主的反应。

排除头颈部疼痛的干扰验证了患者对牙龈疼痛的主诉。支持这一观点的证据是菌斑的堆积和牙结石的堆积。解决疼痛是获得患者信任和合作的关键。解决这一问题的干预措施是针对菌斑和牙结石进行牙周基础治疗。脱敏疗法也可以作为一种替代

支持疗法用于解决由楔状缺损及牙龈萎缩而引起的牙齿敏感。

图2.4.1显示了广泛的牙龈萎缩和严重的楔状缺损。假设一名患者去看牙医的目的是来解决这些问题，那么他的顾虑是需要优先考虑的。患者主诉："我的牙齿根部坏了。"根据马斯洛需求层次理论，一个人只有在较低层次的需求得到满足时，才会进入人类需求的较高层次（Jackson et al. 2014）。免于疼痛是生理上的第一层，必须首先得到满足。

另外，根据人体需求的口腔卫生诊断来满足患者对皮肤和黏膜完整性的需求，口腔卫生士将能够提供相应的治疗服务。干预措施包括牙周基础治疗、药物治疗，必要时行疼痛控制、脱敏，最重要的是口腔卫生教育。治疗如龈下刮治术和龈上洁治术的服务需求将消除如牙结石和生物膜之类的致病因素。图2.4.2显示了下颌前牙舌侧的牙结石堆积。去除牙结石可以为口腔创造一个干净的环境。图2.4.3显示了患者的牙周情况，包括探诊深度、出血点和附着的丧失均影响黏膜的完整性。

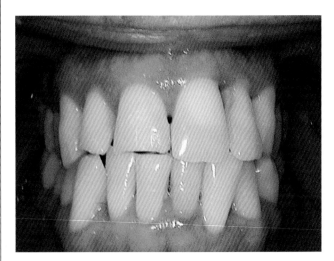

图2.4.1 引起牙齿敏感性的牙龈萎缩和楔状缺损。资料来源：照片由Rio Salado学院提供。

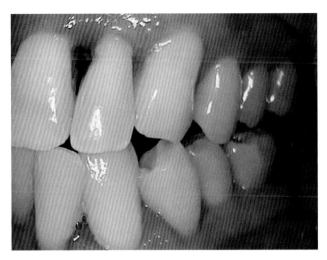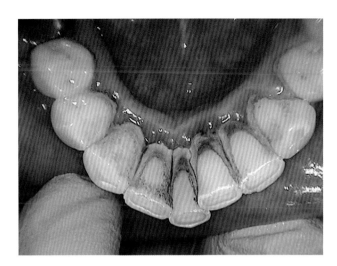

图2.4.2　下颌前牙的牙结石堆积。资料来源：照片由Rio Salado学院提供。

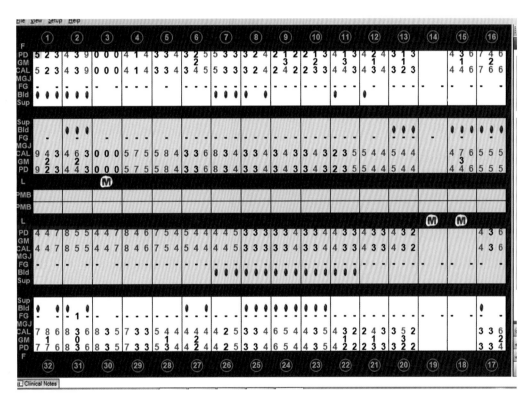

图2.4.3　牙周检查记录显示后牙探诊深度、出血点与较深的牙周袋有关。

慢性牙周炎的疾病过程包括宿主反应。宿主反应可能触发患者自身的免疫系统组织破坏和骨吸收（Nield-Gehrig and Willmann 2016）。解决包括清除牙结石、破坏生物膜和帮助宿主免疫反应的药物治疗在内的所有因素，来重建口腔健康，可以增加护理效果。

最后，明确了口腔健康责任划分，使患者了解自身的健康责任，从而减轻医护人员的负担。患者是否有动力去改善他们的健康？他们对保护牙齿有兴趣吗？他们在精力和财力上有能力吗？结合这些问题并建立干预措施来解决这一人体需求，将有助于口腔卫生士将患者健康的所有权从临床医生转移到患者。健康教育和目标设定可以帮助患者提升治疗依从性。

机械清创、药物治疗和健康教育等多种疗法的综合运用，以及口腔转诊将改善预期结果，帮助患者实现目标、改善患者未来几年的健康状况，并有望在未来保留牙齿。对刷牙依从性差的患者进行传统的洁牙、刮治和根面平整并不能改善患者的情况，应让他加入家庭护理计划，改善他的健康状况。

要点

1. 解决问题列表时考虑马斯洛需求层次理论。

2. 让患者参与目标的制定。

3. 将口腔卫生护理与口腔卫生诊断联系起来。

4. 干预措施可以包括各种治疗方法、健康教育和口腔卫生指导。问题列表中也包含转诊。

自学问题

1. 在马斯洛需求层次理论中，重要的是要解决患者的较低层次的需求。该患者的较低层次需求是摆脱头颈部疼痛。

    A. 这两句描述都是对的。

    B. 这两句描述都是错的。

    C. 第一句描述是对的，第二句描述是错的。

    D. 第一句描述是错的，第二句描述是对的。

2. 哪些口腔卫生诊断需要考虑患者的健康能力？

    A. 概念化和解决问题

    B. 头颈部皮肤和黏膜的完整性

    C. 口腔健康责任

    D. 免于头颈部疼痛

3. 慢性牙周炎的临床症状包括下列各项，但有一项除外，哪一项是例外？

    A. 水肿

    B. 口臭

    C. 牙槽骨萎缩

    D. 牙周附着丧失

参考文献

[1] American Academy of Periodontology (2000). Parameter on Plaque-Induced Gingivitis [Online], Available: http://www.joponline.org/doi/pdf/10.1902/jop.2000.71.5-S.851 (June 3, 2018).

[2] Darby, M. and Walsh, M. (2015). Dental Hygiene Theory and Practice. St Louis: Evolve Elsevier.

[3] Jackson, J.C., Santoro, M.A., Ely, T.M. et al. (2014). Improving patient care through the prism of psychology: application of Maslow's hierarchy to sedation, delirium, and early mobility in the intensive care unit. Journal of Critical Care 29: 438–444.

[4] Nield-Gehrig, J.S. and Willmann, D.E. (2016). Foundations of Periodontics for the Dental Hygienist, 4e. Philadelphia: Wolters Kluwar.

自学问题答案

1. A。

2. C。

3. B。

病例5

侵袭性牙周炎

病例描述

患者53岁，白人女性，要求口腔治疗。主诉："牙齿敏感。"存在牙龈出血和疼痛。过去2年她没去看牙医。目前是一名家庭主妇，兼职工作，有3个成年子女。

基于问题的学习目标和目的

■ 区分牙周疾病的口腔卫生诊断和口腔诊断

■ 识别牙周疾病的体征/症状和病因

■ 确定牙周疾病的健康促进策略或干预措施

疾病史

患者的疾病史显示她在2014年因肋骨骨折而去医院就诊。她目前正在服用多种维生素，没有接受医生的治疗。患者不吸烟，生命体征在正常范围内。

口腔疾病史

该患者在2年内没有进行过口腔检查。存在1颗银汞合金充填的单面洞且#3牙折。#1牙、#7牙、#10牙、#16牙、#17牙和#32牙缺失。患者使用抗敏感牙膏或多效牙膏刷牙，每天两次，每天用牙线清洁一次。她担心牙发黄，拥挤。

社会史

她之前是全职家庭妇女，最近兼职于一家小学担任助手。她积极参与教堂的志愿活动。

评估

口内/口外检查：甲状腺肿大，左侧颞下颌关节弹响，下唇黏膜呈紫红色，扁桃体已切除，双侧前扁桃体柱变红。

牙周评估

- 牙龈状况：牙龈缘广泛的乳头状红肿伴边缘卷曲和龈乳头水肿；#12-#14牙舌侧局部颜色较深，边缘有磨损（图2.5.1）；

- 牙周袋深度：4~9mm，牙龈萎缩，#30牙存在根分叉病变伴松动（图2.5.2）；

- 龈沟出血指数（SBI）：44%；

- 菌斑指数记录（PCR）：14%；

- 牙结石分类：中度至重度龈上及龈下牙结石堆积。

口腔记录

- 咬合检查：双侧均为Ⅰ类错𬌗；

- 银汞合金修复体；

- 牙折：#3牙；

- 牙列缺损：#1牙、#7牙、#10牙、#16牙、

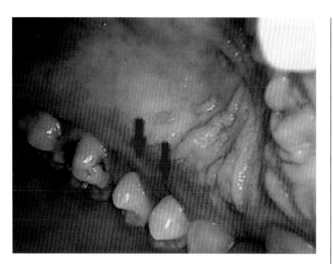

图2.5.1 口腔卫生士在检查牙龈时，会告知患者牙龈的变化，并进一步进行彻底的牙周检查。资料来源：照片由Rio Salado学院提供。

#17牙和#32牙。

影像学表现

严重的垂直向和水平向牙槽骨吸收（图2.5.3）。

风险评估

龋病：低风险。

牙周病：高风险。

癌症：低风险。

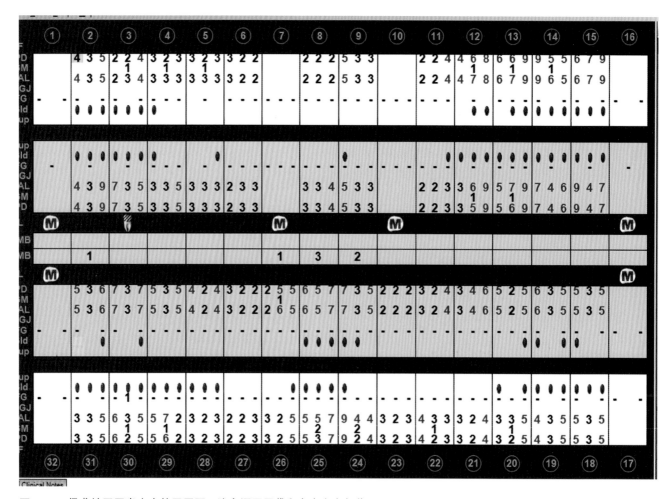

图2.5.2 侵袭性牙周炎患者的牙周图。注意深牙周袋和多个出血部位。

问题列表

牙龈发炎和出血。

探诊深度4~12mm。

严重的垂直向和水平向牙槽骨吸收（图2.5.3）。

牙列缺损。

牙折：#3牙。

牙松动。

根分叉病变。

口腔卫生诊断

未满足的需求	证据/原因	症状/体征
概念化和解决问题	缺乏相关知识	患者缺乏有关重度牙周病知识
皮肤和黏膜的完整性	微生物感染和宿主反应	出血/牙槽骨萎缩
生物健全性且功能正常的牙列	牙齿护理不足	牙齿缺失和牙折

干预计划

干预措施	目标	评价
口腔健康教育	患者了解疾病过程	患者会安排时间进行护理，并与牙周医生预约
去除牙结石堆积物和菌斑堆积	患者了解疾病的过程和口腔检查的重要性	患者将尽可能减少菌斑和牙结石堆积
牙周转诊	患者会预约牙周医生进行评估和咨询	患者将预约治疗，并与牙周医生预约随访
口腔治疗	患者会预约口腔医生诊治缺牙的情况（义齿修复）和牙折	经过口腔护理后转诊牙周医生

预约计划

第一次预约：

评估。

口腔卫生宣教。

全口洁治术（D4355）/口腔预防。

药物治疗。

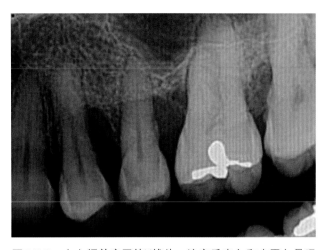

图2.5.3　左上颌前磨牙的X线片，注意垂直向和水平向骨吸收。

第二次预约：

口腔卫生宣教。

牙周基础治疗（D4341）URQ。

局部麻醉或疼痛控制。

根据需要药物治疗。

第三次预约：

口腔卫生宣教。

牙周基础治疗（D4341）LRQ。

局部麻醉或疼痛控制。

根据需要药物治疗。

第四次预约：

牙周基础治疗（D4341）ULQ。

局部麻醉或疼痛控制。

根据需要药物治疗。

第五次预约：

口腔卫生宣教。

牙周基础治疗（D4341）LLQ。

局部麻醉或疼痛控制。

根据需要药物治疗。

第六次预约：

口腔卫生宣教。

4~6周复查，转诊牙周医生。

根据需要药物治疗。

讨论

根据美国牙周病学会（2000）的研究，侵袭性牙周炎会影响那些在大多数情况下看起来很健康的人。这类患者没有严重的骨萎缩症状。侵袭性牙周炎往往进展很快，分为广泛型和局限型两种。它通常见于30岁以下的患者，但也可能发生于老年人。临床特征可能与慢性牙周炎相同，如水肿、发红、出血和化脓（American Academy of Periodontology 2000）。

对患者来说，了解这种牙周病的侵袭形式是很重要的。作为口腔卫生诊断的概念化和问题解决将允许口腔卫生士优先考虑患者的健康教育。

加强关于疾病进展和预后健康教育可以提升患者依从性。讨论与疾病有关的细菌和宿主的免疫反应可能会增加患者控制疾病的意愿。远期效果可能取决于患者的依从性和宿主反应（American Academy of Periodontology 2000）。

为了确定口腔卫生诊断，临床医生必须能够批判性分析和解释评估数据。如在评估阶段，口内/口外检查发现颞下颌关节紊乱和甲状腺肿大。口腔卫生士需要正确解读，以确定其是否有权力进行治疗，继而制订口腔卫生诊断并确定护理措施。对所有评估数据（如牙龈、牙周组织和X线片）进行详细分析，这将有助于口腔卫生士确定口腔卫生诊断并指导患者进行口腔护理。在患者的牙龈评估中（图2.5.1），箭头指向脆弱牙龈边缘并可见弥漫的紫红色改变，口腔卫生士需要进一步评估牙周的状况。牙周图（图2.5.2）表明牙周袋很深，左上颌的X线片进一步检查（图2.5.3），显示垂直向和水平向骨吸收，牙齿表面有牙结石堆积。将所有评估数据放在一起（图2.5.4），口腔卫生士能够进行正确解读以出具诊断结果。

凭借口腔卫生诊断来诊断人体对皮肤和黏膜的

完整性的需求，以及牙周袋深度和骨质流失的表现和症状，如图2.5.2和图2.5.3所示，口腔卫生士将能够提供合适的治疗服务。初始干预措施包括牙周基础治疗、药物治疗，必要时的疼痛控制，脱敏，最重要的是口腔卫生教育。除了这些，可能还需要其他的治疗方法，如抗生素治疗、基因检测和微生物鉴定。最初的治疗可能对侵袭性牙周炎无效（American Academy of Periodontology 2000）。

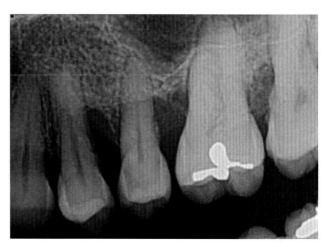

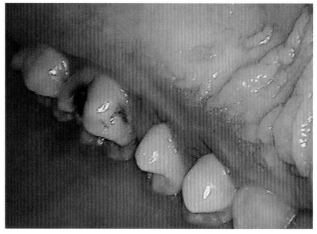

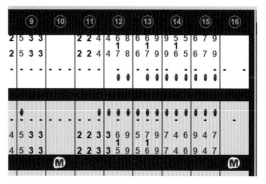

图2.5.4　综合评估数据，正确解读，以提供诊断。

重要的是建立一个尽可能消除牙周致病菌的口腔环境，为愈合提供环境。

对于侵袭性牙周炎，转诊到牙周科应该是干预计划的一部分。保持一个功能健全的牙列也是创造健康口腔环境的一部分。

要点

1. 评估疾病严重程度。

2. 患者教育。

3. 将口腔卫生护理与口腔卫生诊断联系起来。

4. 问题列表中包括转诊。

自学问题

1. 牙周组织破坏迅速是侵袭性牙周炎的特征，主要发生在30岁以下的成年人中。

　A. 这两句描述都是正确的

　B. 这两句描述都是错误的

　C. 第一句描述是正确的，第二句描述是错误的

　D. 第一句描述是错误的，第二句描述是正确的

2. 哪一种口腔卫生诊断解决了牙折的问题?

　A. 概念化和解决问题

　B. 头颈部皮肤和黏膜的完整

　C. 口腔健康的责任

　D. 具有良好生物学功能的牙列

3. 概念化和问题的病因解决办法是:

　A. 缺乏足够的口腔护理

　B. 缺乏足够的自我照顾

　C. 缺乏信息的了解

　D. 缺乏生物膜去除

参考文献

[1] American Academy of Periodontology (2000). Parameter on Aggressive Periodontitis [Online], Available at: http://www.joponline.org/doi/pdf/10.1902/jop.2000.71.5-S.851 (July 2, 2016).

[2] Darby, M. and Walsh, M. (2015). Dental Hygiene Theory and Practice. St Louis: Evolve Elsevier.

[3] Nield-Gehrig, J.S. and Willmann, D.E. (2016). Foundations of Periodontics for the Dental Hygienist, 4e. Philadelphia: Wolters Kluwar.

自学问题答案

1. A。

2. D。

3. C。

病例6

局部因素

病例描述

与药物性牙龈炎一样，在许多病例中，局部因素是牙龈和牙周疾病发展的重要组成部分。大多数口腔专业人员会每天在患者口腔中发现。根据患者的风险评估和免疫反应，局部因素在牙龈或牙周病的发展中未必一定发挥作用。患者可能会出现修复体边缘差，边缘开放、悬突问题。患者也可能有全冠修复、冠桥或其他可摘义齿。牙结石的堆积也是一个重要因素，还有许多其他因素也可导致或促进牙龈和牙周病的发生。

基于问题的学习目标和目的
- 确定局部影响因素
- 确定局部影响因素如何增加患牙周疾病的风险
- 确定针对牙周疾病局部致病因素的健康促进策略或干预措施

疾病史

患者的疾病史从年轻到年老均有体现。

口腔疾病史

患者的口腔疾病史可能由于缺乏口腔护理或低标准护理，导致大量牙结石堆积或不良修复体。

社会史

患者的社会史将取决于个人的年龄和价值观。

评估

口内/口外检查

因个体差异表现不一致。

牙周评估

牙龈状况：可能存在局部到广泛的牙龈组织改变。牙龈炎症的范围从轻微到严重。它可能涉及牙龈的所有区域，包括游离龈、附着龈和膜龈。

牙周袋深度：因个体差异表现不一致。

龈沟出血指数（SBI）：有所不同，但在局部影响因素附近会很大。

菌斑控制记录（PCR）：变化很大，但最有可能在局部影响因素附近偏高。

牙结石分类：变化很大，但如果牙结石是局部因素，则很可能会很严重。

口腔记录

咬合检查：取决于个体，但可能包括：牙列拥挤、开𬌗；舌倾、颊倾和扭转。

修复：一般为Ⅱ类和Ⅴ类修复，包括牙冠和冠桥，局部可摘义齿。

牙折：依个人情况而定。

牙列缺损：因人而异。

影像学表现

牙槽骨萎缩的情况各不相同：从轻微到严重。

风险评估

因人而异。

问题列表

牙龈发炎和出血。

探诊深度。

骨萎缩。

牙齿缺失或牙折。

错𬌗畸形可能包括：舌侧、颊侧和扭转或拥挤。

口腔卫生诊断

未满足的需求	证据/原因	症状/体征
皮肤和黏膜的完整性	菌斑及牙结石堆积	出血，牙龈发炎
生物学上健全和功能正常的牙列	口腔保健不足 咬合不良，错𬌗畸形	Ⅲ类修复 出血，牙龈发炎，骨丢失，黏膜牙龈受累

干预计划

干预措施	目标	评价
口腔卫生教育	患者了解疾病的过程和牙周病有关的因素	患者会安排时间进行护理，并与牙周医生预约治疗
清除沉积的牙结石和堆积的生物膜	患者了解疾病的过程以及口腔检查的重要性	患者将预约治疗，与牙周医生预约随访
牙病治疗	患者将安排预约治疗并与牙周医生跟进；口腔治疗；患者将与牙医预约解决缺牙（义齿修复）和牙折的问题；患者将预约牙周医生；患者将预约正畸医生	牙齿卫生护理后转诊

讨论

预约计划取决于牙周病的程度和局部影响因素。它不但可以从简单的预防到牙周基础治疗，还可以考虑转诊牙周和正畸，以消除局部影响因素。

局部因素通过多种方式增加牙周疾病的风险或加重现有疾病的严重程度。一方面它们增加菌斑/生物膜的堆积风险。这方面的病，如Ⅱ类修复体或Ⅳ类复合修复体在龈缘或龈缘以下。另一方面是直接损害牙周组织。如假牙撞击牙周组织或滥用口腔健康辅助工具造成的创伤（Nield-Gehrig and Willmann 2016）。

生理健全和功能牙列作为一种未被满足的人体需求，可能是由于修复体轮廓不良、边缘不密合，或边缘悬突。以下是局部影响因素的更详细例子：

- 图2.6.1显示了菌斑在牙冠周围积聚。注意牙龈周围的炎症。牙冠可能偏大或是不密合的。在口腔卫生治疗后，建议重新评估预约以确定是否需要进一步修复治疗。

- 图2.6.2为前牙颈部牙结石堆积的情况。注意：联冠导致口腔卫生自我护理难以完成。侧切牙的远中边缘可能存在边缘不密合和悬突。这些不良修复导致菌斑残留和难以清洁。

- 图2.6.3为前牙冠边缘牙龈炎症。菌斑堆积不

多。边缘过大，也可能是对牙冠中使用的口腔生物材料的组织反应。

- 图2.6.4显示了有菌斑堆积的牙缺损/修复。干预计划采取的措施将包括修复前口腔护理。在制订口腔卫生诊断和护理计划时，疼痛也是其中一个考虑因素。

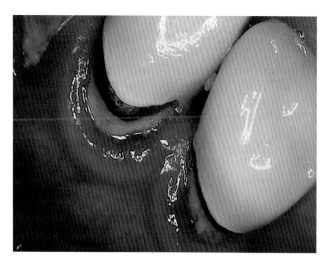

图2.6.1　菌斑在牙冠周围积聚，并伴有牙龈炎症。资料来源：照片由Rio Salado学院提供。

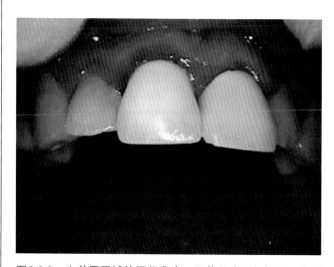

图2.6.3　上前牙区域的牙龈发炎，可能是由于组织对生物材料或烤瓷边缘的形态产生反应而导致的。资料来源：照片由Rio Salado学院提供。

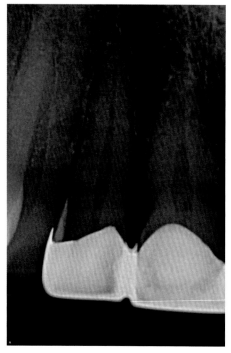

图2.6.2　前牙区域的牙结石堆积。请注意，联冠、侧切牙远中边缘。资料来源：照片由Rio Salado学院提供。

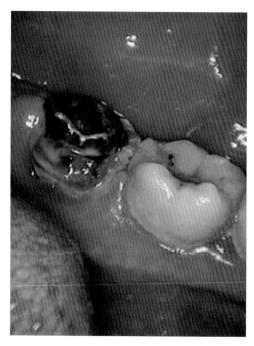

图2.6.4　龋坏，菌斑堆积，牙龈发炎。资料来源：照片由Rio Salado学院提供。

- 图2.6.5显示下颌切牙拥挤。拥挤作为一个局部因素有多方面的影响。一方面是患者很难进行自我护理和菌斑清除。另一方面是邻接关系错乱导致洁治困难。

菌斑的积聚有很多原因：①可能是患者不能够有效地进行自我护理。②可能是特定的口腔材料，如粗糙、难以抛光的大块复合树脂充填体。边缘线长或有悬突的边缘为斑块积聚提供了便利。断牙或边缘粗糙的修复体也可以导致菌斑积聚。建议患者需要进一步口腔治疗以及修复前后的口腔卫生护理。临床医生可以同时做出生物健全和功能良好的牙列诊断，或由于牙龈发炎导致皮肤和黏膜充盈作为诊断，口腔卫生士可以采用边缘处理技术来去除修复体上的悬突，并对粗糙的修复体进行抛光。除了这些辅助干预措施外，还必须口腔转诊以解决问题。

利用皮肤和黏膜完整性的口腔卫生诊断来计划与炎症和牙结石堆积有关的口腔卫生护理。菌斑或牙结石堆积的证据导致牙龈出血、变红和水肿，这为牙周基础治疗提供了护理方案。这些例子请参见图2.6.4和图2.6.5。

- 图2.6.6所示为下颌切牙舌侧牙结石堆积，伴有龈乳头水肿边缘外翻。牙结石作为一种局部作用因素同时也可以促进菌斑堆积。

- 图2.6.7显示重度的龈下牙结石导致菌斑滞留并难以进行口腔卫生自我护理。

尽管牙结石不是牙周疾病的病因，但它在加剧现有疾病风险中起着重要作用。并且菌斑的积聚与牙结石有关。覆盖牙结石的成熟菌斑可增加致病性。干预措施包括清除牙结石与菌斑等沉积物并对患者进行疾病的健康教育。口腔卫生指导，以减少

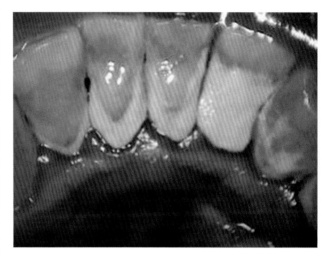

图2.6.6　下颌切牙舌侧的牙结石形成，可见龈乳头水肿边缘外翻。资料来源：照片由Rio Salado学院提供。

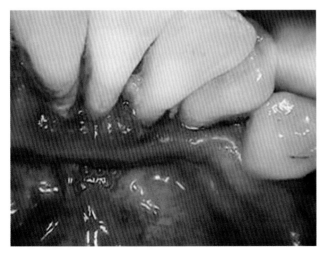

图2.6.5　下颌切牙拥挤，导致难以去除菌斑和彻底清洁。资料来源：照片由Rio Salado学院提供。

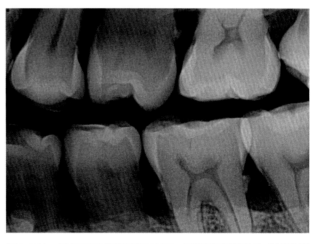

图2.6.7　显示了重度龈下牙结石，导致菌斑滞留并难以进行口腔卫生自我护理。资料来源：照片由Rio Salado学院提供。

菌斑积聚和加强患者的自我护理行为为目的。牙周基础治疗和针对个别患者的辅助治疗也应包括在内。

美国牙周病学会增加了一个关于"发育或后天畸形的状况"的类别，以解决牙齿局部相关因素。具体列出了牙齿解剖因素、牙齿修复/器械、根折和牙颈部吸收等情况。它们被认为是牙周病易感性的重要调节因素。处理这些与牙齿相关的因素会改善治疗的结果（Armitage 1999）。

认识风险因素并解决患者未被满足的需求是护理过程中的基本步骤。制订口腔卫生保健计划和包括口腔转诊在内的干预措施，对于去除局部因素并改善治疗结果至关重要。

要点

1. 消除局部影响因素。
2. 对患者进行疾病进展和自我护理行为的健康教育。
3. 将口腔卫生护理与口腔卫生诊断联系起来。
4. 为了获得生物健全和功能正常的牙列，治疗方法应包括转诊。

自学问题

1. 以下所有因素都是局部影响因素，但有一个例外？

   A. 牙结石

   B. 冠边缘差

   C. 糖尿病

   D. 存在悬突的Ⅱ类修复体

2. 哪种口腔卫生诊断可用于解决不良修复体？

   A. 具有良好生物学功能的牙列

   B. 概念化和解决问题

   C. 头颈部皮肤和黏膜的完整性

   D. 口腔健康责任

3. 影响牙周病发展或进展的局部因素包括：

   i. 菌斑滞留

   ii. 影响宿主的免疫反应

   iii. 对牙周造成损害

   iv. 全身性疾病

   A. 只有i

   B. i和iii

   C. 以上都不是

   D. 上述所有的

参考文献

[1] Armitage, G.C. (1999). Development of a classification system for periodontal diseases and conditions. Annals of Periodontology 4 (1): 1–6. [Online]. Retrieved from: http://www.joponline.org/doi/pdf/10.1902/annals.1999.4.1.1.

[2] Darby, M. and Walsh, M. (2015). Dental Hygiene Theory and Practice. St Louis: Evolve Elsevier.

[3] Nield-Gehrig, J.S. and Willmann, D.E. (2016). Foundations of Periodontics for the Dental Hygienist, 4e. Philadelphia: Wolters Kluwar.

自学问题答案

1. C。

2. A。

3. B。

第3章

口腔卫生保健规划与管理

病例1

感染控制

疾病史

这名患者定期献血，她最近一次去血液中心献血时，检查报告显示丙型肝炎（Hepatitis C，HCV）阳性。该中心翻阅了过去几年的献血筛查记录，发现所有报告都显示丙肝病毒呈阴性反应，根据美国立法规定，血液中心向美国卫生部门报告了该患者丙型肝炎的发病事件，患者的初级保健医生对她进行了关于与HCV相关的潜在感染因素的面谈，并确认了1a基因型急性HCV的诊断，医生向美国卫生部门报告说，唯一可能的感染因素是她去过口腔外科就诊，局部麻醉下拔了2颗"尽头牙"。

美国卫生部门派出调查人员前往调查疑似感染源的牙科诊所。在采访和检测了几千名患者后，调查人员确定了96名丙型肝炎患者，在这些人当中，基因检测发现该病例患者的丙型肝炎基因型与另一位在同一天接受口腔手术的患者相匹配，进一步的调查发现：一个被污染的麻药瓶，在感染的患者使用后，给本病例中患者重复使用，最后的报告包括了一些可能导致疾病传播的感染控制违规行为（OK.gov 2016）。

患者的疾病史没有显示任何其他重要的医学发现或情况，生命体征在正常范围内。

口腔疾病史

患者意识到牙齿健康需要定期检查的重要性，她最近去找口腔外科医生拔牙，没有任何口腔并发症，她现在担心传染病的传播。

社会史

患者已婚，是一名人力资源顾问，有两个成年子女，住在郊区。

口腔检查

患者口外检查未见明显异常，口内检查牙龈泛红，伴有轻度龈上牙结石和菌斑，Ⅰ类错𬌗畸形伴

口腔卫生诊断

健康问题	相关风险和病因
对疾病传播的恐惧	丙型肝炎（HCV）的诊断
牙齿过敏	牙龈退缩
潜在牙周病	所有后牙区域均有龈上牙结石和菌斑，探诊出血

干预计划

干预计划（抑制或控制疾病的发生，促进再生、恢复或维持口腔健康）		
临床治疗	宣教/咨询	口腔卫生指导
成人预防	指导预防牙龈萎缩和降低牙齿敏感性	改良的Stillman刷牙法，用牙间隙刷清洁牙缝
5%氟保护漆可预防龋齿	对牙周病和疾病预防进行指导 对口腔诊所当前的感染控制方法进行指导	推荐使用含氟的牙本质过敏牙膏

有轻微的下颌前突，#1牙和#16牙是4个月前拔掉的，牙周检查发现上下颌探诊深度3~4mm，后牙区域探诊出血，前磨牙有1mm的牙龈退缩，X线片是最新的。

病程记录

患者比预约时间早30分钟到达。评估疾病史、社会史和口腔疾病史。检查和参观了感染控制办公室，患者感到放心后重新做了口腔、牙齿和牙周检查，向患者介绍治疗方案，表示接受，对菌斑管理进行了调整，并根据她的需要进行了修改，已经预约复诊。

疾病史及病理生理学

感染丙肝病毒后，胃肠道症状可能在2周至6个月内出现。丙肝病毒是急性无症状的，有其中15%~25%的患者在6个月内可自愈（Takehara and Hayashi 2007；Heymann 2015）。在其余的急性病例中，75%~85%将成为慢性肝炎，可能20~30年不被发现，直到肝硬化和肝癌出现症状被诊断出来（Heymann 2015；CDC.gov 2016）。

在20世纪70年代，经血液传播的甲型肝炎和乙肝病原体被分离出来，还有一种未知的肝炎病原体继续出现在输血中，并被标记为非甲型或非乙型肝炎（NANBH）。1989年，从受感染黑猩猩的血浆中分离出HCV的分子结构（Choo et al. 1989），随后的血清学检测为深入了解流行病学细节和疾病传播途径提供了依据。丙型肝炎病毒是一种复制核糖核酸（RNA）遗传物质的非细胞专性寄生物（图3.1.1），仅通过接触受感染的人的血液进行传播（Chevaliez and Pawlotsky 2006；Takehara and Hayashi 2007；Pfaender et al. 2015）。该病毒可以在血浆中存活，在干燥的热载体上存活长达16小时（Kamili et al. 2007），并在低温（40°F，约4°C）环境中存活可长达5个月（Ciesek et al. 2010）。HCV被分为6个基因组，按发现的时间顺序用阿拉伯数字标记（1~6），用小写字母（a，b，c）标记（Choo et al. 1989）。

丙型肝炎病毒的诊断是通过一种称为酶免疫测定法（EIA）的血液测试来检测肝炎病毒抗体（anti-HCV）。EIA阳性的患者应使用更灵敏的免疫分析方法来确诊，该方法专门检测HCV RNA病毒（CDC.gov 2016）。

1998年，美国疾病控制与预防中心（CDC）

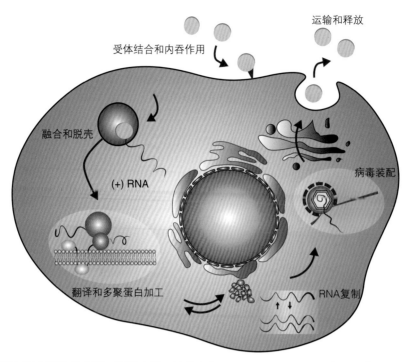

受体结合和内吞作用

运输和释放

融合和脱壳

(+) RNA

病毒装配

翻译和多聚蛋白加工

RNA复制

图3.1.1 HCV生命周期主要步骤的示意图。资料来源：摘录自Courtesy of Dubuisson（2007）。

通过检测高危人群收集了HCV流行病学数据（表3.1.1）。数据显示，1945—1965年出生的人中，检测结果呈阳性的人数最多；"比其他年份出生的成年人高5倍"（CDC.gov 2012）。美国疾病控制与预防中心还报告说，其中45%~85%的人不知道自己感染丙肝病毒，2012年，该中心发表了一份建议，建议1945—1965年出生的人（"婴儿潮"时期）接受丙肝病毒检测（CDC.gov 2012）。

在美国，未被检测到的慢性HCV是导致肝移植的主要原因（CDC.gov 2012）。这些人群中个人进行风险测试的障碍包括缺乏健康保险、酗酒、缺乏推荐、测试方法和当前指南的相关知识（CDC.gov 2012）。

卫生保健工作的管理者必须遵守职业安全与健康管理局（OSHA）的血源性病原体标准操作（29 CFR 1910.1030）。这项法律规定，卫生保健工作的管理者必须为暴露控制、管理和安全工作

表3.1.1　HCV高危人群

- 注射毒品的人
- 血液透析患者
- 1992年7月以前输血或器官移植的患者或1987年以前接受凝血因子浓缩物治疗的患者
- HCV暴露的针刺伤人员
- 丙肝病毒感染者的母亲所生的子女
- 肝炎患者
- 艾滋病毒感染者

实践控制，为乙型肝炎（Hepatitis B，HBV）疫苗接种、风险沟通和培训提供计划，并保存暴露事件的文件。该法律还要求遵守标准预防指南，以防止职业性暴露血源性病原体和交叉暴露（OSHA.gov 1991）。这些指南指导医护人员将所有患者视为血源性疾病的潜在携带者，因此在护理时应始终坚持个人防护装备（PPE）——手套、口罩和眼罩等形式的预防措施。这种做法的理由是感染患者的暴露并不是可以完全通过病史采集或临床症状而获得

的，因此医护人员必须保护好自己。

2007年修订了标准预防措施标准，纳入了《安全注射操作和呼吸卫生/咳嗽礼仪指南》（CDC.gov 2007）。《安全注射规范》指出，需要通过"将使用过的针头重新插入多剂量瓶或溶液容器（如盐水袋）并使用单针/注射器对多名患者进行静脉用药"来控制HCV和HBV的暴发（CDC.gov 2007）。

美国疾病控制与预防中心（CDC）和感染控制实践咨询委员会（HICPAC）出台的《医疗机构消毒和灭菌指南》（CDC.gov 2008）和《口腔保健机构感染控制指南》（CDC.gov 2003）推荐要重新修订仪器处理程序。一般来说，指南根据疾病传播的风险（低危、中危和高危）对患者护理项目的消毒和灭菌程序进行了分类（表3.1.2）。

穿透软组织并与血液接触的患者护理项目被归类为高危护理项目，应灭菌处理（表3.1.2）。灭菌被定义为细胞的失活过程和蛋白质凝结造成细胞死亡。口腔诊所中最常用的耐热器械灭菌设备是重力置换或高压蒸汽灭菌器下的高速预真空蒸汽灭菌。清洁的和包装好的器械必须放在高压灭菌器内，以

便在规定的时间内能够直接接触蒸汽循环。口腔医护人员应遵循产品制造商的使用说明，定期检测压力表和温度表，并使其在最短时间内达到灭菌要求。建议的灭菌时间和温度为250℉（约121℃）下30分钟的重力置换高压蒸汽灭菌和132℉（约56℃）下4分钟的高速预真空高压蒸汽灭菌。建议对每个程序进行灭菌效果监测。内部指标和外部指标，如热敏性胶带或内部化学指标，虽然不能证明已经灭菌成功，但可以验证包装已经暴露在热环境中一段时间。采用含有嗜热性芽孢杆菌的耐热生物指示剂（BIs）才证明灭菌效果已达到。芽孢比患者护理仪器上常见的微生物群更有抵抗力，对热灭菌有更高的阈值（CDC.gov 2003，2008）。对孢子死亡证据的BI分析表明，任何抗性较弱的病原体也被灭活了。

随着强传染性疾病的出现，《口腔保健机构感染控制指南》被修订以适应新的信息，并得到州机构和联邦法律的支持。不遵守这些指南通常会对医护人员和患者都造成严重的后果。

表3.1.2	根据患者护理项目的预期用途和疾病传播的潜在风险，分为三类	
器械类型	**特性**	**举例**
高危	高危器械是指穿透软组织或接触口腔骨、血液或其他通常无菌的口腔组织，它们传播感染的风险最高，应在患者使用期间进行热灭菌，或者使用一次性无菌器械	如外科手术器械、牙周刮治器、手术刀刀片和外科牙钻等
中危	中危器械仅接触黏液细胞膜，不穿透软组织。因此，它们的传播风险较低。但是这类器械大多是耐热的，所以在患者使用时应进行灭菌处理。对于热敏感仪器，最好采用高强度消毒	中危器械包括口腔检查镜、银汞合金充填器和托盘等。口腔手机是一个特例。因为化学杀菌剂很难进入手机内部，因此，应使用蒸汽高压锅或化学蒸汽灭菌器进行灭菌
低危	低危器械只能接触（完整的）皮肤，这对微生物来说是一个有效的屏障。这些器械传播感染的风险很低，通常只需要清洁和低水平的消毒。如果使用低浓度的消毒剂，根据OSHA，它必须杀死艾滋病毒和乙肝病毒。然而，如果一件器械明显带血，在对另一名患者使用前，应使用中级水平以上消毒或灭菌	这类仪器包括X线头/管、面弓、脉搏血氧计和血压袖带等

要点

1. 在美国，超过75%的"婴儿潮"时期出生的人感染了丙肝病毒。
2. 美国疾病控制与预防中心报告称，自2012年以来，急性（新）丙肝病例几乎翻了一番。
3. 美国疾病控制与预防中心估计，有270万～390万人患有慢性丙肝。
4. 大多数慢性肝病患者无症状。

自学问题

1. 丙型肝炎病毒的传播方式为：

   A. 唾液传播

   B. 血液传播

   C. 气溶胶传播

   D. 接触传播

2. 哪些患者有感染丙肝病毒的风险，口腔卫生士可以给予风险指导和建议？

   A. 1992—2004年出生的人

   B. 1966—1986年出生的人

   C. 1945—1965年出生的人

   D. 1987—1991年出生的人

3. 《口腔保健机构感染控制指南》强调，以下在口腔诊疗环境中感染控制的做法，哪一个除外？

   A. 监测灭菌

   B. 高压蒸汽灭菌器

   C. 用高乐氏低温消毒

   D. 使用个人防护用品

4. 感染丙肝风险的高危人群中，哪一个除外？

   A. 血液透析患者

   B. 注射毒品者

   C. 已知的暴露于HVC的针头

   D. 化疗患者

参考文献

[1] CDC.gov. (2003). Guidelines for Infection Control in Dental Health-Care Settings – 2003 [Online] Available at: http://www.cdc.gov/mmwr/preview/mmwrhtml/rr5217a1.htm (August 31, 2016).

[2] CDC.gov. (2007). CDC - 2007 Isolation Precautions: Part 3 – HICPAC [Online] Available at: http://www.cdc.gov/hicpac/2007IP/2007ip_part3.html (September 3, 2016).

[3] CDC.gov. (2008). CDC - 2008 Disinfection & Sterilization Guideline: TOC – HICPAC [Online]. Available at: https://www.cdc.gov/infectioncontrol/guidelines/Disinfection/index.html (Accessed September 1, 2016).

[4] CDC.gov. (2012). Recommendations for the Identification of Chronic Hepatitis C Virus Infection Among Persons Born During 1945–1965 [Online]. Available at: http://www.cdc.gov/mmwr/preview/mmwrhtml/rr6104a1.htm (Accessed August 11, 2016).

[5] CDC.gov. (2016). HCV FAQs for Health Professionals | Division of Viral Hepatitis | CDC [Online]. Available at: http://www.cdc.gov/hepatitis/hcv/hcvfaq.htm (September 3, 2016).

[6] Chevaliez, S. and Pawlotsky, J. (2006). HCV genome and life cycle. In: Hepatitis C Viruses: Genomes and Molecular Biology, 1. [online]e (ed. S. Tan). Norfolk (UK): Horizon Bioscience p. Chapter 1 [Online]. Available at: http://www.ncbi.nlm.nih.gov/books/NBK1630 (August 11, 2016).

[7] Choo, Q., Kuo, G., Weiner, A. et al. (1989). Isolation of a cDNA clone derived from a blood-borne non-A, non-B viral hepatitis genome. Science 244 (4902): 359–362.

[8] Ciesek, S., Friesland, M., Steinmann, J. et al. (2010). How stable is the hepatitis C virus (HCV)? Environmental stability of HCV and its susceptibility to chemical biocides. The Journal of Infectious Diseases 201 (12): 1859–1866.

[9] Dubuisson, J. (2007). Hepatitis C virus proteins. World Journal of Gastroenterology 13 (17): 2406.

[10] Heymann, D. (2015). Control of Communicable Diseases Manual, 20e, 264–268. Washington, DC: American Public Health Association.

[11] Kamili, S., Krawczynski, K., McCaustland, K. et al. (2007).

Infectivity of hepatitis C virus in plasma after drying and storing at room temperature. Infection Control and Hospital Epidemiology 28 (5): 519–524.

[12] OK.gov. (2016). Dental Healthcare-Associated Transmission of Hepatitis C: Final Report of Public Health Investigation and Response, 2013 [Online] Available at: https://www.ok.gov/health2/documents/Dental%20Healthcare_Final%20Report_2_17_15.pdf (May 30, 2018).

[13] OSHA.gov. (1991). Bloodborne pathogens. - 1910.1030 [Online]. Available at: https://www.osha.gov/pls/oshaweb/owadisp.show_document?p_table=STANDARDS&p_id=10051 (September 3, 2016).

[14] Pfaender, S., Cavalleri, J., Walter, S. et al. (2015). Clinical course of infection and viral tissue tropism of hepatitis C virus-like nonprimate hepaciviruses in horses. Hepatology 61 (2): 447–459.

[15] Takehara, T. and Hayashi, N. (2007). Hepatitis C virus and hepatocellular carcinoma. In: Hepatitis C Virus Disease Immunobiology and Clinical Applications, 1e (ed. J. Jirillo), 1–14. New York: Springer.

[16] Tan, S. (2006). Hepatitis C Viruses. Wymondham, Norfolk, U.K.: Horizon Bioscience.

[17] Zein, N. (2000). Clinical significance of hepatitis C virus genotypes. Clinical Microbiology Reviews 13 (2): 223–235.

自学问题答案

1. B。丙型肝炎病毒属于黄病毒科，肝炎病毒的一员，仅通过接触受感染的人体血液传播（Chevaliez and Pawlotsky 2006）。

2. C。在2012年发表了关于1945年到1965年出生的人，"婴儿潮"时期，要接受HCV检测的建议（CDC.gov 2012）。

3. C。建议对每个程序进行灭菌效果监控。

由于牙科诊所也纳入医院管理，2003年疾病预防控制中心发布了一套详细的指南，包括新增的标准预防措施和口腔诊室里最常用的高温消毒设备不是重力置换就是高压蒸汽灭菌器下的高速预真空蒸汽灭菌。

4. D。高危人群：注射毒品（PWID）者、血液透析患者、1992年7月以前输血或器官移植患者、1987年以前接受凝血因子凝集剂治疗的患者、HCV暴露的针刺伤人员、丙肝病毒感染母亲所生的患者。

病例2

应急预案及护理

病例描述

患者33岁，白人男性，吸烟，是一位初诊患者。在最近的就业压力很大的情况下，他找到了一份在纽约市华尔街做股票经纪人的工作，他已经失业10年了，在这期间没看过牙医，他的新工作有一个好处是有口腔保险。他想通过去除牙齿上的烟渍来改善自己的形象，在他的口腔疾病史和社会史中，其"糟糕而痛苦的口腔诊疗经历"，使他对口腔预约感到极度忧虑。

基于问题的学习目标和目的

- 解释晕厥的病理机制及鉴别诊断
- 评估疾病史、口腔疾病史和社会史，以识别潜在的晕厥发作
- 识别症状并处理晕厥患者

疾病史

患者的疾病史没有显示任何重要的信息。他的生命体征均在正常范围内。患者从17岁开始吸烟，最近接受了初级保健医生的体检，这是他入职前的必要条件。

口腔疾病史

患者10年未进行口腔检查或预防。他每天用强力牙刷刷牙，不使用牙线。他注意到他的舌头颜色变了，且舌苔变厚，伴有口臭，整天都在吃薄荷糖。他不喜欢自己门牙上那厚厚的褐色斑点。

社会史

患者周末饮酒，平时吃饭很快，每天吸一包烟。他说他的就诊时间非常有限，因为刚刚上任新工作。他不喜欢看医生，但如果感到疼痛，会去就医。

口腔检查

口外检查未见明显异常。

口内检查可见牙龈苍白。上腭有轻微的尼古丁性口炎。下颌颊舌侧探查，发现有广泛性中度龈下牙结石及中度菌斑伴局限性出血；上颌和下颌探诊深度平均3~4mm；在上颌和下颌前1/6的唇舌侧牙颈部1/3处有中度到重度的棕色外源性着色；Ⅰ类错𬌗畸形，下颌前牙轻微拥挤。

口腔卫生诊断

健康问题	相关风险和病因
龋病和牙周疾病增加	忽视口腔卫生管理
焦虑	新工作的压力
口腔癌和延迟愈合	吸烟
牙颈部磨损、敏感和无效的菌斑管理	使用电动牙刷，但刷牙方法错误
口臭的鉴别诊断	口臭
龋病风险增加	使用含糖薄荷糖
昏厥	焦虑

干预计划

干预计划（抑制或控制疾病的发生，促进再生、恢复或维持口腔健康）		
临床治疗	宣教/咨询	口腔卫生指导
按象限洁治和根面平整	定期看牙的重要性	正确使用电动牙刷
必要时使用表面麻醉剂	龋病和牙周疾病增加的风险	用牙线或牙间刷进行齿间清洁
用碳酸氢钠进行喷砂抛光	戒烟咨询和/或转诊	使用木糖醇胶或糖果
全口系列维护	营养咨询	使用刮舌器
基本检查和教学宣教	健康生活和减压的重要性	非酒精抗菌漱口水
转诊至初级保健医生以排除口臭和晕厥有关的全身性疾病	指导和激励菌斑管理的重要性	

病程记录

患者迟到了20分钟，焦虑不安，紧张得上气不接下气。在开始就诊前，要求患者坐在牙椅上并放轻松。回顾疾病史和口腔疾病病史。

生命体征如下，血压：132/80mmHg，脉搏：90次/分钟，呼吸：20次/分钟。口内/口外检查：进行初步综合检查，并进行口腔全景X线片（FMS）检查。医生向患者解释了今天预约的诊疗流程，在说话的时候，医生注意到患者抓着扶手，并说头晕和恶心。此后不久，患者的脸色变得苍白，失去了知觉，在直立状态下走路一瘸一拐。医生让患者平卧，并立即打电话求助，启动了诊室的紧急程序。医生让患者平卧，把脚稍稍抬高，松开他的衬衫领子。监测呼吸，由于患者可以自主呼吸，没有指征需要进行心肺复苏（CPR）。给氧后，生命体征监测正常。患者经5分钟氧疗后完全恢复。嘱患者在开车回家前在观察区坐20分钟，牙医建议在下次预约前和他谈谈用药的情况，并建议他考虑在治疗期间服用抗焦虑药物和/或使用氧化亚氮（笑气）镇静。那天晚上口腔卫生士给患者打了回访电话，讨论焦虑管理的问题。当时，患者已完全康复，没有其他症状。

讨论

晕厥的发病机制和鉴别诊断

晕厥一般指短暂的意识丧失，与动脉血压下降以及随后血液和营养物质供应不足有关。意识丧失的特征是缺乏反应、无意识直立性低血压。患者可能会有前驱症状，比如头晕，但最常见的晕厥是在没有任何预兆的情况下发生的，并约持续20秒。患者通常在无意识的情况下自行恢复（Brignole and Benditt 2011）。

直立性低血压或虚脱可被患者误认为或诉说

表3.2.1　不同类型晕厥的临床特征

晕厥类型	特征
反射性	• 无心脏疾病 • 长期晕厥史 • 在突然出现令人不愉快的景象、声音、气味或疼痛之后 • 长时间站立或待在拥挤、炎热的地方 • 恶心呕吐伴晕厥 • 饭后或处于吸收状态 • 头部旋转，颈动脉窦受压（如肿瘤、剃须时、衣领过紧） • 用力后
直立性低血压	• 突然站立后 • 用药时间与剂量变化导致的低血压 • 长时间站立，特别是在拥挤、炎热的地方 • 自主神经病变或帕金森病 • 用力后
心源性	• 存在严重的器质性心脏病 • 在运动中或仰卧 • 心悸或伴有胸痛 • 有猝死家族史
脑血管病变	• 手臂锻炼 • 两臂血压或脉搏差异

资料来源：Brignole et al. 2007。

为晕厥，而事实上原因不明或与晕厥发作无关。Olshansky报道（Grubb and Olshansky 2005）了一项对121名因晕厥或昏迷而进入急诊室的患者的研究。在这121名患者中，只有15人出现了真正的晕厥发作，15人被诊断为心脏骤停，1人睡着了，1人死亡。其余患者的诊断结果未知。

大脑营养物质的丢失或供应不足，在科学上被称为"大脑发育不良"，或常见的"晕厥"，并能迅速恢复，这是晕厥与其他原因引起的意识丧失的区别。对晕厥发作的第一描述可能有助于诊断。美国心脏协会（American Heart Association）推荐转诊给可以诊断出现类似症状并有更严重病理生理学根源疾病的专科医生处（American Heart Association.org 2016）。晕厥发作不应该被轻视，应该引起极大的关注，因为它可能是另一种更致命或更严重的全身性疾病的自发症状，如心脏骤停（Grubb and Olshansky 2005）。此外，有过脑震荡等外伤史的患者，或癫痫发作或中风的患者可

能也会出现类似的症状。经历过晕厥的患者可能不记得发作的起因。此外，晕厥的发作可能是与药物相关，或因尴尬或滥用药物而隐瞒病史（Brignole and Benditt 2011）。

晕厥的鉴别诊断分为四大类（表3.2.1）：反射性晕厥（神经介导性或神经心源性），直立性低血压引起的晕厥，心源性晕厥和脑血管病变性晕厥（Grubb and Olshansky 2005；Moya et al. 2009）。其他相关原因可能包括心律失常、癫痫和精神疾病（Grubb and Olshansky 2005）。

反射性晕厥（神经介导性或神经心源性）进一步分为血管迷走性晕厥（VVS）、原发性晕厥、颈动脉窦性晕厥（CSS）和非典型晕厥（VVS）（Brignole and Benditt 2011）。VVS是对情绪压力、疼痛或恐惧的一种反应，在此之前会出现头晕、出汗、苍白和恶心（Sheldon et al. 2015）。原发性晕厥已知的诱因有运动、排便或排尿。颈动脉窦晕厥是罕见的，诱因包括直接刺激颈动脉窦。

非典型性晕厥缺乏诱因或已知原因（Brignole and Benditt 2011）。

VVS是晕厥最常见的原因之一（Grubb and Olshansky 2005；Brignole and Benditt 2011）。迷走神经是12条脑神经中的第10条，支配着无意识神经系统。在VVS中，迷走神经受到刺激，引起血管迷走神经反应，使血液流向四肢增加心率，以维持体内平衡和足够的血液供应给大脑。这种反应通常被称为"应激或应激反应"。在缺乏刺激的情况下，血液在四肢淤积，静脉回流减少。心率减慢（心动过缓），使心室充盈，血压下降。体内平衡被破坏，大脑营养物质被剥夺，导致大脑低灌注、低血压和晕厥（Malamed 2015）。老年人（≥80岁）晕厥发作的风险最大，这将导致急诊室就诊和/或需要就医（Soteriades et al. 2002；Grubb and Olshansky 2005）。

当患者从仰卧位上升到直立位时，可能发生直立性低血压引起的晕厥（图3.2.1），这是晕厥的第二大常见原因（Grubb and Olshansky 2005；Brignole and Benditt 2011）。这种类型的晕厥通常与糖尿病、抗高血压药物和脱水有关。自主神经系统紊乱，如帕金森病和艾迪生病，也可引起体位性晕厥（Grubb and Olshansky 2005；Brignole

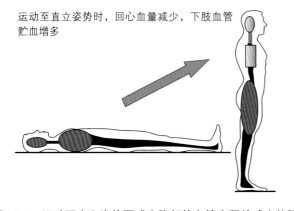

运动至直立姿势时，回心血量减少，下肢血管贮血增多

图3.2.1 运动至直立姿势可减少胸部的血管容积并减少静脉回流至心脏，在缺乏适当的心血管代偿反应的情况下，大脑水平的系统性压力处于风险之中。

and Benditt 2011）。

心血管晕厥最常与心律失常和其他结构性心血管疾病有关，如心肌缺血和心肌梗死（Brignole and Benditt 2011）。Framingham心脏研究学说为晕厥的分类和严重程度提供了数据支撑。在这822名患者中，VVS是最常见的晕厥病因（21.2%）。

心血管晕厥仅占所有晕厥患者的9.5%，这种类型的晕厥可增加心血管疾病和过早死亡的风险（Soteriades et al. 2002）。

口腔诊所的晕厥处理

口腔诊所的患者在诊疗环境中，会接触到许多潜在的晕厥诱发因素，对疼痛的恐惧，看到血、尖锐的器械（如扩锉针）和听到刺耳的声音。在这个病例中，患者在病历中写下了他在口腔诊所的痛苦经历，并表现出了他的恐惧，笔直地坐着，紧紧地抓着椅子扶手。他感觉到疼痛即将来临——恐惧引发了血管迷走性反应。患者可能因恐惧而呆立不动，然而，在无运动刺激或干预的情况下，低血压和晕厥是不可避免的。面对牙科恐惧，儿童一般不那么拘束，他们会移动或叫出声音，从而降低血管迷走性晕厥的可能性（Malamed 2015）。

VVS发作的反应和处理是由诱发因素和症状决定的，通常是阶段性的。头晕和头晕的前驱期被称为前晕厥或近晕厥（Brignole and Benditt 2011；Malamed 2015）。患者仍然有意识，可以自主呼吸，因此不需要CPR。在这种情况下，如果患者说头晕，神志清醒，还能说话，治疗方法是让患者仰卧，直到症状消失，通常为15~20秒。把患者放在这个位置，重力可以帮助血液从四肢回流到心脏和大脑。

许多口腔诊所都备有一个装有氨吸入剂的急救箱，作为第二选择。打开一个氨气吸入器，在患者鼻子下挥动它，释放出强烈的氨气气味，启动身体的应激反应，也有助于血液回流。但是使用氨气吸入剂使患者苏醒是极具争议的。

《急诊医疗服务杂志》（Jems.com 2016）上的一篇病例报告描述了对疑似晕厥患者使用氨吸入剂的风险性。晕厥后，患者躺在地上。当使用氨气吸入器时，它会使人反射和后坐，在地上折断脖子。氨是一种呼吸道刺激物不应用于有任何呼吸窘迫病史的患者，如哮喘、支气管炎或肺气肿。

治疗前与患者交谈以消除任何焦虑是很重要的。术前沟通包括治疗流程以及发生风险情况的急救流程。患者可选择口服镇静药物或吸入镇静剂（氧化亚氮/氧气）。在许多情况下，VVS的诱因是焦虑，然而，仍然要排除其他原因，并建议转诊给相关医生。

反射性晕厥患者的处理

1. 停止操作并启动诊室应急程序。

2. 患者取仰卧位，双脚略抬高。

3. 患者意识应在15~20秒恢复。

4. 如果意识没有丧失，患者只是感到"晕厥"，经双方沟通，治疗可以继续。

5. 如果意识不能迅速恢复或患者失去意识，应评估其生命体征并给予基本的生命支持措施，直到紧急医疗服务到达。

要点

1. 上了年纪的患者更有可能由于系统性疾病服用各种药物。一些药物，如高血压药物，增加动脉压有助于降低血管迷走性晕厥的风险。

2. 表现出不安迹象的儿童很少会晕厥。

3. 需要对大多数晕厥患者关于晕厥的诱因和处理流程进行宣教。

4. 完整的病史评估有助于预防紧急事件的发生。

5. 与转诊医生会诊并评估。

自学问题

1. 血管迷走性晕厥的一个常见诱因是：

　A. 心动过速

　B. 发汗

　C. 焦虑

　D. 精神错乱

2. 使患者仰卧，双腿抬高可：

　A. 增加静脉血回流

　B. 增加氧气流

　C. 减少静脉血回流

　D. 降低氧气流

3. 晕厥的鉴别诊断哪个除外？

　A. 脑血管

　B. 低血糖症

　C. 直立性低血压

　D. 心源性

参考文献

[1] American Heart Association.org. (2016). Syncope (Fainting) [Online]. Available at: http://www.heart.org/HEARTORG/Conditions/Arrhythmia/SymptomsDiagnosisMonitoringofArr hythmia/Syncope-Fainting_UCM_430006_Article.jsp#[(December 31, 2016].

[2] Bilich, L., Jackson, S., Bray, B., and Willson, M. (2015). High-fidelity simulation: preparing dental hygiene students for managing medical emergencies. Journal of Dental Education 79 (9): 1074–1081.

[3] Brignole, M. (2007). Diagnosis and treatment of syncope. Heart 93 (1): 130–136.

[4] Brignole, M. and Benditt, D. (2011). Syncope. London: Springer.

[5] Grubb, B. and Olshansky, B. (2005). Syncope: Mechanisms and Management, 2e, 1–53. Malden: Wiley.

[6] Jems.com. (2016). Ammonia Inhalants [Online]. Available at: http://www.jems.com/articles/2004/04/ammonia-inhalants.html (July 8, 2016).

[7] Malamed, S. (2015). Medical Emergencies in the Dental Office, 7e, 144–152. St. Louis: Elsevier.

[8] Moya, A., Sutton, R., Ammirati, F. et al. (2009). Guidelines for the diagnosis and management of syncope (version 2009): the task force for the diagnosis and management of syncope of the European Society of Cardiology (ESC). European Heart Journal 30 (21): 2631–2671.

[9] Sheldon, R., Grubb, B., Olshansky, B. et al. (2015). 2015 Heart Rhythm Society expert consensus statement on the diagnosis and treatment of postural tachycardia syndrome, inappropriate sinus tachycardia, and vasovagal syncope. Heart Rhythm 12 (6): e41–e63.

[10] Soteriades, E., Evans, J., Larson, M. et al. (2002). Incidence and prognosis of syncope. New England Journal of Medicine 347 (12): 878–885.

自学问题答案

1. C。在许多情况下，引发晕厥的是焦虑。

2. A。将患者置于仰卧位，抬高双腿可以显著增加静脉回流，而气道维护则可以保证氧气的输送。

3. B。晕厥的鉴别诊断分为四类：反射性晕厥（神经介导性）、直立性低血压引起的晕厥、心脑血管相关晕厥。

病例3

个性化患者的护理

病例描述

患者31岁，女性。主诉："我的肿瘤医生让我到您的诊室去做全面的口腔检查，由于脾脏周围的淋巴瘤复发，我将于下个月接受干细胞移植和化疗。"

基于问题的学习目标和目的

- 了解化疗和放疗对口腔组织的影响
- 解释造血干细胞移植治疗（HSCT）的机制及与免疫抑制相关的口腔表现
- 了解口腔卫生士在评估、诊断、计划、实施和评估将要接受器官或组织移植患者中的作用

疾病史

2001年，21岁的患者由于剧烈的疼痛和呕吐，被送往急诊室进行了全面的血液检查，在随后的检测中，活检显示为颈部淋巴瘤。她被诊断为3B期霍奇金淋巴瘤，从颈部到骨盆的淋巴结均已浸润。在进入急诊室之前，她的健康状况良好，只是偶尔感到恶心和下背部疼痛，但没有引起她的注意。每周

两次用ABVD联合化疗［A =盐酸阿霉素（或称阿霉素），B =博莱霉素，V=长春碱，D =达卡巴嗪］治疗淋巴瘤。经过治疗，患者的病情有所缓解，直到最近才有所好转，她每个月都要接受常规的计算机轴向断层扫描（CAT）和血液检查，下个月她将接受干细胞移植。

口腔疾病史

患者自病情缓解后就没有看过牙医，在治疗期间，她经常恶心和呕吐，由于处于免疫缺陷状态，她长时间待在家里或医院，患者每天用含氟牙膏刷牙两次，并且用牙线清洁牙齿。

社会史

患者已婚，有一个孩子，她是一个全职妈妈，主要照顾她的儿子。

口腔检查

对淋巴结进行了全面的口内/口外检查（EO/IO），唾液功能下降，完整牙位图和影像学检查显示9颗牙齿邻面有龋坏；牙周检查显示健康的牙龈和牙周探查深度均在正常范围内；拍摄了4次咬翼片（BTW），并遵循合理可行的最少（ALARA）原则。

口腔卫生诊断

健康问题	相关风险和病因
有口干的可能	放疗和化疗
有黏膜炎的可能	放疗和化疗
有嘴唇干裂的可能	放疗和化疗
有口角炎的可能	放疗和化疗
有疱疹感染的可能	放疗和化疗
有牙周感染的可能	放疗和化疗
有口腔和咽部溃疡的可能	放疗和化疗
龋病增加	口干

干预计划

干预计划（抑制或控制疾病的发生，促进再生、恢复或维持口腔健康）		
临床治疗	宣教/咨询	口腔卫生指导
在开始进行任何治疗（包括牙周检查和做图表）之前，应先取得患者肿瘤内科医生的医疗许可	保持健康的口腔组织	小而软的牙刷或海绵刷（如Toothette®）
	指导和激发需要清除与生物膜和牙结石相关的潜在感染部位	轻柔地使用牙线，以避免牙线撕裂伤
成人预防	针对化疗和放疗引起的口腔症状进行指导	生理盐水（非药物的）漱口
	针对口腔预防措施的效果进行指导	局部麻醉漱口水
	对移植后牙齿的护理指南进行指导	经常喝水
		使用唾液刺激剂（如木糖醇胶）
		唾液替代品（如Biotene®）

病程记录

患者前来就诊，并进行了全身、口腔和牙周检查。患者将于下月行自体造血干细胞移植，拟定治疗方案，患者知情同意。进行成人预防，拍摄了4次咬翼片，向患者解释口腔癌行移植手术、化疗和放疗的并发症，建议患者在治疗后安排一次复诊。

讨论

自从1954年第一例成功的器官移植以来，医学技术、免疫学和药理学的进步提高了实体器官移植的成功率。来自器官共享联合网络（UNOS）和器官获取与移植网络（OPTN）的数据显示，2000—2015年，器官移植超过17.5万例（Optn.transplant.hrsa.gov 2016）。实体器官移植频率最高的是肾脏，最常见的原因是糖尿病或高血压导致的终末期肾衰竭，再次是丙型肝炎或肝硬化导致的肝脏移植，再次是胰腺、心、肺和肠（nidcr.nih.gov 2016；Transplantpro.org 2016）。除了实体器官外，志愿者捐献的血液和骨髓还用于造血干细胞移植（LLS.org 2016）。骨髓移植（BMT）或HSCT通常用于替代骨髓和血液成分，用于治疗血液疾病和恶性肿瘤，如非霍奇金淋巴瘤、霍奇金淋巴瘤、白血病、自身免疫性疾病和实体肿瘤（Goldman 2006；Hening and Zuckerman 2014）。国际血液和骨髓移植研究中心（Center for International Blood and Research®）报告称，2009—2013年发生了88064例造血干细胞移植（Bloodcell.transplant.hrsa.gov 2016），每年增加1000人。所有移植手术都有终身的后果，包括药物管理和感染控制。随着在实体移植或造血移植中存活下来患者数量的增加，移植幸存者去口腔诊所就诊的可能性也会增加。

在HSCT中，高剂量的化疗和放疗最初用于破坏快速增殖的癌细胞，而这些癌细胞反过来又会损害骨骼、骨髓等血细胞起源、复制和分化的地方。之后，HSCT的目标是补充造血干细胞，这些造血干细胞可以分化为携带氧气的健康红细胞、抗感染的白细胞（淋巴细胞）和止血的血小板（National Cancer Institute 2016）。

用于造血干细胞移植的干细胞是未成熟的血细胞，不要与胚胎干细胞混淆。血液干细胞也被称为移植物，可以从患者的骨髓、外周血系统中获取，也可以捐献。自体提取的干细胞被称为自体干细胞或自身干细胞。异体干细胞来源于匹配的供体或脐带血。异源性干细胞的优势在于，它已经过了杂质（如癌细胞）的筛选，并且拥有足够的健康淋巴细胞，能够消灭任何残留的癌细胞。这些抗病淋巴细胞的附加优势被称为移植物抗白血病（GVL）或移植物抗肿瘤反应。然而，这些淋巴细胞也有可能发现供体组织是外来的，并试图破坏它。这种严重且常常致命的并发症被称为移植物抗宿主病（GVHD）（Goldman 2006；Burke et al. 2014）。

自体或异体干细胞移植的过程始于化疗，以诱导缓解和减少癌细胞。然后从患者身上采集干细胞并冷冻。一旦收集到足够多的干细胞，患者就会经历一个称为"调节"的过程，在这个过程中，高强度的化疗和放疗会破坏骨髓中所有剩余的癌细胞和健康细胞。在这个阶段，患者的免疫功能严重受损，被隔离在医院的移植病房。然后，通过静脉将之前采集或捐献的干细胞输入患者体内，希望它们能发育成健康的骨髓和循环血细胞（Burke et al. 2014）。

整个过程需要几周时间，由免疫系统衰退或缺失引起的并发症就会发生。这些并发症包括机会性感染、移植排斥反应、药物副作用，最常见的是发生在口腔的并发症。

虽然几乎没有证据表明移植后口腔感染会使恢复过程变得复杂，最好建议是在移植手术前消除现有感染。在世界各地的许多移植中心，都是建议患者在移植手术前要积极主动地完成口腔护理，尽管癌症治疗被认为是最重要的，并优先于口腔手术（Guggenheimer et al. 2003；Barker et al. 2004）。移植前的侵入性口腔治疗可能会延迟癌症治疗，同时，在移植前和适应阶段的感染是要避免的，因为有感染和延迟愈合的风险（Guggenheimer et al. 2003；Barker et al. 2004；Goldman 2006）。

在HSCT的所有阶段，都有可能出现口腔疾病，包括黏膜炎、口干症、病毒感染［如单纯疱疹病毒（HSV）］、真菌感染（如念珠菌病），以及与白细胞减少相关的杆菌感染。文献描述口干症和黏膜炎是化疗和随后的免疫抑制期最常见的并发症（Raber-Durlacher et al. 2004；Burke et al. 2014；Nappalli and Lingappa 2015）。

黏膜炎随着上皮细胞失去分裂和再生能力而进一步发展，导致组织萎缩、黏膜完整性破坏、随后组织脱落和溃疡（图3.3.1）。舌腹侧缘、口底、软腭、颊黏膜和唇黏膜的非角化黏膜受影响最大（Raber-Durlacher et al. 2004；Nappalli and

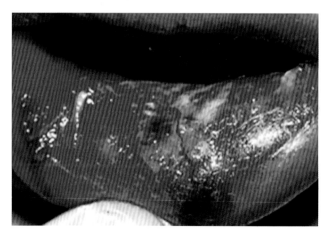

图3.3.1 严重的口腔黏膜炎，上皮细胞破坏。资料来源：Raber-Durlacher et al. 2004。

Lingappa 2015）。溃疡的深度足以有机会让细菌渗透并引起继发性全身感染和败血症。这些感染的症状是患者出现剧痛而影响说话、吞咽和进食。这些情况会影响患者的生活质量、营养摄入和康复。

为了记录和制订治疗计划，世界卫生组织（Nappalli and Lingappa 2015）将黏膜炎分为：

- 0级：无变化；
- 1级：疼痛伴或没伴红斑；
- 2级：疼痛/红斑+溃疡+可吃固体食物；
- 3级：疼痛/红斑+溃疡+只可进食流体；
- 4级：酸痛/红斑+溃疡+无法进食。

癌症支持治疗跨国协会和国际口腔肿瘤协会已经为黏膜炎患者制定了口腔护理指南（Lalla et al. 2014）。患者需要改变口腔卫生习惯、避免疼痛和加重组织溃烂，建议使用小而软的牙刷或海绵头牙刷（Toothette®），轻柔地使用牙线以避免牙线撕裂伤，使用生理盐水（非药物）漱口，疼痛管理包括使用局部麻醉。

涎腺功能下降或唾液分泌减少与药物使用和化疗/放疗有关，后者导致吞咽困难（吞咽障碍）、味觉改变（味觉障碍）和龋齿增加（Raber-Durlacher et al. 2004；Burke et al. 2014；Nappalli and Lingappa 2015）；对患者的建议包括经常喝水和保持口腔湿润，使用唾液刺激剂（如木糖醇胶）和唾液替代品（如Biotene®），推荐处方药皮罗卡品作为唾液刺激剂使用（催涎剂治疗）。

美国国立口腔和颅颌面研究所（NIDCR）提供了器官或干细胞移植患者口腔健康管理指南（表3.3.1和表3.3.2）（Goldman 2006；Nidcr.nih.gov 2014）。这些指南是免费的，可以从NIDCR网站上以小册子形式获得，指南分为移植前和移植后的口腔健康管理。

口腔卫生士在开始任何治疗之前，都应该得到患者的肿瘤医生的医疗许可。医生可以根据血细胞计数（CBC）来确定患者的感染情况和过度出血的

表3.3.1 移植前牙齿护理指南
向患者的医生咨询
执行口腔预防
治疗所有活动性牙齿疾病
推迟择期治疗
清除所有可能的急性或慢性感染源，包括部分第三磨牙
清除所有不可修复的牙齿
进行必要的假牙调整
加强口腔卫生及家居护理指导
每天开始用抗菌漱口水

资料来源：Guggenheimer et al. 2003。

表3.3.2 移植后口腔护理指南	
时期	措施
移植期	咨询医生或移植协调员 急性口腔感染的护理
移植后稳定期	咨询医生或移植协调员 经常回访和预防治疗 日常使用抗菌漱口水 口腔护理指南 禁用非甾体抗炎药
移植后排斥期	侵入性操作前使用抗生素预防 口腔及头颈癌的筛检 必要时补充皮质类固醇 咨询医生或移植协调员

资料来源：摘录自Guggenheimer等（2003）。

倾向。患者绝对中性粒细胞计数（ANC）低可能需要提前预防性使用抗生素（ANC低于1000μL），过度出血由凝血酶原时间和国际标准化比值（PT/INR）测试确定并应在正常范围内，少于20000/μL血小板，可能需要输血小板和需要转入医院做口腔治疗（Raber-Durlacher et al. 2004）。

对口腔肿瘤学和移植治疗方案方面熟知的口腔卫生士可以对患者进行宣教，并为后期和治疗后移植患者的口腔健康需求提供服务。

口腔卫生士是癌症护理团队的一部分，其他成员还包括患者的主要医疗肿瘤学家和初级保健医生、护理人员、营养师、语言治疗师、心理学家和其他支持人员（图3.3.2）。口腔卫生士可以作为患者的联络人，负责口腔保健的分诊和维护。

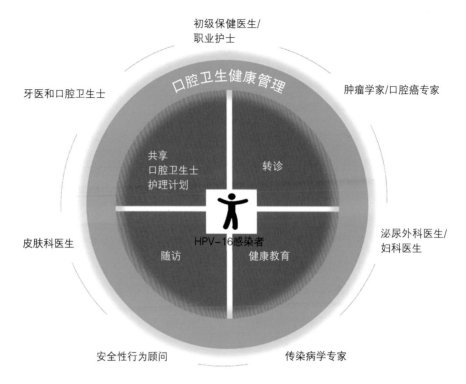

图3.3.2 口腔卫生士作为口腔卫生健康管理者。资料来源：摘录自Theile等（2016）。

要点

1. 每次口腔卫生检查需询问服用的药物，如中药和其他非处方药等。

2. 指导患者有效地进行口腔卫生护理。移植前和移植后减少口腔感染，口腔卫生士起着重要的作用。

3. 重要的是要认识到，患者关心他们的病情情况，有更大的压力负担，所以进行人际沟通方面要有耐心。

自学问题

1. 从匹配的供体中获得的血液干细胞是：

A. 自生的

B. 同种异体的

C. 自体

D. 异基因的

2. 口腔化疗最常见和最易导致严重后果的并发症是：

A. 假丝酵母菌感染

B. 单纯疱疹病毒感染

C. 黏膜炎

D. 曲霉感染

3. 溃疡引起的潜在的口腔继发性感染，进而细菌侵入引起继发性全身感染和败血症：

A. 牙髓感染

B. 单纯疱疹病毒

C. 人乳头状瘤病毒

D. 黏膜炎

4. 唾液分泌不足会带来以下症状，哪个除外?

A. 吞咽困难

B. 味觉障碍

C. 烦渴

D. 龋齿

参考文献

[1] Barker, G., Epstein, J., Williams, K. et al. (2004). Current practice and knowledge of oral care for cancer patients: a survey of supportive health care providers. Support Care Cancer 13 (1): 32–41.

[2] Bloodcell.transplant.hrsa.gov. (2016). Transplant Activity Report [Online]. Available at: http://bloodcell.transplant. hrsa.gov/research/transplant_data/transplant_activity_ report/index.html#summary (August 3, 2016].

[3] Burke, S., Kwasnicki, A., and Macpherson, J. (2014). Dental management during stem cell transplantation. Dental Nursing 10 (1): 25–29.

[4] Goldman, K. (2006). Dental management of patients with bone marrow and solid organ transplantation. Dental Clinics of North America 50 (4): 659–676.

[5] Guggenheimer, J., Eghtesad, B., and Stock, D. (2003). Dental management of the (solid) organ transplant patient. Oral Surgery, Oral Medicine, Oral Pathology, Oral Radiology, and Endodontology 95 (4): 383–389.

[6] Henig, I. and Zuckerman, T. (2014). Hematopoietic stem cell transplantation—50 years of evolution and future perspectives. Rambam Maimonides Medical Journal 5 (4): e0028.

[7] Lalla, R., Bowen, J., Barasch, A. et al. (2014). MASCC/ISOO clinical practice guidelines for the management of mucositis secondary to cancer therapy. Cancer 120 (10): 1453–1461.

[8] Nappalli, D. and Lingappa, A. (2015). Oral manifestations in transplant patients. Dental Research Journal 12 (3): 199–208.

[9] National Cancer Institute. (2016). Blood-Forming Stem Cell Transplants [Online]. Available at: http://www.cancer. gov/about-cancer/treatment/types/stem-cell-transplant/ stem-cell-fact-sheet#q1 (August 3, 2016).

[10] National Institute of Dental and Craniofacial Research National Institutes of Health. (NIDCR.NIH.gov.) (2016). Dental Management of the Organ or Stem Cell Transplant Patient [Online]. Available at: www.nidcr.nih.gov/sites/default/ files/2017-09/dental-management-organ-stem-cell-transplant.pdf (May 29, 2018).

[11] Organ Procurement and Transplantation Network. Optn. transplant.hrsa.gov. (2016). National Data – OPTN [Online]. Available at: https://optn.transplant.hrsa.gov/data/view-data-reports/national-data (August 2, 2016).

[12] Raber-Durlacher, J., Barasch, A., Peterson, D. et al. (2004). Oral complications and management considerations in patients treated with high-dose chemotherapy. Supportive Cancer Therapy 1 (4): 219–229.

[13] The Leukemia & Lymphoma Society. LLs.org. (2016). Normal Blood and Marrow | Leukemia and Lymphoma Society [Online]. Available at: https://www.lls.org/managing-your-cancer/understanding-blood-marrow-and-the-lymphatic-system/normal-blood-and-marrow (August 3, 2016).

[14] Theile, C., Strauss, S., Northridge, M., and Birenz, S. (2016). The oral health care manager in a patient-centered health facility. The Journal of Evidence-Based Dental Practice 16: 34–42.

[15] Transplantpro.org. (2016). Transplant trends | Transplant Pro [Online] Available at: https://www.transplantpro.org/ technology/transplant-trends/#transplants_by_organ_ type+year+2015 (August 3, 2016).

自学问题答案

1. B。同种异体干细胞来源于匹配的供者或脐带血。

2. C。文献描述口干症和黏膜炎是化疗和随后的免疫抑制期最常见和最易导致严重后果的并发症。

3. B。单纯性疱疹病毒的活化和急性坏死性溃疡性牙龈炎是潜在的继发性感染。

4. C。唾液腺功能下降或唾液分泌减少的影响包括吞咽困难（吞咽困难）、味觉改变（味觉障碍），以及由于酸缓冲减少而导致的龋齿增加。

病例4

营养咨询

病例描述

患者82岁，白人女性，最近丧偶。主诉："我的舌头不舒服，当我吃某些食物时，它有时会"燃烧"，看起来像火焰一样红。"由于经济和生活原因，她已经5年没有去看牙医了，她的孩子们住在外州，只有假期才会来看她。

基于问题的学习目标和目的

- 解释维生素B$_{12}$缺乏症的发病机制和鉴别诊断
- 识别维生素B$_{12}$缺乏的口腔表现
- 掌握干预措施和支持性治疗方法

疾病史

患者的病史显示，她5年前诊断出高血压，并每天两次服用可乐定0.2mg；10年前被诊断出甲状腺功能减退，并服用促甲状腺素0.88μg/d，她还一直在服用奥美拉唑，一种质子泵抑制剂，每天20mg，连续服用了7年；她绝经后，遵医嘱服药，生命体征在正常范围内；身高：5英尺2英寸（约1.58m），体重：45kg，BMI：18.3。

口腔疾病史

患者已经5年没有进行口腔检查或预防治疗，她每天用软牙刷和牙间刷刷牙。十多年前做过全口牙周手术。近期她感觉到她的舌头是红色的，总是怪怪的，吃了某些食物后舌头会灼伤，她很担心自己的牙周健康。

社会史

患者已经吃素7年了。她每天喝一杯红酒，在当地的农贸市场买农产品，自己做饭吃，她不吃任何加工食品或动物制品，她的饮食主要包括以植物为主的食物和一些谷物，她没有服用任何维生素。由于经济有限，她的预算非常有限。

她的口腔症状影响了社交生活，因为她发现吃饭和说话都很困难，并且发现自己的注意力持续时间缩短了，经常感到疲劳，她是一个桥牌小组的成员，但上个月没有参加桥牌活动。

口腔检查

患者口外检查未见明显异常。口内检查可见舌红并肿大，舌背乳头脱落，口腔黏膜苍白，广泛性中度菌斑，轻度龈上和龈下牙结石，所有象限后牙探诊出血。

广泛性上颌和下颌探诊深度3~4mm，1~2mm牙龈萎缩，Ⅰ类错𬌗畸形，下颌前牙轻度拥挤。

口腔卫生诊断

健康问题	相关风险和病因
龋病和牙周疾病增加	口腔卫生意识差
严重的口干症和直立性低血压	服用可乐定
舌炎伴乳头状萎缩	质子泵抑制剂> 7年
缺乏维生素、低BMI、疲劳	植物性饮食
牙颈部磨损、根龋病和牙根暴露	牙周手术后失去临床附着
龋病和牙周疾病增加	广泛性中度菌斑，轻度龈上和龈下牙结石，在所有象限后牙探诊出血
维生素B$_{12}$缺乏的鉴别诊断	药物和饮食
违规用药	高血压

干预计划

干预计划（抑制或控制疾病的发生，促进再生、恢复或维持口腔健康）		
临床治疗	宣教/咨询	口腔卫生指导
合理放置椅位高度以防直立性低血压	定期看牙的重要性	改良Stillman刷牙法
牙周维护	增加龋病和牙周病复发的风险	用牙间刷清洁牙缝
根据需要使用局部麻醉来缓解敏感	营养咨询、饮食日记分析	建议使用含氟牙膏
5%氟保护漆可预防龋齿	指导和激励关于健康的生活方式的重要性	建议白天经常喝水或用唾液替代物以减少口干
甘氨酸粉喷砂抛光剂	指导和激励菌斑管理的重要性	
初步检查、拍摄X线片、研究模型		
推荐给初级保健医生进行完整的体格检查和查血（以排除全身性疾病）		

病程记录

患者提前到达，并按时就诊。采集了一个完整的疾病史、个人史和口腔疾病史，进行了初步检查、口腔全景X线片（FMS）、口腔和牙周检查，患者同意进行牙周维护和用甘氨酸粉进行喷砂抛光。向她解释菌斑管理，为适应她的需要，对患者进行了为期7天的营养饮食评估，要求她在1周内返回进行饮食分析，建议患者去看初级保健医生，对维生素B$_{12}$缺乏做出不同的诊断。

讨论

维生素B缺乏症的发病机制和鉴别诊断

舌头发红、舌乳头萎缩、注意力不集中可能是缺乏维生素B的症状（Field et al. 1995）。B族复合维生素是水溶性的，包括：硫胺素（B$_1$）、核黄素（B$_2$）、烟酸（B$_3$）、泛酸（B$_5$）、吡哆醇（B$_6$）、生物素（B$_8$）、叶酸（B$_9$）、钴胺素（B$_{12}$）和胆碱（B$_{13}$）；由于人体不能合成水溶性维生素，饮食中摄入肉、鱼、蛋和奶制品是必要的，具体来说，舌炎、认知障碍和其他神经系统症状在文献中被引用为钴胺素缺乏症的症状（Field et al. 1995；Andres 2004；Pontes et al. 2009；Hoffbrand et al. 2010；Goosen 2016）。

钴胺素对于正常的脱氧核糖核酸（DNA）在组织细胞中的代谢是必需的，这些细胞是不断繁殖的，如皮肤、血液和胃肠道的内膜（Peckenpaugh 2010）。如维生素B$_{12}$在DNA生物合成中扮演辅酶的角色，促进骨髓中血细胞的发育（造血）（Goosen 2016）。

受损的DNA破坏了细胞分裂，使未成熟的细胞增大，并常常出现多核，导致巨幼细胞性贫血（造血功能低下）（Stabler 2013），这些增大的细胞无法将氧气输送到周围组织，导致贫血，贫血源于希腊厌食症或"无血"，并破坏体内平衡（Goosen 2016）。

钴胺素缺乏和组织缺氧的其他临床表现包括脊髓颈、胸背侧和侧柱脱髓鞘（Stabler 2013），疲劳，黄疸，感觉异常，记忆丧失和周围神经系统干扰（跛行）（Pontes et al. 2009；Stabler 2013；Goosen 2016）。异常的上皮细胞增殖会干扰角化作用，导致舌头变得光滑，舌头会出现红肿，味觉减退和灼烧感（Pontes et al. 2009）。

在这种情况下，转诊给初级保健医生是为了鉴别诊断，医生将进行血液检测，以确定是否由于饮食不足、食物钴胺素在胃中的吸收不良或缺乏等内在因素（IF）而引起恶性贫血（Andres 2004）。

一旦补充了维生素B_{12}，钴胺素通过一系列的"交换"（图3.4.1），通过消化系统到达肝脏，并储存在肝脏中（Andres 2004）。Aśok Antony把这个过程描述为"奥德赛（古希腊史诗）…借喻钴胺素伴随着几个伴侣，它们依次结合、并将钴胺素隔离，从而确保钴胺素不参与辅酶转化，并只为关键酶服务"（Antony 2016）。尽管如此，过程中的任何功能或过程的失败或损坏都可能导致缺陷。

饮食不足

饮食不足在健康成年人中不到5%，而对老年人进行的研究显示，钴胺素缺乏症的发病率高达50%（Andres 2004），植物不会合成维生素B_{12}，而不补充维生素B_{12}的严格素食者易患膳食维生素B_{12}缺乏症（Goosen 2016）。

食物钴胺素吸收不良

钴胺素最初与动物蛋白结合，进入口腔，咀嚼和吞咽时形成一团，钴胺素的吸收始于胃，胃蛋白酶和盐酸（HCI）的释放将钴胺素从动物蛋白中分离出来（Andres 2004；Antony 2016；Goosen 2016）。

如果胃蛋白酶和盐酸的释放受到损害，导致胃萎缩，从而不能将钴胺素与蛋白质（低酸酐或无酸酐）分开，则可发生钴胺素的吸收不良（Andres 2004；Goosen 2016）。钴胺素吸收不良的原因包括过度生长的幽门螺杆菌、胃溃疡，以及长期使用抗酸剂和治疗胃反流（GERD）的药物，如H_2受体激动剂（雷尼替丁、法莫替丁）和质子泵抑制剂（奥美拉唑、埃索美拉唑）干扰盐酸和胃蛋白酶的产生（Andres 2004；Goosen 2016）。Andres写道："食物钴胺素吸收不良主要是由胃萎缩引起的……80岁以上患者中占40%"（Andres 2004）。

缺乏内在因素

唾液腺释放的一种蛋白质——"触角蛋白，也称为R蛋白或转钴胺"会吸收游离的钴胺素（Antony 2016），经胃进入胃底或十二指肠。在十二指肠，胰腺酶会削弱这种运输机制，以便释放的钴胺素与胃壁细胞产生的钴胺素结合。内在因子是一种糖蛋白，它只有一个重要的功能，那就是携带钴胺素通过胃的下部区域——空肠到回肠（图3.4.2），在那里它被循环系统吸收（Andres 2004；Antony 2016）。IF缺乏被认为是一种自身免疫性疾病，与抗内源性因子抗体和慢性萎缩性胃炎的存在有关（Andres 2004；Antony 2016），导致"胃壁细胞的破坏"（Stabler 2013）。这些症状表现为一种称为恶性贫血的钴胺缺乏症。其他自身免疫性疾病如甲状腺功能亢进（Graves病）、甲状腺功能减退（桥本甲状腺炎）、1型糖尿病、白癜风等也与恶性贫血相关（Andres 2004；Stabler 2013）。做过胃切除手术或患癌症等严重疾病也可能影响IF的产生（Andres 2004；Goosen 2016）。

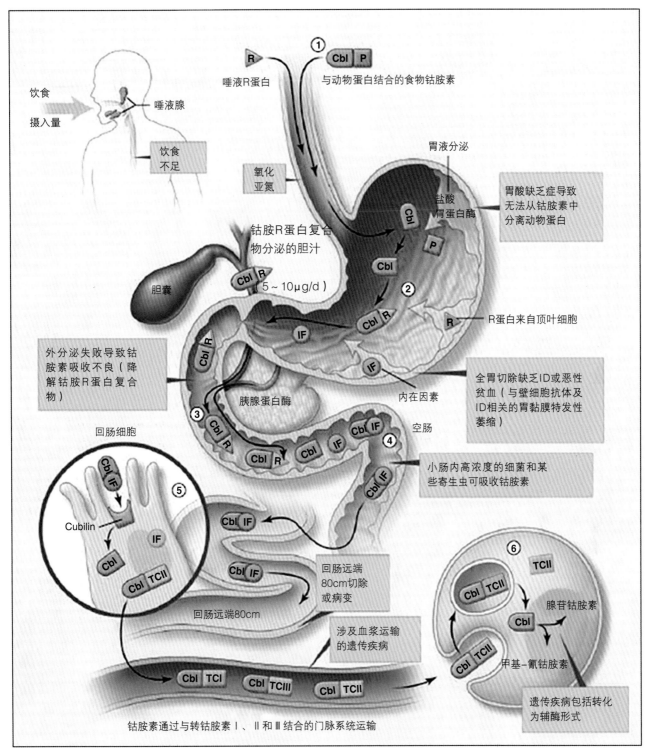

图3.4.1　钴胺素代谢及其不足的原因（蓝色显示的是缺乏钴胺素的原因）：①通过动物食品获得的膳食钴胺素（Cbl）进入胃与动物蛋白结合（P）时，代谢途径开始；②胃蛋白酶和盐酸切断动物蛋白，释放自由的钴胺素。大多数游离的钴胺素随后与R蛋白（R）结合，后者由顶叶和唾液细胞释放，IF（内因子）也在胃中分泌，但它与钴胺素的结合在胃和唾液、R蛋白存在时较弱；③在十二指肠中，与R蛋白结合的膳食钴胺素与胆汁中分泌的钴胺R蛋白复合物结合，胰酶降解胆道和饮食中的钴胺R蛋白复合物，释放自由的钴胺素；④然后，钴胺素与IF结合，在回肠远端80cm之前，钴胺素复合物未受干扰；⑤它附着在黏膜细胞受体（Cubilin）上，并且钴胺素与转运蛋白结合为转钴胺素Ⅰ，转钴胺素Ⅱ，转钴胺素Ⅲ（TCⅠ，TCⅡ，TCⅢ），尽管TCⅡ只占转钴胺素的一小部分（约10%），但它是最重要的，因为它能够将钴胺素传递给体内的所有细胞，随后，钴胺素通过门脉系统进行系统运输；⑥在每个细胞内，甲基–氰钴胺素复合物通过内吞作用被吸收，钴胺素被释放，然后经酶作用转化为其两种辅酶形式：甲基–钴胺素和腺苷钴胺素。

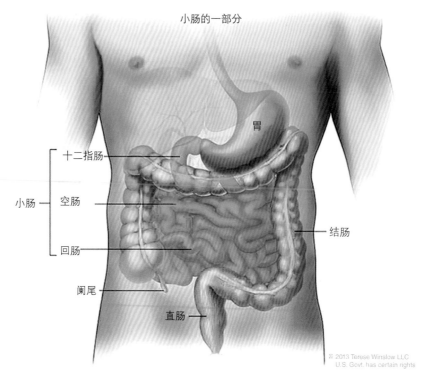

小肠的一部分

胃

十二指肠

小肠 空肠

回肠

结肠

阑尾

直肠

※ 2013 Terese Winslow LLC
U.S. Govt. has certain rights

图3.4.2 小肠连接胃和结肠，它包括十二指肠、空肠和回肠。

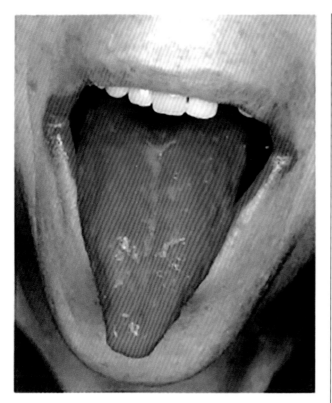

图3.4.3 恶性贫血患者的唇角炎和舌乳头萎缩。资料来源：摘录自Ibsen（1992），经Elsevier允许转载。

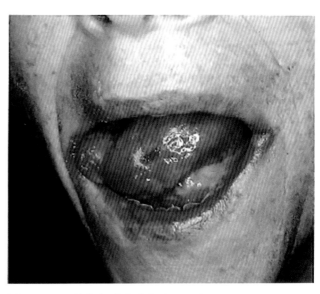

图3.4.4 恶性贫血时黏膜萎缩，易溃烂，注意左侧舌部溃疡。资料来源：摘录自Ibsem（1992），经Elsevier允许转载。

Stabler写道："恶性贫血是维生素B$_{12}$缺乏最常见的并发症，100000人中就有50～4000个病例，且所有年龄组都受到影响……平均年龄为70~80岁"（Stabler 2013）。

口腔诊所中维生素B$_{12}$缺乏的治疗

肝脏储存了大量的钴胺素，可能需要2～5年才能完全代谢（Field et al. 1995；Pontes et al. 2009）。症状多见于老年人和严格素食者。口腔及口唇周围表现，如舌炎、角化唇炎（图3.4.3和图3.4.4）和念珠菌病，是维生素B$_{12}$缺乏的早期症状（Pontes et al. 2009）。

该患者的口腔症状、甲状腺功能减退、严格素食主义和疲劳可能都与维生素B$_{12}$缺乏有关。与患者术前沟通应包括转诊到她的初级保健医生处进行血液测试，以确定病因。基于她的症状，医生需要首先确定是否存在贫血，这通常是通过评估全血计数（CBC）来完成的。一旦确诊贫血，医生需要确定贫血的类型和病因，并排除任何潜在的疾病（Antony 2016）。

饮食咨询将介绍维生素B$_{12}$在维持细胞和体内平衡的作用。在大多数情况下，通过补充维生素或肠外营养可以缓解维生素B$_{12}$的缺乏。

要点

1. 正常的西方饮食平均每天含有5~7µg的钴胺素，足以维持正常的钴胺素水平。

2. 素食者每天的饮食中钴胺素的含量在0.25～0.5µg。因此，大多数素食者没有获得足够的膳食钴胺素，并有患钴胺素缺乏症的风险。

3. 男性和非孕妇每天推荐摄入量为2.4µg，孕妇为2.6µg，哺乳期妇女为2.8µg，9~18岁儿童为1.5~2µg。

4. 当放置X线片支架或传感器时，要注意口腔黏膜的情况，以及患者的咽反射。

5. 维生素B$_{12}$只存在于动物来源的食物中，如肝脏、肉类和牛奶，有些谷物富含维生素B$_{12}$。

自学问题

1. 富含维生素B$_{12}$的食物有：

　A. 水果

　B. 绿叶蔬菜

　C. 肉

　D. 豆类

2. 缺乏钴胺素的一个症状是：

　A. 下疳

　B. 口干

　C. 舌炎

　D. 口唇疱疹

3. 维生素B$_{12}$缺乏的鉴别诊断包括：

　A. 维生素B$_{12}$吸收不良

　B. 饮食不足

　C. 缺乏内在因素

　D. 以上所有

4. 以下哪一个可导致钴胺素吸收不良：

　A. 5–羟色胺抑制剂

　B. 质子泵抑制剂

　C. 氨基喹啉

　D. 血管紧张素转化酶抑制剂

参考文献

[1] Andres, E. (2004). Vitamin B12 (cobalamin) deficiency in elderly patients. Canadian Medical Association Journal 171 (3): 251–259.

[2] Antony, A. (2016). Megaloblastic anemias. In: Hematology Basic Principles & Practice, 6e (ed. R. Hoffman, E. Benz, L. Silberstein, et al.), 473–504. Philadelphis: Elsevier/Saunders.

[3] Field, E., Speechley, J., Rugman, F. et al. (1995). Oral signs and symptoms in patients with undiagnosed vitamin B12 deficiency. Journal of Oral Pathology & Medicine 24 (10): 468–470.

[4] Goosen, L. (2016). Anemias caused by defects of DNA metabolism. In: Rodak's Hematology: Clinical Principles and Applications, 5e (ed. E. Keohane, L. Smith and J. Walenga), 314–329. St. Louis: Elsevier.

[5] Hoffbrand, A., Pettit, J., and Vyas, P. (2010). Color Atlas of Clinical Hematology, 99–114. Philadelphia, PA: Mosby/Elsevier.

[6] Peckenpaugh, N. (2010). Nutrition Essentials and Diet Therapy. St. Louis, Mo: Saunders/Elsevier.

[7] Pontes, H., Neto, N., Ferreira, K. et al. (2009). Oral manifestations of vitamin B12 deficiency: a case report. Journal of the Canadian Dental Association 75 (7): 533–537.

[8] Stabler, S. (2013). Vitamin B 12 deficiency. New England Journal of Medicine 368 (2): 149–160.

自学问题答案

1. C。饮食中摄入的肉、鱼、蛋和奶制品富含维生素B$_{12}$。

2. C。文献中提到，舌炎、认知障碍和其他神经系统症状是维生素B12或钴胺缺乏症的症状。

3. D。鉴别诊断可能是由于饮食不当、食物钴胺素在胃中的吸收不良或缺乏内在因素，比如恶性贫血。

4. B。造成钴胺素吸收不良的原因包括：幽门螺杆菌的过度生长和胃溃疡；长期使用抗酸剂和治疗胃反流的药物（GERD），如H2受体激动剂（雷尼替丁、法莫替丁）和质子泵抑制剂（奥美拉唑、埃索美拉唑），干扰盐酸和胃蛋白酶的产生。

病例5

口腔卫生治疗策略

病例描述

患者18岁，男性。主诉："我的牙齿有个洞，每当吃糖或喝苏打水时感觉有点疼。"他过去3年内从没看过牙医。

基于问题的学习目标和目的

■ 讲解如何使用龋病风险评估（CAMBAR）管理工具来管理和预防龋病

■ 用CAMBRA分析和评估患者龋齿状况

■ 推荐使用CAMBRA制定口腔卫生治疗策略

疾病史

患者的病史未见明显异常，生命体征在正常范围内。

口腔疾病史

患者3年内未进行口腔检查或预防。他刚搬到这个地区，以前没有定期去看牙医。每天用软牙刷和不含氟的牙膏刷牙一次，不用口腔清洁剂或漱口水。经常吃零食，在学校喝一整天的含糖饮料。

社会史

患者与他的母亲和三个弟弟妹妹住在一起。放学后，在一家便利店兼职，以补贴家庭开支。

口腔检查

患者口外检查未见明显异常。口内检查可见咬颊和Ⅱ类错殆畸形，牙龈发红，肿大，广泛性中度菌斑，探诊出血，后牙殆面点隙和窝沟较深。#5牙、#6牙、#11牙、#12牙颈部Ⅴ类洞。

口腔卫生诊断

健康问题	相关风险和病因
牙龈出血/牙龈炎	菌斑堆积
增加龋齿的风险（CAMBRA）	全天频繁食用含糖食品和饮料
不规律口腔就诊	
不规律的个人口腔护理习惯	
经常摄入糖	
目前龋洞形成	

干预计划

干预计划（抑制或控制疾病的发生，促进再生、恢复或维持口腔健康）		
临床治疗	宣教/咨询	口腔卫生指导
CAMBRA评估	定期口腔就诊的重要性	正确使用牙刷并清洁牙齿
每3~4个月进行口腔预防护理	宣教可发酵碳水化合物和龋齿两者间的关系，推荐饮食分析	使用1.1%氟化钠牙膏每天两次刷牙
每3~4个月使用氟保护漆	指导和激励菌斑管理的重要性	木糖醇（每天6~10g）：每天四次，每次2片口香糖或糖果
每6~18个月进行一次X线检查，直到没有明显的龋洞病变	指导和激励健康生活方式的重要性	0.12%葡萄糖氯己定含漱，每天1分钟，每次10mL，每月1周
唾液分泌量和细菌培养基线值以及每次复诊时评估		可选：0.2%氟化钠每天冲洗 每天用非处方药0.05%氟化钠冲洗 CPP糊剂
后牙窝沟封闭［国际龋病检测及评估系统（ICDAS）协议］		

病程记录

患者待诊过程中，口腔卫生士进行了完整的疾病史、社会史和口腔疾病史记录。初步检查，拍摄口腔全景X线片（FMS），口腔检查，牙周检查后发现白垩斑，深点隙和窝沟。X线片显示#30牙和#19牙邻面龋损。牙周检查发现广泛性牙龈发炎，探诊深度1~4mm。进行了龋病风险评估（CAMBRA），确定患者为龋病高风险。对治疗方案进行了说明，并获得了知情同意。细菌培养及唾液流速测定。解释龋齿的风险和菌斑管理，并与患者一起回顾和演示口腔卫生保健方法。进行了口腔预防护理，并局部涂了氟化物保护漆。建议患者每天用含氟牙膏刷牙两次，每月用抗菌漱口水漱口1周，每天吮吸或咀嚼木糖醇糖果或口香糖四次。提供了饮食建议，并对患者进行了为期3个月的随访。安排患者进行下一次的预约。

讨论

疾病进展的基础模型是流行病学三联征。这个模型提出疾病不是随机发生的——疾病只在有患病高风险的人群中传播。风险因素包括宿主的免疫反应、感染源的存在以及感染的环境，最有可能导致疾病发生（CDC.gov 2012）。龋病对健康牙齿造成破坏的可能性及程度，也视风险因素而定。龋病是一种传染性疾病，它取决于几个变量，每个变量都可以被调节以阻止龋病的进展或发生。这些风险因素包括牙齿抵抗脱矿的能力（免疫力）、感染微生物的存在（病原体）、食用致龋食物、唾液成分的质和量（环境）（Diagnosis and Management of Dental Caries Throughout Life 2001；Wilkins et al. 2016）。

回顾历史，1962年采用含氟水作为公共卫生措施后，13~15岁儿童的龋齿发病率到1970年时下降了68%。20世纪80年代，龋病发病率的下降速度减慢，并且有数据表明5~17岁的儿童恒牙龋坏。龋病仍然是一个重大的全球问题，在缺乏保健或得不到保健的人口中，龋病的风险因素加重。随后的研究表明，仅使用氟化物不足以控制该病，还需要解决其他风险因素（CDC.gov 1999；Featherstone，2000；Diagnosis and Management of Dental Caries Throughout Life 2001）。

由Featherstone（2000）撰写的一篇综述文章提出了一个令人信服的论点来支持龋病风险评估是

表3.5.1　GS患者的临床检查结果

指标	举例
既往龋病史	和预测因素一致
母亲和兄弟姐妹中有龋齿	母系遗传
未使用氟化物	氟化物洁牙剂
未形成良好口腔卫生习惯	疾病，身体和精神的挑战，现有的修复，口腔器具
与酸的形成和脱矿有关的可发酵碳水化合物的消耗	量、一致性、频率
口干症	提供钙、磷酸盐，中和细菌代谢形成的酸

资料来源：摘录自《Diagnosis and Management of Dental Caries Throughout Life》（2001）。

基于病理因素和保护因素之间的平衡。

病理因素包括增加疾病倾向的因素，如致龋细菌和可发酵碳水化合物的存在。保护因素是可以提供保护或阻止龋病过程的因素，如氟化物和唾液量。这种病理因素和保护因素之间的平衡，削弱了牙齿抵抗龋齿发展的能力。Featherstone认识到有必要通过龋病风险管理来预防龋病，并反驳了通过手术拔除或制作修复体来阻止龋病的论点。相反，他提供的证据表明，唾液中的氟化物可以抑制牙釉质的脱矿，并成为钙和磷的载体促进脱矿部位再矿化（Featherstone 2000）。

随后，美国国立卫生研究院（NIH）创立了一个专家小组，审查有关龋病诊断和管理最佳实践的研究。专家组确定了许多疾病指标（表3.5.1），并推荐了一份治疗案列表，以预防、阻止或逆转疾病进程，如氟化物、氯己定、窝沟封闭、唾液增强剂和口腔健康教育（Diagnosis and Management of Dental Caries Throughout Life 2001）。此外，研究表明，在牙齿表面应用无定形磷酸钙（ACP）和复合酪蛋白磷酸肽（CPP）可以增加牙齿表面的再矿化（Zero et al. 2009）。

这些发现后来被用于一项临床方案的开发，该方案以其目的命名：通过风险评估进行龋病管理（CAMBRA）。方案包括一个表单和图表，使临床医生能够识别风险因素、疾病指标和保护因素，从而最终确定患者龋齿的风险水平和推荐的治疗策略

（Featherstone et al. 2007）。图3.5.1为龋齿风险评估中包含的3个要素指定首字母缩写（WREC、BAD、SAFE），其抓住了疾病进程的本质和保护因素的平衡（Featherstone et al. 2007），将风险因素按极高风险、高风险、中风险、低风险分类。如严重的唾液腺功能减退的患者被自动视为极有可能患龋病，而目前患龋病的患者则被视为高风险，中风险包括有某些疾病指标和风险因素的患者，如果不及时进行干预，这些患者可能会进入高风险类别。低风险患者无龋病史，其保护因素大于任何疾病指标（表3.5.2）。该病例中的患者在X线片上显示邻面龋坏，这将使他成为高危患者。现有的龋病或修复体，以及白垩斑，是导致龋病或龋病进一步发展的强有力指标（Featherstone et al. 2007）。

一旦确定了风险水平，CAMBRA方案就会推荐具体的治疗措施和策略（Jenson et al. 2007）。高风险患者的临床指南与该患者的口腔卫生保健计划推荐的干预措施一致。其他风险水平患者的指南请参见表3.5.3（Jenson et al. 2007）。

支持或反驳CAMBRA方案中推荐的治疗干预措施的研究正在进行中。氟化物和封闭剂在预防龋病中的临床疗效评价良好。支持其他治疗策略的确切临床证据，如CPP-ACP、木糖醇、氯己定，尚未得到证实。临床医生在提出治疗方案时，必须配合合理的护理措施，而该方案不能完全建立在基于证据的研究基础上，必须权衡风险、成本和患者的

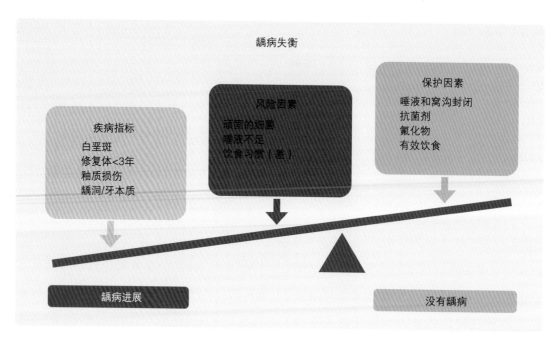

图3.5.1 龋病"失衡"。"疾病指标、风险因素和保护因素之间的平衡决定了龋齿的发展、停止或逆转。"龋病/牙本质是指通过X线片发现的牙本质龋洞或病变，修复体<3年是指牙齿3年前进行过修复治疗，这个数字已经从以前版本的"龋病平衡"中更新，并添加了非常重要的疾病指标，如果这些指标存在，除非进行治疗干预，否则它们在预测龋病进展方面非常重要。缩写词WREC、BAD、SAFE有助于记忆龋病失衡条件。饮食习惯（差）表明经常摄入可发酵的碳水化合物（每餐之间超过3次）。资料来源：经California Dental Association许可转载，版权2007年10月。

利益（Jenson et al. 2007；Fontana et al. 2009；Zero et al. 2009）。考虑到这一点，Hurlbutt和Young（2014）提供了CAMBRA最佳实践以及目前口腔卫生士推荐的每种治疗策略的有效性研究的文献综述，传统的龋病失衡图被更新，新增了保护因素中"基于风险的重新评估"，并在无法获得循证支持的临床疗效的研究时提供指导。修正后的CAMBRA的临床方案（表3.5.4）包括了治疗计划中的这些考虑（Hurlbutt and Young 2014）。

要点

1. 在CAMBRA中指出口腔卫生士主要任务是病史回顾、风险评估、X线片、口内照片、唾液评估和细菌测试、患者菌斑管理、氟保护漆和窝沟封闭的应用。

2. 龋病是一种传染性疾病，它依赖于多个因素，每个因素都可以被干预以阻止龋病的进一步发展或发生。

3. 儿童患龋病的预测因素是既往龋病史。

4. 唾液腺功能减退是龋病的一个极端风险因素，主观上的口干症必须通过鉴别诊断和唾液流速测试来证实。

表3.5.2 6岁儿童到成人的龋病风险评估（Featherstone et al. 2007）

患者姓名：_____ 表号：_____ 日期：_____
评估日期：这是首诊还是回访（画圈）

疾病指标（任何一个"是的"表示可能的"高风险"，做一个细菌检测[**]）	是的=画圈	是的=画圈	是的=画圈
肉眼可见的牙本质龋洞或X线片显示	是的		
釉质病损（非牙本质）	是的		
光滑的表面上有白垩斑	是的		
修复体>3年	是的		
危险因素（生物诱发因素）			
MS和LB均为中或高（通过培养[**]）		是的	
牙齿上大量菌斑		是的	
经常吃零食（两餐之间>3次/天）		是的	
深沟裂或裂纹		是的	
吸食毒品		是的	
观察或测量发现唾液流量不足（[**]如果测量到，请注意以下流量）		是的	
唾液减少因子（药物/辐射/全身）		是的	
牙根暴露		是的	
矫正装置		是的	
保护性因素			
生活/工作/学校在含氟社区			是的
每天至少一次使用含氟牙膏			是的
每天至少两次使用含氟牙膏			是的
每天使用氟化物（0.05% 氟化钠）漱口水			是的
每天使用含氟牙膏5000ppm			是的
持续6个月使用氟化物保护漆			是的
持续6个月的诊室治疗			是的
持续6个月，每个星期使用氯己定			是的
木糖醇胶/含片，每天4次，持续6个月			是的
持续6个月使用含钙和磷糊剂			是的
唾液流速适当（>1mL/min刺激）			是的

[**]指细菌/唾液检测结果：MS：LB；流量：mL/min。日期：

可视化平衡
（请使用上面圈出的指标/因素）
（极高危~高危+严重唾液腺功能减退）
龋齿风险评估（圆圈）：极高 高 中 低
医生签名/ #：_____ 日期：_____

表3.5.3 6岁以上患者的临床指南（Jenson et al. 2007）

风险水平[###,**,***]（高的风险症加上口干症或特殊需求）	拍摄X线片的频率	龋齿回访的频率	唾液测试（唾液流动和细菌培养）	抗菌药物 氯己定 木糖醇[****]	氟化物	pH控制	磷酸钙 局部补充剂	封闭剂（树脂或玻璃离子）
低风险	每24~36个月拍咬翼片	每6~12个月重新评估龋齿的风险	可以对新患者做一个基线参考	每次唾液测试完成	非处方药氟化物牙膏每天两次，早餐后和睡觉前。如果过多的牙根暴露或敏感，可选氟保护漆	不是必需的	不是必需的，可选：严重牙根暴露或敏感	可选或根据ICDAS（国际龋病检测与评估系统）结果酌情使用封闭剂 [表3.5.2（原始）]
中风险	每18~24个月拍咬翼片	每4~6个月重新评估龋齿的风险	可以对新患者做一个基线参考或如果评估并挑战有强力细菌的回访效以及患者合作情况	每次唾液测试完成，木糖醇（6~10g/d）两块口香糖或者两个糖果每天四次	非处方药含氟化物牙膏每天两次，外加：每天0.05%氟化钠冲洗，最初，1~2份用于氟保护漆，1月在4~6个月的回访	不是必需的	不是必需的，可选：严重牙根暴露或敏感	根据ICDAS评估情况使用封闭剂 3.5.2（原始）
高风险[*]	每6~18个月拍咬翼片直到没有很明显的龋洞病变	每3~4个月重新评估龋齿的风险并应用氟保护漆	唾液流动测试及最初的细菌培养和每一个龋齿回访表并评估效以及患者合作情况	0.12%葡萄糖酸氯己定含漱，每次10mL，每天1周，每月1周；木糖醇（6~10g/d）两块口香糖或者2个糖果每天四次	1.1%氟化钠牙膏每天两次，代替常规含氟牙膏。可选：每天用0.2%的氟化钠清洗（1瓶），然后用非处方药0.05%氟化钠清洗，1~3份用于氟保护漆，1月在3~4个月的回访	不是必需的	可选：每天涂抹儿次钙/磷酸盐膏	根据ICDAS评估情况酌情使用封闭剂 3.5.2（原始）
极高风险[**]（高的风险评估结果加上口干症或特殊需求）	每6个月拍咬翼片直到没有明显的龋洞病变	每3个月重新评估龋齿的风险并应用氟保护漆	唾液流动测试及最初的细菌培养和每一个龋齿回访表并评估效以及患者合作情况	0.12%氯己定（最好是水中加入氯己定清洗），每次10mL，每天1分钟，每月1周；木糖醇（6~10g/d）两块口香糖或者2个糖果每天4次	1.1%氟化钠牙膏每天两次，代替常规含氟牙膏。可选：当口腔感到干燥，早餐和晚餐后，每天用非处方药0.05%氟化钠冲洗时。氟保护漆首先，用1~3份氟保护漆，3个月回诊后用1份氟保护漆。	如果吃零食、睡觉前和早餐后感觉口干，可根据需要进行酸中和。必要时刷漱口。必要时使用小苏打凝胶。	必选：每天两次涂抹钙/磷酸盐膏	根据ICDAS评估使用封闭剂 3.5.2（原始）

资料来源：经California Dental Association许可转载，版权2007年10月。

[*]有一个（或多个）龋洞病变的患者为高风险患者。

[**]有一个（或多个）龋洞病变和唾液分泌较少的患者是极高风险患者。

[***]所有需要治疗都要牢记微创理念。病变没有达到釉质界以及无明显龋洞改变的表面，应该进行化学治疗，而不是手术治疗。对于极高风险的患者，在龋病进展得到控制之前，应用玻璃离子材料进行治疗。患者需要良好的口腔卫生习惯和强化氟化物治疗，如每3个月使用高氟牙膏和氟保护漆。如有需要，抗菌治疗与修复应同行进行。

[****]木糖醇不适合宠物（尤其是狗）。

[###]对于所有风险水平，患者必须保持良好的口腔pH水平，患者必须保持良好的口腔pH水平习惯，小苏打减小口腔中发酵糖水平含物的价值。

表3.5.4 SAFER方案：基于6岁至成年患者龋病风险的临床指南示例

龋齿的风险水平	S		A	F	E		R	
	封闭剂	唾液	抗菌药物	氟化物（局部）	有利于再矿化的因素（pH、Ca^{2+}和PO_4^{3-}）	良好的生活习惯	影像学	复诊时间
低风险	不需要（可选择预防性窝沟封闭以预防深沟裂的风险）	唾液测试是可选的，或者为了基线记录的目的而进行	不需要	使用非处方含氟牙膏每天两次	牙根暴露或敏感可酌情使用	使用动机性访谈法，鼓励健康的饮食习惯，减少食用可发酵碳水化合物，摄入充足的蛋白质和有效的口腔卫生习惯。用木糖醇替代蔗糖	每24~36个月	每6个月
中风险		测量静息和刺激流量静息pH，特别是怀疑唾液分泌少时	木糖醇治疗至少每天二至三次，每天总剂量为6~10g	非处方含氟牙膏每天两次。氟化钠冲洗每4~6个月涂一次保护漆	较低的静息pH，唾液刺激流量或pH可能表明需要补充		每18~24个月	每4~6个月
高风险	封闭剂已被证明是有效的	目的通过培养或直接测定菌斑ATP来测定产酸细菌负荷	必须了解，抗菌药物（如氯己定、次氯酸钠、聚维酮碘和酒精）的效果是有限的。如果存在高水平的产酸细菌，根据这些商的说明，使用剂时应密切监测。首次治疗后重新检测细菌负荷，与患者沟通，并根据需要重复	用含氟牙膏刷牙，每天一次或每天两次。每3~4个月涂一次保护漆	如果局部氟化物没有效果，可以考虑补充		每6~18个月	每3~4个月
极高风险					如果出现唾液分泌减少，则必须服用		每6个月一次直到无新的龋损出现	每3个月

资料来源：© Michelle Hurlbutt。

有一个（或多个）龋洞病变的患者为高风险患者。有一个（或多个）龋洞病变和唾液分泌较少的患者是极高风险患者。所有治疗都要遵循微创的原则。病变没有达到釉骨质界且已明显龋洞的光滑的表面修复应采用化学方法而不是手术治疗。对于有多个龋洞的极高风险患者，在龋病进展停止和/或逆转之前，可以使用玻璃离子材料进行龋病控制，之后实施永久性修复。口内配戴RPDs、牙齿矫正器的患者需要具备良好的口腔卫生习惯和强化氟化物（如每3个月使用高氟牙膏和氟保护漆）。如果尝试抗菌治疗，应与氟化物联合治疗（并不干扰氟化物干预）。一个月的初始治疗评估可能有助于强化。患者必须保持良好的口腔卫生（电动牙刷可能对高风险和极高风险的患者有帮助）。了解产品中木糖醇的含量是很重要的。木糖醇产品应含有100%木糖醇（每天总量为6~10g，用量为6~10g，用于抑菌作用）。建议食用低频率的可发酵碳水化合物。

自学问题

1. 一个有广泛的修复史、缺牙、附着丧失、新的龋坏、唾液功能减退的患者会被归为哪一类风险?

    A. 低风险

    B. 中风险

    C. 高风险

    D. 极高风险

2. CAMBRA的首字母缩写代表什么?

    A. 龋病风险评估方法

    B. 根据风险评估绘制龋病分布图

    C. 通过风险评估维护龋病

    D. 通过风险评估管理龋病

3. 当使用CAMBRA和风险评估表（CRA）评估患者患龋病的风险时，在疾病指标下的单一"是的"表示:

    A. 可能是中风险

    B. 可能是低风险

    C. 可能是高风险

    D. 可能是极高风险

4. 口腔卫生士给有中度龋病风险的患者建议:

    A. 每天两次使用1.1%氟化钠牙膏

    B. 每天用0.05%氟化钠清洗

    C. 每天用0.2%的氟化钠清洗

    D. 每天两次使用0.05% 氟化钠清洗

参考文献

[1] CDC.gov. (1999). Achievements in Public Health, 1900–1999: Fluoridation of Drinking Water to Prevent Dental Caries [Online]. Available at: https://www.cdc.gov/mmwr/preview/mmwrhtml/mm4841a1.htm (September 23, 2016).

[2] CDC.gov. (2012). Principles of Epidemiology | Lesson 1 - Section 8 [Online]. Available at: http://www.cdc.gov/OPHSS/CSELS/DSEPD/SS1978/Lesson1/Section8.html#TXT116 (September 25, 2016).

[3] Diagnosis and Management of Dental Caries Throughout Life (2001). National Institutes of Health consensus development conference statement. Journal of Dental Education 65 (10): 1162–1168.

[4] Featherstone, J. (2000). The science and practice of caries prevention. The Journal of the American Dental Association 131 (7): 887–899.

[5] Featherstone, J., Domejean-Orliaguet, S., Jenson, L. et al. (2007). Caries risk assessment in practice for age 6 through adult. Journal of the California Dental Association 35 (10): 703–713.

[6] Fontana, M., Young, D., and Wolff, M. (2009). Evidence-based caries, risk assessment, and treatment. Dental Clinics of North America 53 (1): 149–161.

[7] Hurlbutt, M. and Young, D. (2014). A best practices approach to caries management. The Journal of Evidence-Based Dental Practice 14: 77–86.

[8] Jenson, L., Burdenz, A., Featherstone, J. et al. (2007). Clinical protocols for caries management by risk assessment. California Dental Journal 35 (10): 714–713.

[9] Wilkins, E., Wyche, C., and Boyd, L. (2016). Clinical Practice of the Dental Hygienist, 12e, 581. Philadelphia: Wolters Kluwer.

[10] Zero, D., Fontana, M., Martínez-Mier, E. et al. (2009). The biology, prevention, diagnosis and treatment of dental caries. The Journal of the American Dental Association 140: 25S–34S.

自学问题答案

1. D。唾液腺功能减退引起龋齿极高风险，口干症的主诉必须通过鉴别诊断和唾液流速测试来证实。

2. D。通过风险评估管理龋病（CAMBRA）。

3. C。参见表3.5.2。

4. B。参见表3.5.3。

第4章

牙周非手术治疗

病例1

牙周基础治疗（手用、超声和声波）

病例描述

患者38岁，女性。主诉："我需要洁牙。"她抱怨刷牙时疼痛和流血。

基于问题的学习目标和目的

■ 根据牙周评估及影像学检查来确定是否需要非手术牙周治疗——牙周基础治疗

■ 建议基于检查结果进行适当的口腔卫生干预，检查包括探诊深度、牙结石程度、口腔牙龈解剖结构和患者因素，如需要表面麻醉、局部麻醉和/或使用氧化亚氮

■ 了解选择不恰当设备和仪器造成的影响

■ 选择正确的牙周基础治疗设备和仪器

口腔疾病史

患者于5年前进行口腔和X线检查。自述患有牙科恐惧症。目前，患者每天使用手动软毛牙刷刷牙一次，并且不使用任何齿间清洁工具。

疾病史

患者于6个月前分娩，目前处于哺乳期。身体健康，目前未服用药物，无过敏反应。

- 生命体征：
  ○ 血压：130/70mmHg；
  ○ 脉搏：74次/分钟；
  ○ 呼吸频率：15次/分钟。

社会史

患者自述无吸烟史。在社交场合喝酒，每周2~4杯。目前的饮食包括淀粉类、蔬菜、富含碳水化合物的食物和含咖啡因的苏打水，以帮助她保持清醒并为婴儿提供能量。

口腔检查

口内/口外检查均未见明显异常。牙龈呈鲜红色，富有光泽，伴有中等程度的炎症，且所有探查位点均出现探诊后出血。上颌中切牙（#8和#9牙）龈乳头圆钝。后牙区有大量的龈上菌斑生物和牙结石堆积，后牙邻面龈下牙结石较厚。探测深度为3~5mm。#22牙和#27牙的颊侧有局部牙龈萎缩。未检测到牙齿松动和根分叉病变。

影像学检查

X射线片显示#31牙舌侧有轻微的广泛性水平向骨吸收，近中轻微的垂直骨缺损。4个象限的牙齿邻间隙均见牙结石（图4.1.1~图4.1.4）。

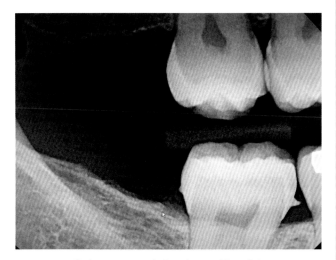

图4.1.1　X线片示#31牙近中大量龈下牙结石堆积。

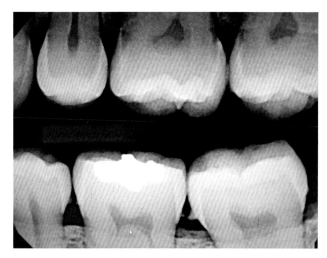

图4.1.3　左侧的咬翼片示邻间隙大量龈下牙结石。注意上颌前磨牙远中牙周膜增宽。

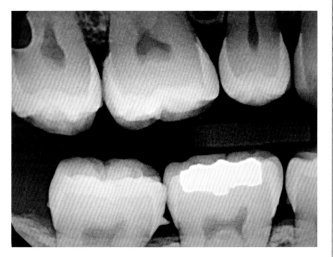

图4.1.2　右侧的咬翼片示邻间隙大量龈下牙结石堆积。

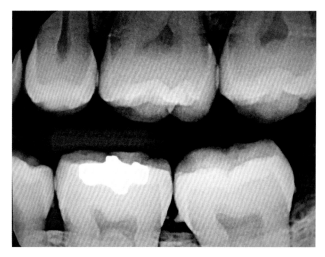

图4.1.4　左侧的咬翼片示邻间隙大量龈下牙结石堆积。

口腔卫生诊断

健康问题	相关风险和病因
牙周疾病患病风险增加	忽视口腔卫生；中等程度菌斑生物膜；每天只刷牙一次，未使用其他辅助清洁工具。邻间隙牙结石较多，探诊出血，且所有象限中存在牙周袋探诊深度>4mm
龋齿患病风险增加	无定期的口腔保健，高淀粉、碳水化合物饮食和饮用苏打水
治疗后可能出现牙齿敏感和牙龈萎缩	菌斑相关的牙龈炎症，缺乏适当的口腔卫生指导（OHI）和家庭护理

干预计划

临床治疗	宣教/咨询	口腔卫生指导
用超声与手用器械分区刮治和根面平整 使用局部麻醉和氧化亚氮来镇痛并缓解牙科焦虑 4~8周（Segelnick and Weinberg 2006） 重新评估牙周组织和探诊深度 3~4个月后预约牙周维护	牙周病的进展和病因 增加龋齿风险宣教 营养咨询 加强定期牙科随访的重要性 宣教在后期治疗中可用于缓解患者焦虑的措施追踪评估OHI的效果	电动或手动牙刷，重点是每天至少刷牙两次，每次刷牙2分钟 C型牙线或使用牙线棒进行牙缝清洁或根据患者喜好使用其他齿间辅助工具 每天使用两次抗菌漱口水且健康饮食

病程记录

在她的初次就诊期间，指导患者进行菌斑控制和口腔卫生家庭护理。该患者每天只刷一次牙，在初次就诊时没有使用牙间清洁辅助工具。建议使用带有2分钟计时器的电动牙刷或每天两次使用的手动牙刷来控制菌斑。提供含蜡的细牙线和牙线棒，以便后牙区域邻间隙的清洁，并为患者提供了C型牙线技术指导。建议在洁刮治与根面平整完成后2周，每天两次使用0.12%氯己定漱口液嗽口。患者同意用局部麻醉和氧化亚氮进行分区，手用器械刮治及根面平整，以控制疼痛和焦虑。建议在完成牙周基础治疗后3~4个月进行随访。患者似乎同意继续努力进一步改善口腔健康。

讨论

患者全口菌斑生物膜（+）龈上牙结石（+），近中龈下牙结石较多。在有效去除牙结石和生物膜后，考虑到没有牙齿松动、无根分叉病变、无吸烟史以及患者积极主动，该患者的牙周预后良好。

牙周治疗的目标包括去除菌斑和牙结石、消除探诊时的出血、减轻牙周袋深度、减少炎症、改善牙龈健康和外观以及缓解患者不适（Carnio et al. 2015；Kumar 2015）。牙齿表面残留任何生物膜或牙结石可能会增加将来菌斑堆积和附着丧失的风险（Aspriello et al. 2011；Krishna and De Stefano 2016）。有效的牙周基础治疗涉及手动和超声仪

器的结合，包括选择合适的仪器。这些取决于牙周探诊深度，牙结石数量和菌斑生物膜的存在，在刮治之前应检测牙根表面是否规则以及牙和牙根的影像学表现（Carnio et al. 2015；Krishna and De Stefano 2016；Kumar 2015；Wilkins 2009）。在治疗之前考虑这些因素可使临床医生将潜在的牙周脓肿形成和牙根表面结构改变的风险降至最低。长期的不当仪器操作和微小的牙体组织磨耗可能对根部造成累积损伤，从而增加了菌斑堆积和毒素形成的速度（Kumar 2015, p.56）。影响根部表面粗糙度的因素有很多，包括超声尖的类型、刮治器尖端的设计、施加的力、操作角度和器械的持续使用时间（Henchman et al. 2016；Kumar 2015）。成功治疗牙周疾病和龋齿，必须使用手动器械进行洁牙及根面平整。该协议为临床医生提供了更好的仪器控制和触觉感知的优势（Henchman et al. 2016；Kumar 2015）。根据其设计，通用型刮治器可用于口腔的所有区域，以进行刮治和根面平整（Darby and Walsh 2003, p.387）。区域特定型刮治器可以在口腔特定部位使用，但是临床医生必须评估用于前牙表面和后牙表面的特定器械（Darby and Walsh 2003, p.387）。一般而言，角度越尖锐、弯曲次数越多，仪器越容易达到后牙区（Darby and Walsh 2003, p.387）。有效器械的关键在于增强器械尖端的锋利度，锋利的器械为临床医生提供了更高的触觉灵敏度，更好地控制侧向压力，提高了工作效率，以及提高患者的舒适度

（Darby and Walsh 2003，p.397）。出现变钝迹象时，及时使用磨锐工具以确保尖端的锐利度，同时保留原始轮廓和设计（Darby and Walsh 2003，p. 396）。一旦选择了手动器械，临床医生就会选择正确的工作端。为了有效去除牙结石和生物膜，刀刃的角度与牙齿表面的角度在45°～90°变化（Darby and Walsh 2003，p.394）。建议使用更开放的角度用于平整根部，同时采用更紧贴的角度来钩住根部表面，以去除大量沉积物（Darby and Walsh 2003，p.394）。但是，手动仪器具有局限性，其依赖于操作技能，并且在牙周袋深处或根分叉的区域使用时较为局限（Henchman et al. 2016；Kumar 2015；Wilkins 2009）。超声波和动力设备减轻了操作者的疲劳，同时有效地清除了难以到达的区域的碎屑（Kumar 2015；Wilkins 2009）。动力设备的3种作用方式包括机械作用、空化和声学主流化（Darby and Walsh 2003，p.473）。超声仪器的类型中，磁致伸缩和压电，是指超声振动的范围，它是频率单位，为每秒循环（Darby and Walsh 2003，p.474）。磁晶尖端与交变电磁场共同作用，导致工作尖的尖端以椭圆或轨道运动振动（Darby and Walsh 2003，p.476）。压电单元的不同之处在于，当交流电施加到换能器时会发生振动，从而产生尺寸变化，该变化会传递到工作尖，工作尖以线性模式运动，因此工作尖只有两侧被激活到适应的牙齿表面（Darby and Walsh 2003，p.481）。有效的功率和超声仪器需要人工进行多方向操作，以使尖端不断移动（Henchman et al. 2016，p.137）。垂直、水平和倾斜工作尖交叉影线重叠并沿圆周方向工作可有效去除病原体（Henchman et al. 2016，p.137）。设计用于龈下洁石清除术的动力或超声工作尖的尖端比标准工作尖端薄40%～47%，长

度比手持器械深1mm，可进入龈下区域、牙根分叉、牙根凹和近端区域（Henchman et al. 2016，p.136）。

经过完整的患者评估后，建议牙周基础治疗在高功率至中功率下使用超声或其他功率驱动的洁牙机，以去除牙结石堆积物，然后在较低功率设置上使用更薄的超声尖，以去除残留物和去除生物膜（Henchman et al. 2016；Wilkins 2009）。为了去除生物膜病原体，必须在牙齿和牙根结构的整个表面上使用垂直、水平和斜线运动，并且多方向，短重叠操作（Henchman et al. 2016，p.137）。除使用超声波洁牙机去除牙结石外，灌洗和机械振动还能破坏生物膜并冲洗来自龈沟的内毒素（Henchman et al. 2016，p.136）。清扫中度至重度龈上牙结石时，将洁牙机功率调成中功率至高功率上，可以有效去除牙结石（Henchman et al. 2016；Wilkins 2009）。如果在低功率下使用中高功率配置的洁牙尖，将更容易打磨牙结石或损坏现有的牙齿结构。在中低功率下使用的纤细工作尖与手持器械相比能够深入牙龈下部，根分叉和牙根凹窝深1mm处（Henchman et al. 2016，p.136）。当选择不同的超声工作尖时，临床医生必须相应地调整功率设置。

要点

1. 有效去除生物膜和牙结石的堆积对于成功的牙周基础治疗是必不可少的。

2. 功率设置不正确的超声或电动洁牙机头可能会损坏现有的牙齿结构。

3. 选择合适的仪器和技术的目标包括最大限度地降低根部结构损坏的风险并改善组织健康。

4. 手用器械可提供更好的仪器控制力和触觉灵敏度，但与临床医生的技能关系密切。

自学问题

1. 判断题：手动器械可减少临床医生的疲劳，并更好地到达难以触及的根分叉部位。

    A. 正确

    B. 错误

2. 判断题：在进行手动或电动仪器洁治之前，临床医生必须以牙周探诊深度和X线片作为指导。在洁治之前确定牙结石，牙根粗糙度和根分叉的病变程度，使临床医生可以选择合适的器械和技术进行治疗。

    A. 这两句描述都是正确的。

    B. 这两句描述都是错误的。

    C. 第一句描述是错误的。第二句描述是正确的。

    D. 第一句描述是正确的。第二句描述是错误的。

3. 判断题：长期使用不正确的仪器可能会对牙齿结构造成损坏。对牙根表面的损害可使菌斑滞留和生物毒素形成。

    A. 这两句描述都是正确的。

    B. 这两句描述都是错误的。

    C. 第一句描述是错误的。第二句描述是正确的。

    D. 第一句描述是正确的。第二句描述是错误的。

4. 以下龈下刮治方法不包括哪一个？

    A. 倾斜

    B. 垂直

    C. 平行

    D. 水平

5. 判断题：细长的超声波工作尖仅在中度至重度的龈上牙结石时使用。较薄、较长的超声波或电动洁牙器工作尖可更好地进入牙周袋中的龈下表面。

    A. 这两个描述都是错误的。

    B. 第一个描述是错误的，第二个描述是正确的。

    C. 第一个描述是正确的，第二个描述是错误的。

    D. 这两个描述都是正确的。

参考文献

[1] Aspriello, S., Piemontese, M., Levrini, L., and Sauro, S. (2011). Ultra morphology of the root surface subsequent to hand-ultrasonic simultaneous instrumentation during non-surgical periodontal treatments: an in vitro study. Journal of Applied Oral Science 19 (1): 74–81.

[2] Bower, R. (1979). Furcation morphology relative to periodontal treatment: furcation entrance architecture. Journal of Periodontology 50 (1): 23–27.

[3] Carnio, J., Moreira, A., Jenny, T. et al. (2015). Nonsurgical periodontal therapy to treat a case of severe periodontitis. The Journal of the American Dental Association 146 (8): 631–637.

[4] Darby, M. and Walsh, M. (2003). Dental Hygiene Theory and Practice, 2e. Philadelphia: W.B. Saunders.

[5] Henchman, S., Funk, A., Debiase, C., and Frere, C. (2016). Ultrasonic instrumentation instruction in dental hygiene programs in the United States. The Journal of Dental Hygiene 90 (2): 135–141.

[6] Krishna, R. and De Stefano, J. (2016). Ultrasonic vs. hand instrumentation in periodontal therapy: clinical outcomes. Periodontology 2000 71 (1): 113–127.

[7] Kumar, P. (2015). Comparison of root surface roughness produced by hand instruments and ultrasonic scalers: an invitro study. Journal of Clinical and Diagnostic Research 9 (11): ZC56–ZC60.

[8] Segelnick, S. and Weinberg, M. (2006). Reevaluation of initial therapy: when is the appropriate time? Journal of Periodontology 77 (9): 1598–1601.

[9] Wilkins, E. (2009). Clinical Practice of the Dental Hygienist. Philadelphia: Wolters Kluwer Health/Lippincott Williams & Wilkins.

自学问题答案

1. B。手动器械可提供更好的仪器控制力和触觉灵敏度，但超声波仪器可减轻用户疲劳，并更好地进入困难的部位，如根分叉和牙根凹处。纤细的超声工作尖能够进一步深入龈下1mm。

2. A。牙周探测深度和X线片为去除生物膜和牙结石提供了参考。在刮治牙结石之前，使用龈下牙结石探针可以使临床医生确定牙结石的位置和水平，牙根表面粗糙度和根分叉。经过评估，临床医生将能够选择合适的器械和超声工作尖，以成功去除生物膜和牙结石。

3. A。长期使用不当仪器和牙齿结构的轻微刮治可能导致牙根表面不规则。这些不规则现象可能会增加菌斑滞留和毒素形成。

4. C。用于刮治的方向包括以重叠的交叉影线运动完成的垂直刮治、倾斜刮治和水平刮治。根据其设计，通用型刮治器可用于口腔的所有区域，以进行刮治和根面平整。区域特定型刮治器可以在口腔特定部位使用，但是临床医生必须评估用于前牙表面和后牙表面的特定器械设计。对于牙结石和生物膜的去除，工作尖的角度与牙齿表面应该成45°～90°。临床高效的刮治器械包括器械切割的锐度，边缘锋利器械为临床医生提供了更高的触觉灵敏度，更好地侧向压力控制，提高了工作效率，并提高了患者的舒适度。

5. B。细的超声波工作尖可用于中低度残留的牙结石和生物膜。错误的功率设置时使用的工作尖可能导致牙结石磨光或损坏牙齿结构。较薄、较细的超声波工作尖可更好地进入较深的龈下牙周袋。由于平均根分叉入口58%的情况下为0.7mm或更小，因为刮治器平均宽度为0.75mm，进不到大多数根分叉处（Bower 1979）。设计用于龈下牙周洁治术的动力或超声工作尖的尖端比标准工作尖尖端直径少40%～47%，具有比手动器械深1mm的长柄，可进入龈下区域、根分叉、根凹处和牙间隙。动力的作用方式包括机械作用、空化和声学主流化。磁晶尖端与交变电磁场共同作用，导致工作尖的尖端以椭圆或轨道运动振动。压电单元的不同之处在于，当交流电施加到换能器时会发生振动，从而产生尺寸变化，并传递到尖端，尖端以线性模式移动，尖端的两侧仅激活到适应的牙齿表面。

病例2

重新评估和维护

病例描述

患者61岁，女性。接受手术和牙周基础治疗，需要进行评估。

基于问题的学习目标和目的

■ 描述首诊口腔卫生治疗（洁牙和根面平整）后的评估

■ 正确评估口腔卫生保健计划中为每名患者制定的口腔健康目标的关键指标

■ 根据患者的个人需求为患者制订个性化的牙周维护计划

■ 了解导致牙周疾病复发的因素

口腔疾病史

经过多年的牙周治疗，患者表示她不想再去看专科医生，不想进行牙周手术，并且"只是想保持"她现在的牙周状况。该患者既往有牙周手术史、牙周维护治疗史，最后一次右上（UR）和左上（UL）象限的洁牙和根面平整于2012年完成。她抱怨#12种植牙与#13近中咬合（MO）修复体之间有出血和食物滞留。

疾病史

该患者正在接受1型糖尿病和甲状腺功能减退的治疗。两种病情都已被控制。她定期去看医生，并按医嘱服药。无过敏史。

- 药物史：
  - 胰岛素：100U/mL；
  - 捷诺维：100mg；
  - 优甲乐（左甲状腺素）：100ug。
- 生命体征：
  - 血压：135/80mmHg；
  - 脉搏：70次/分钟；
  - 呼吸：14次/分钟；
  - 糖化血红蛋白（A1C）测试：7。

社会史

该患者报告青少年时期有吸烟史，但是目前没有吸烟或饮酒。她的工作朝九晚五，所以希望预约治疗可以安排在周末上午。

口腔检查

口外检查和口内软组织检查均在正常范围内。#7牙和#8牙牙龈检查显示出中等程度的牙龈炎，#7牙为种植体，#8牙为烤瓷冠。上颌余牙的牙龈为浅粉红色，在颊侧和舌侧均有4~5mm的牙龈凹陷。#8

牙和#13牙的探诊出血。该患者表现出轻度的广泛性菌斑积聚。#8牙远舌侧和远颊侧探出中度局限性龈下牙结石。该牙齿上最深的探诊深度是在近舌和近颊处的8mm牙周袋，用塑料探针可以探查到邻牙#7的种植体的螺纹。#12种植牙和#13MO修复体之间存在开放的邻间隙。#15牙Ⅲ度松动。目前，患者每天用电动牙刷刷牙两次，每周使用三至四次牙间刷。

影像学检查

X线片显示上颌存在普遍的中度至重度水平骨缺损（图4.2.1）。#7牙的近中和#8牙的远中显示严重的垂直骨缺损。#5牙、#7牙（图4.2.2）和#12为种植牙。

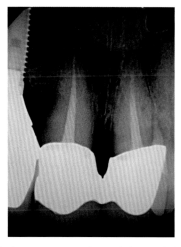

图4.2.1 X线片显示#7和#8之间严重的骨质流失。

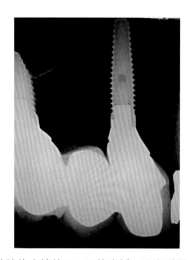

图4.2.2 种植体支撑的#5-#7烤瓷桥。注意种植牙#7的近中发生垂直骨丢失。

口腔卫生诊断

健康问题	相关风险和病因
牙周疾病	与1型糖尿病有关；未定期进行口腔健康护理
根面龋和牙齿敏感	由于外科和非外科牙周手术而导致的临床附着丧失
口干症	和服用1型糖尿病药物有关
探诊出血	生物膜堆积
	局部龈下牙结石，修复体之间开放的邻间隙

干预计划

临床治疗	宣教/咨询	口腔卫生指导
每次复诊都要检查最新的糖化血红蛋白（A1C）水平；回顾病史；确保患者在治疗之前进食	糖尿病和牙周疾病之间的关系（影响伤口愈合）	至少每天两次使用手动或电动牙刷进行改良的Stillman刷牙法
用超声器械，手工器械，种植体维护器械和超声塑料工作尖清洁#7牙和#8牙，并进行根面平整	强调定期医学评估对控制系统疾病的重要性	用牙间刷和含蜡或不含蜡的牙线清理烤瓷桥下的残渣
在#8牙龈下放置1mg（Arestin）的盐酸米诺环素	教育健康的生活方式、饮食和运动	每天两次使用唾液替代品漱口水和口干症所需的其他唾液替代品
牙周维护	由于暴露的根部而增加了龋齿风险和根部敏感性	使用含氟牙膏或脱敏牙膏
4～8周后重新评估#7和#8牙根面暴露处涂5%氟保护漆	宣教如何对天然牙和种植体进行适当的生物膜控制	提供涂氟或涂氟保护漆后的注意事项
3个月的牙周维护	宣教牙周非手术治疗的好处、重要性和必要性	使用水牙线清理邻面食物残渣
	定期复诊以维护牙周	
	解释氟保护漆的好处	

病程记录

该患者患有严重牙周病并且有手术及牙周维护治疗史。#8牙上存在严重的垂直向骨吸收和活动性局部牙周病。患者倾向于放弃进一步的手术治疗，并选择保守牙周支持治疗。她目前每天要刷牙2~3次，交替使用电动牙刷和手动牙刷。她使用牙间刷进行牙齿邻面清洁，并偶尔用抗菌漱口水漱口。根据最初的口腔卫生指导，建议在日常口腔卫生维护中，除了使用牙间刷和牙线外，还建议使用水牙线清洁烤瓷桥和种植体桥区域。告知患者牙周疾病与糖尿病之间的关系，因为这与创建可行的牙齿卫生维护计划有关。

讨论

初步评估包括疾病史、口腔疾病史、社会史、影像学检查和临床症状（图4.2.3）。考虑所有因素后，临床医生可以制订可行的护理和维护计划，以获得持续护理和最佳口腔健康（Costa et al. 2015，p.2）。制订维护计划的影响因素包括牙周疾病复发和进展的风险、龋齿的风险、口腔癌的风险、易感疾病如艾滋病毒/艾滋病等，牙科治疗史，控制生物膜能力和依从性（Wilkins 2009，p.755~757）。当前关于种植体和种植体维护的指南并未明确定义，也没有基于对自然牙病患者的建议，什么是种植体维护和牙周组织的最佳选择方案（Bidra et al. 2015，p.61）。通常，患者的依从性成为复诊预约和生物膜控制的主要影响因素（Costa et al. 2015；Wilkins 2009）。未定期复诊会增加牙周炎复发和进展的风险（Costa et al. 2015，p.2）。牙周病进展的研究表明该疾病随时间的发展呈进行性加重（Bidra et al. 2015，p.61）。

口腔治疗操作后，可能在口内残留大量病原体。在牙周刮治术后的60天内，这些病原体可能会重新繁殖。牙周病原体还分布在诸如舌头、扁桃体、唾液和颊黏膜以及其他非牙周部位的口腔环境中。系统性治疗必须考虑这些部位可能引起再感染的可能性。某些化学试剂已证实在牙周刮治术和牙周手术后可有效抑制菌斑。目前已知牙周病是感染性疾病，并且治疗目标集中在减少和去除菌斑。抗菌产品可以用作辅助药物，但不能替代牙周非手术或外科手术治疗。消除所有口腔细菌并不是医疗的目标，因为许多生活在口腔环境中的细菌都是有益的（Weinberg et al. 2015，p.334）。

种植体失败的主要风险因素是定植菌。种植体的脱落可能是由细菌感染引起的，该细菌感染是由于种植体成功植入后细菌在植入物周围重新聚集而引起的（Weinberg et al. 2015，p.131）。用于描述种植体周围软组织炎症的术语称为种植体周围黏膜炎。用于描述种植体周围的软组织和硬组织发炎导致骨质流失的术语称为种植体周围炎。该疾病的治疗方法包括牙周洁刮治术、个性化的口腔卫生指导、口腔冲洗、全身性使用抗生素、手术治疗或最终拔除（Weinberg et al. 2015，p.131）。口腔情况复杂和种植体修复的患者，像本病例中的患者那样，需要长期的个性化专业护理和定期复诊才能成功（Bidra et al. 2015，p.61）。

为了去除植体表面的菌斑，临床医生可以选择使用塑料或Teflon涂层的手动器械和/或经认可可用于种植体的塑料工作尖超声器械（Darby and Walsh 2003，p.1038）。金属器械、金属超声器械或研磨性抛光膏可能会划伤植体或在植体表面形成凹凸不平的纹路，因此不应在种植体中使用（Darby and Walsh 2003，p.1038）。另外，可以

回顾疾病史
- 评估当前的健康状态
- 评估任何症状
- 生命体征
- 系统性疾病控制

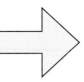

亚健康或未控制的系统性疾病=延缓治疗或转诊

口内/口外检查
- 评估口腔癌增加的风险
- 吸烟/酒精/药物史（目前在用）
- 评估口腔其他情况（口干症、口腔念珠菌病、龈乳头萎缩）

口腔评估
- 龋病风险
- 菌斑堆积因素（不良修复体、悬突、咬合等）
- 影像学评估

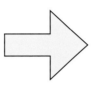

牙医会根据患者的风险因素或需求，酌情考虑患者拍摄X线片的次数和频率

牙周评估
- 牙周检查记录（探查深度、出血部位、渗出物）
- 评估牙龈（大小、形状、附着度）
- 菌斑指数
- 根分叉病变
- 牙齿松动度

口腔卫生评估
- 口腔卫生健康现状
- 患者对于菌斑的认知和自洁能力
- 患者对于制订的口腔卫生保健计划的依从性

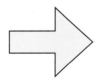

为了维护良好的口腔卫生健康和护理，患者须共同参与治疗

图4.2.3　对牙齿卫生护理过程的重新评估和维护。

使用钛金属刮治器。牙周探针可用于种植体周围的评估，但应谨慎使用，以免破坏生物封闭（Darby and Walsh 2003，p.1038）。

要点

1. 植体维护成功与否取决于患者的复诊依从性。

2. 不建议将金属器械用于种植体，因为它们可能会损伤种植体的表面。

3. 控制全身系统性疾病对于维护口腔健康至关重要。

4. 临床医生在复诊评估时应关注患者的牙龈评估、牙周探诊和菌斑指数。

自学问题

1. 判断题：在为控制较好的糖尿病患者进行刮治和根面平整后，适当的复诊间隔通常安排为6个月。

    A. 正确

    B. 错误

2. 以下哪些是导致牙周疾病复发的因素？

    A. 系统性疾病

    B. 患者缺乏依从性

    C. 菌斑控制不佳

    D. 不良修复体

    E. 上述所有的

3. 判断题：刮治和根面平整完成后，疾病的进程停止并且不再复发。口腔卫生维护周期可能会因多种因素而波动，包括疾病的进展。

    A. 这两句描述都是正确的。

    B. 第一句描述是正确的，第二句描述是错误的。

    C. 第一句描述是错误的，第二句描述是正确的。

    D. 这两句描述都是错误的。

4. 判断题：塑料和钛金属器械以及塑料工作尖超声器械可用于种植体。

    A. 正确

    B. 错误

5. 判断题：种植体成功植入后，种植体周围的炎症和细菌繁殖可能最终导致种植失败。

    A. 正确

    B. 错误

参考文献

[1] Bidra, A., Daubert, D., Garcia, L. et al. (2015). Clinical practice guidelines for recall and maintenance of patients with tooth-borne and implant-borne dental restorations. Journal of Prosthodontics 25 (S1): S32–S40.

[2] Costa, F., Cota, L., Cortelli, J. et al. (2015). Surgical and non-surgical procedures associated with recurrence of periodontitis in periodontal maintenance therapy: 5-year prospective study. PLoS One 10 (10): e0140847.

[3] Darby, M. and Walsh, M. (2003). Dental Hygiene Theory and Practice, 2e. Philadelphia: W.B. Saunders.

[4] Weinberg, M., Westphal Thiele, C., From, S., and Segelnick, S. (2015). Comprehensive Periodontics for the Dental Hygienist, 4e. Upper Saddle River, N.J: Pearson Education.

[5] Wilkins, E. (2009). Clinical Practice of the Dental Hygienist. Philadelphia: Wolters Kluwer Health/Lippincott Williams & Wilkins.

自学问题答案

1. B。没有固定的复诊间隔时间，最佳的维护周期应该根据每名患者的个人需求来定。患者的疾病史、社会史、牙周检查、影像学检查以及口腔卫生保健计划的目标决定了复诊间隔。

2. E。牙周疾病的复发因素包括伴有系统性疾病，如（糖尿病或HIV）、患者缺乏依从性，不按时复诊或菌斑控制不佳，患者缺乏动力或患者的手动能力不足而导致菌斑控制不佳或修复失败。

3. C。非手术口腔卫生治疗可能会阻止疾病的进展，但患者必须了解牙周病可能复发以及就诊依从性和维护治疗的重要性。维护时间的间隔基于众多因素，包括疾病进展的任何症状。

4. A。不建议将金属器械用于种植体，因为它们可能会损伤种植体的表面。

5. A。由于细菌繁殖，种植体周围的炎症可能导致种植失败。

病例3

口腔卫生指导的有效性

病例描述

患者59岁，女性。在牙科诊所就诊，已进行完整的牙科评估，主诉："我感觉牙齿有些松动。"一年前，患者遭受了脊髓损伤，严重破坏了其C5和C6椎骨。她使用助行器保持平衡，机能水平中等，身体右侧活动受限。患者有家庭健康护理人员，并每周3~4天帮助她做家务。患者说，在发生意外之前，她身体健康，是一名狂热的跑步爱好者、游泳爱好者和网球运动员，并没有全身或口腔疾病，只有在感到疼痛时才去看医生。

基于问题的学习目标和目的

■ 在选择牙周基础治疗后制订口腔卫生指导计划时，应确定影响患者护理的潜在因素

■ 制订口腔卫生指导计划，并使患者和照顾她的护理人员共同参与

■ 明确何时需要更改口腔卫生健康指导

■ 为患者提供及时反馈和健康指导

口腔疾病史

患者说她至少5年没有进行牙科治疗。除非她感到疼痛或不适，否则她不会常规进行牙科护理。她每天用电动牙刷刷牙1~2次，偶尔使用含蜡牙线清洁邻面。由于自发感到牙齿松动，因此患者尽量避免在右侧咀嚼。

疾病史

1年前，该患者在一场车祸后脊髓遭受了损伤。事故使患者C5和C6椎骨受伤而导致胸部以下瘫痪。经过积极的物理和专业治疗后，患者通过使用助行器恢复了部分活动能力。目前未服用任何药物，但在发生意外后，遵医嘱服用了类固醇皮质激素，以预防因意外而并发脊髓炎。她目前继续接受物理和专业治疗，无已知过敏史。

- 生命体征：
  - 血压：124/76mmHg；
  - 脉搏：68次/分钟；
  - 呼吸：14次/分钟。

社会史

患者无吸烟史。偶尔饮酒，每周喝1~2杯酒。在发生事故之前，经常运动。每周跑步3~4次，游泳，打网球。目前，她在理疗期间游泳锻炼身体，并与改善手部灵活性的职业治疗师一起工作。患者经营着一家小企业，由于行动不便，没有回到以前朝九晚五的工作。自称是糖果爱好者，喜欢吃各种

糖果和巧克力点心的零食。

口腔检查

患者的口内检查和口外检查均在正常范围内。牙龈的整体外观为深红色，右上（UR）和左下（LL）区域齿龈边缘变钝。

下颌检查发现普遍2~4mm的牙龈退缩。患者抱怨温度等刺激会产生一过性敏感。X线片检查#1-#3牙、#18牙和#19牙呈现严重炎症。整个牙列局部探诊时普遍出血，下前牙有较多龈上牙结石。且下颌前牙牙列拥挤。探诊#1-#3牙和#19牙时有渗出液。#1-#3牙、#18牙和#19牙Ⅲ度松动。#20牙及#4牙的远中发现继发龋。

影像学检查

X线片显示#1-#3牙、#18牙和#19牙周围严重骨缺损（图4.3.1）。

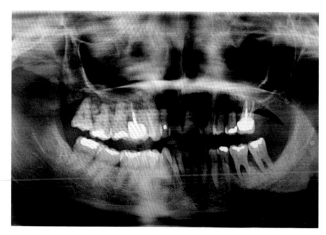

图4.3.1　口腔全景X线片。

口腔卫生诊断

健康问题	相关风险和病因
牙周疾病和牙齿松动	忽略牙齿和口腔健康；长期使用类固醇产生的副作用
继发龋	忽视口腔健康；高糖饮食；长期使用类固醇产生的副作用和患者残疾导致口腔清洁能力下降
根面暴露和敏感	附着丧失和生物膜堆积

干预计划

临床治疗	宣教/咨询	口腔卫生指导
牙周清创术，局部刮治和根面平整表面和局部麻醉以降低患者敏感性	牙周疾病的进展	运用改良的Stillman刷牙法，将牙刷手柄改良便于患者抓握
抗菌治疗	教育牙周维护的重要性	使用带手柄的牙线棒可进行邻间隙清洁，根据患者的能力，额外使用牙周护理辅助工具
用5%氟保护漆预防过敏和龋齿	必要时进行维护2~3个月	
4~8周的牙龈再评估和强化日常护理	教育辅助疗法，并纳入日常口腔家庭护理	
3个月的牙周维护	营养咨询	使用含氟牙膏和含氟漱口水
	阐述药物史、饮食和龋齿之间的关系	

病程记录

患者其右上和左下牙列牙周炎症较重。由于牙齿Ⅲ度松动，且存在渗出液以及牙槽骨缺失和牙龈附着丧失，牙医建议拔除#1-#3牙、#18牙和#19牙（图4.3.2）。患者同意拔除#1-#3牙、#18牙和#19牙、#12-#14牙、#20牙和#30-#32牙进行局部洁刮治和根面平整，并进行全口牙周洁刮术（图4.3.3和图4.3.4）。

讨论

在完成牙周基础治疗后，需要全面评估患者的情况，并为特殊患者制订个性化口腔卫生保健计划。牙周组织的健康维护仍然是当务之急。患者的依从性可能会影响个人口腔卫生效果（Wilkins 2009，p.382~383）。首诊检查时，必须评估牙周疾病的严重程度和预期效果，因为它与患者的依从性、治疗的成功率以及建立可接受的口腔卫生家庭护理方案有关（Wilkins 2009，p.374～375）。为了获得最佳的治疗效果，在整个牙周维护过程中，患者的依从性及医生的督促作用是非常重要的（Wilkins 2009，p.383），这增加了牙周疾病管理和口腔卫生护理的成功率。

由于患者牙龈萎缩和牙根暴露而致敏感性增高，建议运用Bass刷牙法和改良的Stillman的刷牙法。Stillman刷牙法对牙齿创伤较小，因为刷毛不直接指向龈沟（Darby and Walsh 2003，p.355）。改良后增加了转动过程，在清洁完牙颈部后，刷毛向咬合面转动以清洁整个唇侧和舌侧表面（Darby and Walsh 2003，p.355）。对于该患者，必须个性化定制口腔自我护理设备。可以参考自行车手柄、汽水罐、网球或软橡胶球球拍，增大手柄直径并定制个性的口腔卫生设备以适应患者的抓握能力（Darby and Walsh 2003，p.774）。可使用间隙刷清理邻面。当牙龈正常附着时，最好用牙线或牙带去除生物膜。对于该患者而言，无法使用常规牙线清洁邻面。患者可以使用加大直径手柄的牙线棒清理邻面。如果牙龈附着减少或缺失，则邻间隙较大，如#18和#19之间（图4.3.2），所以需要

其他清除碎屑的方法（Darby and Walsh 2003，p.361）。牙间刷有各种型号，可以较好地清理邻面残渣（Blue 2017，p.497）。圆锥形或锥形设计的牙间刷可适合齿间空间（Darby and Walsh 2003，p.371）。单次口腔卫生指导对进行长期的牙周治疗或行为改变效果不佳（Yuen 2013，p.2）。经常回访以监测患者的病情，包括家庭护理的口腔卫生指导，对患者成功进行口腔卫生维护是非常有必要的。

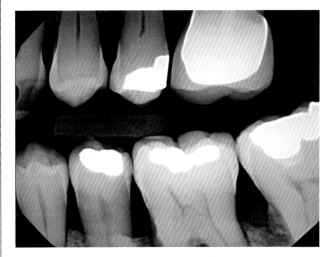

图4.3.3 左侧的咬翼片显示了严重骨缺损。

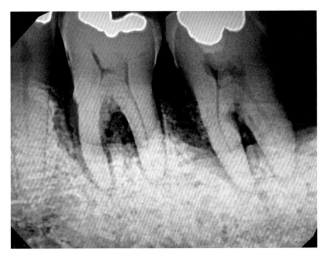

图4.3.2 #18牙和#19牙的左下X线片显示根分叉受累。

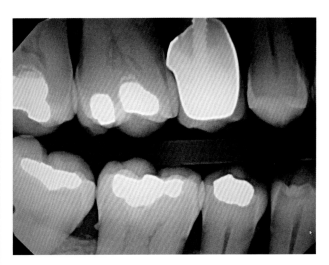

图4.3.4 右侧的咬翼片显示近中牙结石伴水平骨缺损。

要点

1. 影响患者口腔卫生维护的因素包括精神和身体障碍。

2. 患者日常口腔卫生自我护理的依从性是牙周基础治疗取得成功的关键。

3. 为了有效地去除有特殊需要的患者的口腔食物残渣和碎屑，可能需要对牙刷和口腔卫生辅助工具进行改良。

自学问题

1. 判断题：在制订口腔卫生指导计划时，对于临床医生而言，重要的是要考虑到患者任何护理障碍，如电动牙刷的成本或患者握柄的能力。

　　A. 正确

　　B. 错误

2. 判断题：在牙龈附着正常时最好使用牙间刷清理邻间隙。

　　A. 正确

　　B. 错误

3. 判断题：在复诊治疗期间，临床医生应评估患者口腔卫生依从性，并确定是否需要进行计划修改。

　　A. 正确

　　B. 错误

4. 判断题：改良的Stillman刷牙法适合牙龈萎缩的患者。

　　A. 正确

　　B. 错误

参考文献

[1] Blue, C. (2017). Darby's Comprehensive Review of Dental Hygiene, 8e. St. Louis: Elsevier.
[2] Darby, M. and Walsh, M. (2003). Dental Hygiene Theory and Practice, 2e. Philadelphia: W.B. Saunders.
[3] Wilkins, E. (2009). Clinical Practice of the Dental Hygienist. Philadelphia: Wolters Kluwer Health/Lippincott Williams & Wilkins.
[4] Yuen, H. (2013). Effect of a home telecare program on oral health among adults with tetraplegia: a pilot study. Spinal Cord 51 (6): 477–481.

自学问题答案

1. A。影响因素可能包括身体，精神和经济因素。当推荐用于患者家庭常规护理的口腔辅助清洁工具时，对于临床医生而言，考虑影响患者的任何护理障碍是非常重要的。

2. B。当牙龈附着正常时，用牙线或牙带去除生物膜效果最好。

3. A。菌斑控制的有效性取决于对患者的依从性。临床医生有责任进行及时的督促、宣教及对护理计划进行修改。

4. A。改良的Stillman刷牙法创伤较小，因为使用时不直接指向龈沟。

第5章

药理学

病例1

疼痛和焦虑控制：镇痛药

病例描述

患者59岁，亚洲男性。主诉："我的右上颌固定桥周围偶尔会出现疼痛和食物嵌顿。"

基于问题的学习目标和目的
- 了解正确使用系统性镇痛药缓解口腔疼痛
- 了解使用全身镇痛药相关的问题

疾病史

患者的高血压病史有重要参考意义。目前使用的药物包括氢氯噻嗪25mg和阿替洛尔25mg。

系统回顾

- 生命体征：
  - 血压：134/72mmHg；
  - 脉搏：69次/分钟；
  - 呼吸：12次/分钟。

口腔疾病史

患者主诉，他已经至少25年没有看过牙医了。曾经有过拔牙史和安装了右上颌及左下颌的固定桥。患者说，他每天只刷一次牙，从来没有用过牙线。

社会史

患者从11岁开始每天吸一包烟（48年烟龄），从不喝酒。

口内/口外检查

口外检查未见明显异常，无肿胀、肿块。口内检查显示患者口腔卫生普遍较差，呼吸中有非常强烈的烟草气味。牙龈普遍纤维化，探诊有轻微出血。牙周探诊深度为5~12mm，所有磨牙普遍有严重根分叉病变。无对颌牙的#16牙受到挤压，龋坏严重（图5.1.1）。

诊断

广泛型重度慢性牙周炎（Armitage 1999）。

治疗计划

患者最初的治疗计划包括戒烟咨询、家庭护理教育和拔除#1牙、#3牙、#14牙、#16牙、#18牙、#29牙和#30牙。布洛芬400mg联合对乙酰氨基酚每6小时500mg，可有效控制术后疼痛。经过刮治和根面平整治疗，过渡性制作可摘局部义齿。

讨论

专业牙医的主要任务之一就是减轻患者口腔疼

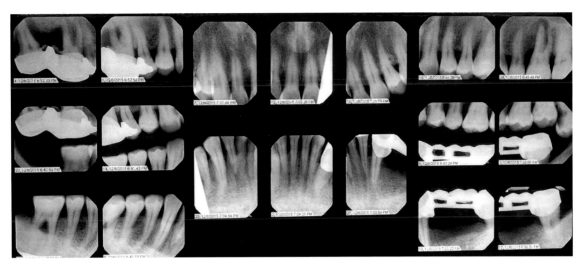

图5.1.1 全口系列X线片。

表5.1.1 常用的全身镇痛药

麻醉药	品牌名称	时效	副作用	非处方/处方
阿司匹林	拜耳	每6小时325~650mg	抗血小板作用 消化道出血 哮喘加重 与华法林的相互作用 耳鸣/耳毒性	非处方药
布洛芬	美林	每6小时200~600mg	抗血小板作用 消化道出血 哮喘加重 肾功能改变	非处方/处方
萘普生钠	Aleve	每8小时220~550mg	抗血小板作用 消化道出血 加重哮喘 肾功能改变	非处方/处方
二氟尼柳	待福索	每12小时500mg	抗血小板作用 胃肠道出血 与华法林交互作用 加重哮喘 耳鸣/耳毒性	处方
对乙酰氨基酚	泰诺	每6小时325~650mg	肝毒性	非处方

痛。牙病和牙病的治疗都有可能引起疼痛。大多数牙痛都有炎症成分。用于治疗牙痛的最有效的镇痛药都具有消炎作用（表5.1.1）。

非甾体抗炎药（Nonsteroidal anti-inflammatory drugs，NSAIDs）是最常见的用于缓解口腔疼痛的药物，有处方药（Prescription，Rx）和非处方药（Over the counter，OTC）可供选择。非甾体抗炎药具有镇痛、消炎、解热和抗血小板特性（表5.1.2）。非甾体抗炎药的主要作用机制是通过环氧合酶（Cyclooxygenase，COX）竞争性、可逆地抑制花生四烯酸转化为前列腺素。环氧合酶有两种同工型，COX-1和COX-2。花生四烯酸通过COX-1酶转化为血栓素A2，导致血小板聚集。花生四烯酸通过COX-2酶转化为前列腺素，导致炎症和疼痛。

表5.1.2　阿司匹林和非甾体抗炎药抑制环氧合酶的效果（"4A类非甾体抗炎药"）

镇痛药
消炎药
解热药
抗血小板作用

有几种非甾体抗炎药产品，每种产品在阻断COX-1和COX-2的能力上都有细微的差异。这些差异说明了产品在效力、剂量、药物不良反应和临床治疗适应证方面的不同。非甾体抗炎药作为一类药物，被认为具有引起胃肠道出血、肾（肾功能）改变、易感人群哮喘加重以及抗血小板聚集可能引起术后出血等副作用。新的非甾体抗炎药已经被开发出来，是选择性的COX-2抑制剂；然而，它们被认为增加了心血管事件的风险（Laskarides 2016）。

非甾体抗炎药具有潜在的药物相互作用，因为它们对环氧合酶有影响（表5.1.3）。非甾体抗炎药可能会降低某些降压药物（β受体阻滞剂、血管紧张素转换酶抑制剂和利尿剂）的降压效果。非甾体抗炎药可增强磺酰脲类口服降糖药的降糖作用。非甾体抗炎药还可能增加精神药物——锂的血液水平，导致潜在的锂中毒。

最常用的非甾体抗炎药是布洛芬和萘普生钠。布洛芬有非处方药和处方药两种剂型，常规剂量为每6小时200~600mg。萘普生钠有非处方药和处方药两种剂型，常规剂量为每8小时220~550mg。

阿司匹林是一种水杨酸盐非麻醉性镇痛药，具有镇痛、消炎、解热和抗血小板聚集的特性。阿司匹林不可逆转地阻断COX-1和COX-2，并被认为比非甾体抗炎药具有更强的抗血小板活性。小剂量阿司匹林（每天81mg）由于其抗血小板特性，经常被医生推荐用于预防中风或心脏病发作。阿司匹林通常的止痛剂量是每6小时325~650mg。处方药二氟尼柳是一种水杨酸盐，每12小时服用500mg。除了胃肠道出血、哮喘加重、肾功能改变和抗血小

表5.1.3　环氧合酶抑制和前列腺素减少引起的潜在药物相互作用

噻嗪和环状利尿剂（用于高血压）的有效性降低
β受体阻滞剂（用于高血压）疗效降低
血管紧张素转换酶抑制剂（用于高血压）的有效性降低
磺胺类药物（用于糖尿病）的有效性增加，锂（用于双相情感障碍）的血液水平和毒性增加。

板作用等常见副作用外，水杨酸盐还具有眩晕、耳鸣和耳毒性等独特副作用。当水杨酸盐与其他耳毒性药物（如髓袢利尿药）一起使用时，耳毒性的风险会增加（Weinberg et al. 2013）。

水杨酸盐与其他环氧合酶阻滞剂具有相同的潜在药物副作用。水杨酸盐的副作用是将抗维生素K的血液稀释剂华法林从其血浆蛋白结合位点上置换出来，增加治疗血中活性华法林的水平。服用治疗水平的华法林的患者应非常谨慎地使用阿司匹林，因为华法林升高的血液水平和阿司匹林的抗血小板作用都有导致术后出血的重大风险（表5.1.4）。乙酰氨基酚是一种不属于特定类别的药物。它不是水杨酸盐；不是非甾体抗炎药；更不会阻断环氧合酶。乙酰氨基酚的确切作用机制尚不清楚。其作用理论包括可能使环氧合酶失活、抑制硝酸产生或阻断前列腺素（Guggenheime and Moore 2011；Moore and Hersh 2013；Laskarides 2016）。对

表5.1.4　谨慎使用止痛药的特殊患者群体

身份	副作用
消化性溃疡病患者	阿司匹林和非甾体抗炎药可能导致消化道出血
酒精中毒患者	阿司匹林和非甾体抗炎药可能会导致消化道出血 对乙酰氨基酚是肝毒性的
肾脏疾病患者	非甾体抗炎药可能改变肾功能
服用华法林的患者	阿司匹林可降低华法林的蛋白结合量，阿司匹林和非甾体抗炎药有抗血小板作用
高血压患者	非甾体抗炎药可能会降低降压药的疗效
糖尿病患者	非甾体抗炎药可提高磺胺类药物的疗效
关节炎患者	患者可能正在服用其他非甾体抗炎药，非处方或处方药

乙酰氨基酚具有镇痛和解热特性，但不具有抗炎或抗血小板特性。它的紧急止痛特性低于非甾体抗炎药。乙酰氨基酚每6小时325~650mg，偶尔每6小时1000mg。一般认为，如果按照指导使用，它对大多数患者（包括儿童和孕妇）都是安全的。与水杨酸盐或非甾体抗炎药不同，它与消化道出血无关，也不抑制血小板聚集。对乙酰氨基酚具有肝毒性，当剂量过大、与其他肝毒性药物一起使用，或个人每天饮用3种或3种以上酒精饮料时，会导致严重的肝脏损伤（可能致命）（Guggenheime and Moore 2011）。美国食品药品监督管理局（FDA）建议对乙酰氨基酚每天最大剂量为4000mg。最近，一家领先的乙酰氨基酚药品制造商出于对肝脏毒性的担忧，修改了包装说明，每天最大剂量为3000mg（Moore and Hersh 2013）。

由于市场上销售多种含有对乙酰氨基酚的非处方药用于治疗各种症状（咳嗽和感冒产品、偏头痛产品、关节炎疼痛产品等），患者服用不适当剂量的对乙酰氨基酚并发"肝脏事件"的风险变得复杂起来，这是因为市场上销售的多种含有对乙酰氨基酚的非处方药产品都针对各种症状（咳嗽和感冒产品、偏头痛产品、关节炎疼痛产品等）。产品包装背面经常用小号字体标明对乙酰氨基酚的成分。很多患者没有阅读成分标签，认为产品是安全的，因为它可以在非处方药上买到。如果患者服用对乙酰氨基酚来缓解牙痛，他们可能没有意识到重复用药的可能性（表5.1.5）。谨慎的临床医生会定期询问他的患者正在服用的所有药物（处方药和非处方药），以避免不合理用药。

联合镇痛是治疗术后口腔疼痛的常用方法。布洛芬每6小时一次200~600mg联合对乙酰氨基酚500~1000mg的使用已经在多项疼痛研究中进行了验证，已经证明，这种组合提供的镇痛效果优于任何一种产品单独使用和较低剂量提供的镇痛效果（Ong et al. 2010；Moore and Hersh 2013）。布洛芬–对乙酰

表5.1.5 可能含有对乙酰氨基酚的非处方药产品

止咳感冒品产品
感冒和流感产品
偏头痛缓解产品
关节炎止痛产品
缓解痛经产品
背部止痛产品

氨基酚联合疗法对于中度到重度疼痛的缓解效果也被证明与常见的对乙酰氨基酚–阿片联合疗法（对乙酰氨基酚和可待因、对乙酰氨基酚和氢可酮、对乙酰氨基酚和羟考酮）相当，且没有阿片类药物治疗的固有风险（Ong et al. 2010；Moore and Hersh 2013）。

要点

1. 对乙酰氨基酚并不是已知的致畸剂，通常认为在怀孕期间按照指导使用是安全的。对乙酰氨基酚不是麻醉剂，也不会导致麻醉性（阿片）成瘾。对乙酰氨基酚是一种已知的肝毒素，可能会导致严重的肝脏损伤。这种风险在每天饮用3种或3种以上酒精饮料或使用其他肝毒性药物的个人中会大大增加。众所周知，水杨酸盐类药物（如阿司匹林）会引起耳鸣。

2. 非甾体抗炎药与对乙酰氨基酚的联合使用比单独使用任何一种产品都能以更低的剂量提供更好的止痛效果。原因尚不清楚，因为对乙酰氨基酚的作用机制尚不清楚。虽然非甾体抗炎药通过与花生四烯酸竞争并阻断环氧合酶的作用来发挥作用，但对乙酰氨基酚可能通过使环氧合酶本身失活来发挥效用。非甾体抗炎药和对乙酰氨基酚的联合使用可提供与对乙酰氨基酚和阿片类麻醉剂联合使用相媲美的止痛效果，同时避免镇静和功能受损的不良影响。

3. 心房颤动是心律失常的一种。心脏支架被用于冠心病的治疗。心房颤动和冠心病都用抗凝血剂治疗。华法林是一种抗维生素K的抗凝血剂，可以改变凝血级联反应，是一种高蛋白质结合的药物。非蛋白结合的华法林抑制维生素K依赖的凝

血因子 II、因子 VII、因子 IX 和因子 X 的合成。阿司匹林取代了蛋白结合位点上的华法林，增加了活性游离华法林的水平。活性游离华法林会增加出血的可能性。氯吡格雷是一种抗血小板药物。它抑制血小板聚集，就像阿司匹林和萘普生钠一样。这种组合增加了出血的可能性。对乙酰氨基酚不具有抗血小板活性，它与血浆蛋白的结合度也不高。

自学问题

1. 最近，一家主要药物制造商建议将对乙酰氨基酚每天最高剂量由4000mg减至3000mg。此更改是由于以下哪一项担忧？

    A. 对乙酰氨基酚是一种已知的致畸物质

    B. 对乙酰氨基酚会导致麻醉成瘾

    C. 对乙酰氨基酚可能会导致严重的肝脏损伤

    D. 对乙酰氨基酚可能会引起耳鸣

2. 以下哪项陈述证明使用非甾体抗炎药和对乙酰氨基酚联合治疗术后牙痛是合理的？

    A. 这种组合提供的疼痛缓解效果优于任何一种药物单独使用的效果

    B. 这种组合提供的疼痛缓解效果与对乙酰氨基酚和阿片类麻醉剂的组合相当

    C. 这种组合在使用较低剂量的任何一种药物的同时提供了卓越的止痛效果

    D. 以上都是

3. 您的患者被诊断为广泛性中度慢性牙周炎。临床检查发现牙周探诊深度为6~7mm，探诊时有全身疼痛和出血。回顾病史显示心房颤动和心脏支架置入术。目前的药物包括华法林5mg和氯吡格雷75mg，每天一次。您的患者担心术后的不适。以下哪种止痛方案最合适？

    A. 阿司匹林650mg，每6小时一次

    B. 萘普生钠220mg，每8小时一次

    C. 对乙酰氨基酚500mg，每6小时一次

    D. 以上都不是

参考文献

[1] Armitage, G. (1999). Development of a classification system for periodontal diseases and conditions. Ann. Periodontol. 4: 1–6.
[2] Guggenheimer, J. and Moore, P.A. (2011). The therapeutic applications of and risks associated with acetaminophen use. A review and update. J. Am. Dent. Assoc. 142 (1): 38–44.
[3] Laskarides, C. (2016). Update on analgesia medication for adult and pediatric dental patients. Dent. Clin. N. Am. 60: 347–366.
[4] Moore, P.A. and Hersh, E.V. (2013). Combining ibuprofen and acetaminophen for acute pain management after third-molar extractions. Translating clinical research to dental practice. J. Am. Dent. Assoc. 144 (8): 898–890.
[5] Ong, C.K., Seymour, R.A., Lirk, P., and Merry, A.F. (2010). Combining paracetamol (acetaminophen) with nonsteroidal anti-inflammatory drugs: a qualitative systemic review of analgesic efficacy for acute postoperative pain. Anesth. Analg. 110 (4): 1170–1179.
[6] Weinberg, M.A., Theile, C.M., and Fine, J.B. (2013). Drugs for pain control. In: Oral Pharmacology for the Dental Hygienist, 2e, 87–109. Upper Saddle River, NJ: Pearson.

附加来源

[1] Moore, R.A., Wiffen, P.J., Derry, S. et al. (2015). Non-prescription (OTC) oral analgesics for acute pain-an overview of Cochrane reviews. Cochrane Database Syst. Rev. (11): CD010794. doi: 10.1002/14651858.CD010794.pub2.

自学问题答案

1. C。

2. D。

3. C。

病例2

疼痛和焦虑控制：表面和局部麻醉药

病例描述

患者67岁，西班牙裔女性。主诉："我的右侧上颌牙龈出现疼痛、出血性肿胀。"

基于问题的学习目标和目的

■ 了解局部麻醉药的作用机制
■ 识别麻醉剂中毒的体征和症状
■ 能够选择合适的麻醉剂来完成建议

疾病史

患者的疾病史不详。患者服用共轭雌激素0.625mg治疗绝经后症状。

系统回顾

- 生命体征：
  - 血压：128/70mmHg；
  - 脉搏：68次/分钟；
  - 呼吸：12次/分钟。

口腔疾病史

患者说，她每年去看她的牙医1~2次，进行检查和预防。每天刷牙两次，不用牙线。她的牙龈肿胀大约在5周前出现，在肿胀发生后，她去看了牙医，并进行了干预。自那以后，症状有所减轻，但压痛和出血仍在继续。

社会史

患者从未吸烟。她偶尔在吃饭时喝点酒。

口内/口外检查

口外检查没有发现肿胀或者肿块。口内检查显示口腔卫生状况欠佳。#6牙和#7牙之间的颊侧近中牙龈水肿、红斑、带蒂肿胀（图5.2.1）。牙周探诊范围为5~6mm，探诊压力过大有出血和不适。

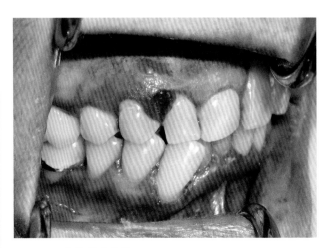

图5.2.1 化脓性肉芽肿。

临床诊断

反应性牙龈病变、巨细胞肉芽肿和脓性肉芽肿（Armitage 1999）。

治疗计划

指导患者进行适当的口腔家庭护理。取得患者切除牙龈病变活检的知情同意。给予20%苯佐卡因表面麻醉，用2%利多卡因和1：100000肾上腺素局部麻醉。切除病变组织进行组织病理学检查。愈后情况较好。病变的组织病理学诊断结果为化脓性肉芽肿。

讨论

牙科患者的护理和治疗过程经常会令人不舒服。但是，可以使用局部麻醉产品来减少针刺体验的不适，并允许进行相对无痛的治疗（表5.2.1）。20%苯佐卡因凝胶是最常用的牙科表面麻醉剂。它在化学上被归类为酯，也可以在较低浓度的非处方药中用于治疗牙痛和软组织溃疡。苯佐卡因可能导致高铁血红蛋白血症。利多卡因在化学上是一种酰胺，浓度为5%时用作注射前麻醉剂凝胶。它也可作为处方药中0.5%的黏性溶液使用治疗化疗性黏膜炎。0.5%达克罗宁局部溶液可用于对酯和酰胺过敏的患者。一种含有2.5%利多卡因和2.5%丙胺卡因的复合凝胶已经被开发出来，该凝胶可放在牙周袋中。作为产品Oraqix销售，它建议在表面麻醉下进行洁治和牙根平整治疗（Boyce et al. 2016）。科

表5.2.1　常见的局部麻醉剂产品

产品	用途
20%苯佐卡因	减少注射不适
5%利多卡因	减少注射不适
0.5%达克罗宁	减少注射不适
2.5%利多卡因和2.5%丙胺卡因	在SRP之前放入牙周袋

瓦纳泽是美国FDA批准的一种新的鼻腔喷雾剂，3%丁卡因和0.05%羟甲唑啉被发现对成人的修复程序有效，并在前磨牙、尖牙和切牙上提供令人满意的上颌局部麻醉（Hers et al. 2016）。

前磨牙、尖牙和切牙局部麻醉药可实现相对无痛的牙科治疗。局部麻醉药通过降低钠离子通道的通透性来起作用，从而降低神经去极化的速度，阻止动作电位的产生。有几种局部麻醉制剂可供牙科使用。局部麻醉剂的选择可基于患者的病史、手术的预期持续时间、止血的需要和术后疼痛控制的需要。临床医生应该尽量使用建议手术所需的最低剂量的麻醉剂，同时了解患者的医疗状况和个人的疼痛耐受性。

从历史上看，牙科局部麻醉药可以从酯类和酰胺类化学物质中获得。酯类局部麻醉药被代谢成苯唑卡因（Para-aminobenzoic acid，PABA），引起过敏反应、皮炎和口腔黏膜组织脱落。酯类局部麻醉药是有效的血管扩张剂，可缩短作用时间，增加过量用药的风险。由于这些风险，注射用酯类局部麻醉药不再用于牙科。所有商用的牙科局部麻醉药都来自酰胺类（Moore and Hersh 2010；Boyce et al. 2016）。

常用的酰胺类局部麻醉药有：2%利多卡因和1：100000肾上腺素，3%甲哌卡因，2%甲哌卡因和1：20000左旋去甲肾上腺素，4%阿替卡因和1：100000肾上腺素，4%丙胺卡因和1：200000肾上腺素，0.5%丁哌卡因和1：200000肾上腺素（表5.2.2）。它们在肝脏中代谢，主要由肾脏排泄。对于肝功能改变的患者，可适当调整剂量。所有商用的牙科局部麻醉药都是以1.7mL卡局芯式包装的。

最常用和安全性研究最广泛的局部麻醉剂是2%利多卡因和1：100000肾上腺素。小剂量的麻醉剂与血管收缩剂联合使用，可以保证合理的工作时间，在适当的注射技术下，全身吸收和毒性的风险

表5.2.2　牙科常用的局部麻醉药

麻醉药	血管收缩药	有效时间	
		牙髓	软组织
2%利多卡因	1：100000肾上腺素	1~1.5小时	3~5小时
3%甲哌卡因	无	20~40分钟	2~3小时
2%甲哌卡因	1：20000左旋去甲肾上腺素	1~1.5小时	3~5小时
4%阿替卡因	1：100000肾上腺素	1~1.5小时	3~6小时
4%丙胺卡因	1：200000肾上腺素	1~1.5小时	3~8小时
0.5%丁哌卡因	1：200000肾上腺素	1.5~3小时	4~9小时

很小。当操作时间较短的手术或高血压患者正在接受治疗时，3%的甲哌卡因是一个很受欢迎的选择，因为它不含血管收缩剂。这种血管收缩剂的缺乏确实允许全身吸收，但是也具有更大的潜在毒性。2%的甲哌卡因与1：20000的左旋异肾上腺素比3%的甲哌卡因工作时间更长，但是它的血管收缩剂左旋异肾上腺素可以刺激α肾上腺素能受体。这可能是正在服用α受体阻滞剂治疗高血压或前列腺问题的患者关注的问题。当下颌阻滞麻醉不足时，4%阿替卡因加1：100000肾上腺素是下颌骨浸润麻醉的常用选择。4%丙胺卡因和1：200000与2%利多卡因和1：100000肾上腺素效果相似。

它与高铁血红蛋白血症有关。0.5%丁哌卡因配伍1：200000肾上腺素，由于作用时间长，在一般牙科实践中很少使用。它偶尔用于口腔外科实践（Boyce et al. 2016）。

与任何药物的使用一样，人们担心局部麻醉药的潜在毒性或过量使用（表5.2.3）。使用常识准则可以很容易地避免这些问题。大多数修复和软组织牙科手术都是非急诊手术。如果最多3~4个单位的卡局芯不能达到足够的局部麻醉，可以终止这些操作，并重新预约患者。使用此指南时，永远不应接近麻醉剂的最大剂量。大剂量的使用应该保留给接受复杂外科手术的患者。使用适当的麻醉技术，尽可能地抽吸和使用阻滞麻醉，可以降低麻醉毒性的风险。

表5.2.3　与牙科麻醉剂产品相关的问题

麻醉药	副作用
外用苯佐卡因	血红蛋白
所有的局部麻醉药	毒性（中枢神经系统刺激，然后是中枢神经系统和呼吸抑制）
丙胺卡因	高铁血红蛋白症
左旋异肾上腺素	服用α受体阻滞剂患者的α肾上腺素能刺激剂
肾上腺素	服用非选择性β受体阻滞剂患者的β肾上腺素能刺激剂

所有的临床医生都应该意识到局部麻醉毒性的迹象。最初，可以看到兴奋性中枢神经系统（central nervous system，CNS）刺激效应，如震颤、抽搐、颤抖和强直-阵挛性惊厥。紧随其后的是中枢神经系统抑制的迹象，包括镇静、嗜睡和呼吸抑制。在极高的剂量下，可能会发生心律失常、心动过缓和低血压，存在因呼吸衰竭而死亡的风险（Moore and Hersh 2010）。

在某些患者群体中，局部麻醉剂的血管收缩剂成分可能会引起不适。回顾患者的疾病史对于降低发生不愉快事件的风险是非常必要的。大多数服用β受体阻滞剂治疗高血压的患者使用心脏选择性β受体阻滞剂，如阿替洛尔或美托洛尔。然而，一些医生仍在使用非选择性β受体阻滞剂（普萘洛尔、纳多洛尔、噻吗洛尔、索他洛尔和吲哚洛尔）治疗高血压或偏头痛。据报道，注射了含肾上腺素的利多卡因后，服用非选择性β受体阻滞剂的患者收缩压和舒张压均显著升高。建议服用非选择性β受体阻滞剂的患者应禁用肾上腺素或左旋异肾上腺素（Hersh and Giannakopoulos 2010）。

孕妇的用药一直是一个令人担忧的问题。局部麻醉剂的使用也不例外。如果遵循常识准则，妊娠患者使用局部麻醉药通常被认为是安全的。在致畸风险最大的前3个月，通常避免选择性治疗，但决不应推迟紧急治疗（疼痛或感染的治疗）。常规治疗可以在孕中期提供，而大多数治疗被推迟在孕晚期。2%利多卡因和1∶100000肾上腺素是研究最多的局部麻醉剂，也是报道的不良事件最少的一种。低浓度的利多卡因和血管收缩剂的使用将麻醉毒性的风险降至最低。建议尽可能使用最低剂量，结合仔细的注射技术，尽可能使用阻滞麻醉（Fayans et al. 2010）。

最近有一种产品可以逆转局部麻醉剂的软组织麻醉效果。

甲磺酸酚妥拉明作为Ora-Verse产品销售，旨在用于减少软组织损伤风险或可能有演讲约定或可能需要返回工作岗位的患者的长时间麻醉（Boyce et al. 2016）。

要点

1. 阿替卡因和利多卡因是酰胺类药物。达克罗宁既不是酰胺也不是酯。苯佐卡因是一种酯类。

2. 服用α受体阻滞剂的患者应避免使用左旋异肾上腺素。

3. 阿替卡因和利多卡因是局部麻醉剂。苯佐卡因是一种表面麻醉剂。甲磺酸酚妥拉明可逆转软组织麻醉。

4. 2%利多卡因和1∶100000肾上腺素不是完全理想的麻醉剂，因为在使用非选择性β受体阻滞剂（如普萘洛尔）的患者中，建议避免使用血管收缩剂，特别是在已知患者患有高血压的情况下。在服用非选择性β受体阻滞剂的患者中，0.5%丁哌因配合1∶200000肾上腺素使用血管收缩剂也会有类似的担忧。丁哌卡因也可能是由于作用于软组织时间长，因此不合适操作简单患者的麻醉。3%的甲哌卡因可以提供适当的麻醉时间，而不用担心血管收缩剂的使用（Hersh and Giannakopoulos 2010；Moore and Hersh 2010）。

5. 早期识别局部麻醉药毒性的迹象有利于及时实施抢救。最初的中枢神经系统刺激可能会不明显，因为体征可以是轻微的抽搐、颤抖，直至全面的强直-阵挛发作。紧随其后的可能是镇静、中枢神经系统抑制、心动过缓和呼吸抑制。呼吸衰竭可能导致死亡（Moore and Hersh 2010）。

自学问题

1. 下列哪种麻醉剂化学分类为酯类？

    A. 利多卡因   B. 阿替卡因

    C. 达克罗宁   D. 苯佐卡因

2. 73岁男性患者，正在服用α肾上腺素受体阻滞剂多沙唑嗪来治疗良性前列腺增生（Benign prostatic hyperplasia，BPH）的症状。下列哪种药物有可能刺激α受体，导致血压升高？

    A. 肾上腺素   B. 利多卡因

    C. 左旋异肾上腺素   D. 阿替卡因

3. 以下哪些产品可以用来减少软组织损伤风险患者或可能需要重返工作岗位的患者的长时间麻醉？

    A. 阿替卡因   B. 利多卡因

    C. 甲磺酸酚妥拉明   D. 苯佐卡因

4. 1例46岁女性患者接受上颌和下颌左象限的刮除和牙根平整治疗。系统回顾显示，患者每天服用50mg氢氯噻嗪治疗高血压，40mg普萘洛尔治疗偏头痛。以下哪种局部麻醉药最合适？

    A. 0.5%丁哌卡因配伍1：200000肾上腺素

    B. 3%甲哌卡因

    C. 2%利多卡因与1：100000肾上腺素

    D. 以上所有

5. 以下哪一项是局部麻醉毒性的体征顺序？

    A. 中枢神经系统抑制、中枢神经系统刺激、呼吸抑制

    B. 中枢神经系统刺激、中枢神经系统抑制、呼吸抑制

    C. 呼吸刺激、中枢神经系统刺激、中枢神经系统抑制

    D. 呼吸抑制、中枢神经系统抑制、中枢神经系统刺激

参考文献

[1] Armitage, G. (1999). Development of a classification system for periodontal diseases and conditions. Ann. Periodontol. 4: 1–6.

[2] Boyce, R.A., Kirpalani, T., and Mohan, N. (2016). Updates of topical and local anesthetic agents. Dent. Clin. N. Am. 60: 445–471.

[3] Fayans, E.P., Stuart, H.R., Carsten, D. et al. (2010). Local anesthetic use in the pregnant and postpartum patient. Dent. Clin. N. Am. 54: 697–713.

[4] Hersh, E.V. and Giannakopoulos, H. (2010). Beta-adrenergic blocking agents and dental vasoconstrictors. Dent. Clin. N. Am. 54: 687–696.

[5] Hersh, E.V., Pinto, M., Saleh, N. et al. (2016). Double-masked, randomized, placebo-controlled study to evaluate the efficacy and tolerability of intranasal K305 (3% tetracaine plus 0.05% oxymetazoline) in anesthetizing maxillary teeth. J Am Dent Assoc 147 (4): 278–287.

[6] Moore, P.A. and Hersh, E.V. (2010). Local anesthetics: pharmacology and toxicity. Dent. Clin. N. Am. 54: 587–599.

附加来源

[1] Malamed, S.F. (2013). Handbook of Local Anesthesia, 6e. St. Louis, MO.: Elsevier.

自学问题答案

1. D。

2. C。

3. C。

4. B。

5. B。

病例3

疼痛和焦虑控制：氧化亚氮（笑气）

病例描述

患者73岁，女性。主诉："左下颌固定桥持续疼痛3天。"

基于问题的学习目标和目的

■ 了解氧化亚氮的性质

■ 描述氧化亚氮与氧气的用途

■ 了解当代氧化亚氮与氧气系统的安全特性

疾病史

患者的疾病史对高血压和焦虑症有重要意义。目前正在使用的药物包括氢氯噻嗪25mg和阿普唑仑0.25mg。

系统回顾

- 生命体征：
  - 血压：128/70mmHg；
  - 脉搏：62次/分钟；
  - 呼吸：12次/分钟。

口腔疾病史

患者30多年来坚持看同一位牙医，每年定期看两次。大约22年前，患者完成了复杂的义齿修复治疗，包括上颌全弓固定重建和从#17牙的近中根延伸到#21号牙的下颌左五单元固定桥。患者说，她每天刷牙两次，不用牙线。

社会史

患者无吸烟、饮酒史。

口内/口外检查

口外检查未见明显异常，无肿胀、肿块。口内检查显示口腔卫生良好，呈现轻度牙龈炎。在#18牙桥固位体的远端边缘下发现有龋齿。

影像学检查

影像学检查显示#18牙远端龋和根尖周暗影（图5.3.1）。

诊断

#18牙龋病，慢性根尖周炎。

治疗计划

患者的治疗计划包括在#20牙固位体的远端切断下颌左固定桥，拔除#17牙和#18牙。牙的植入物放置在#18牙和#19牙位置。由于患者的焦虑，手术是在局部麻醉下辅以氧化亚氮与氧气镇痛完成的。

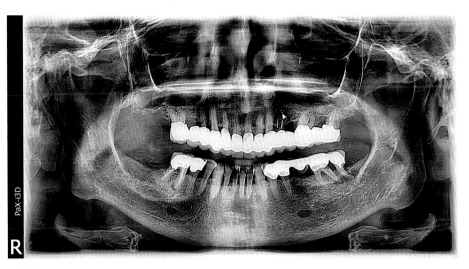

图5.3.1 口腔全景X线片。

讨论

氧化亚氮是一种无机物、无刺激性、无色、气味微甜、吸入性镇痛气体。它是不可燃的，但可以助燃。虽然通常被描述为麻醉性气体，但氧化亚氮不能达到真正的麻醉效果。麻醉气体的效力是用最小肺泡浓度（Minimum alveolar concentration，MAC）来描述的，最小肺泡浓度被定义为麻醉气体的肺泡浓度，在这个浓度下，50%的患者对手术刺激无效。氧化亚氮的MAC为104%，只有在高压舱中才能达到。牙科环境中使用的常规氧化亚氮浓度范围为20%~60%，这并不代表由于口腔呼吸和面罩泄漏而从设备传递给患者的真实浓度。由于这些原因，真正的麻醉，定义为无反应的中枢神经系统抑制，用氧化亚氮不能实现。氧化亚氮难溶于血。因此，氧化亚氮在肺泡和血液中的浓度迅速达到平衡状态，导致镇静和镇痛迅速开始，并在停止给予氧化亚氮时迅速消失。氧化亚氮的镇痛和镇静作用的确切机制尚不清楚。理论上包括脑啡肽的刺激释放与阿片受体结合，苯二氮䓬类受体的激活，以及兴奋性氨基酸受体的抑制（Jackson and Johnson 2002；Becker and Rosenberg 2008）。

氧化亚氮具有帮助临床医生提供牙科治疗的特性（表5.3.1）。氧化亚氮除了具有止痛和镇静作用外，还能减轻焦虑，弱化记忆力。对于恐惧或焦虑的患者，认知、身体或医学上受损的患者，患有某些疾病（高血压、心脏病、哮喘、脑瘫）或严重呕吐反射的患者，这些特性可能会减少牙科体验的压力（表5.3.2）。慢性阻塞性肺疾病（Chronic obstructive pulmonary disease，COPD）患者不应使用氧化亚氮与氧气，因为高浓度的氧气会导致呼吸抑制（表5.3.3）。上呼吸道阻塞的患者，如鼻塞、鼻息肉、上呼吸道感染或咽鼓管阻塞，也应

表5.3.1 氧化亚氮的性质

镇痛药
轻度镇静
减轻焦虑
健忘

表5.3.2 氧化亚氮使用人群

恐惧、焦虑的患者
认知、身体或医学上受损的患者
严重呕吐反射干扰口腔保健
无法获得深度的局部麻醉
心脏病、高血压、哮喘、脑瘫

表5.3.3	氧化亚氮使用禁忌证

慢性阻塞性肺疾病（COPD）
上呼吸道梗阻
咽鼓管堵塞
孕早期
肠梗阻
认知障碍

避免使用氧化亚氮。氧化亚氮与流产增加有关，不应用于怀孕前3个月的患者或怀孕的牙科团队成员周围。肠梗阻患者的气体体积和压力可能会变得很高，这是危险的。在严重认知障碍的个体或不同意使用氧化亚氮与氧气的患者中使用也是不合适的（Becker and Rosenberg 2008；Weinberg et al. 2013）。

氧化亚氮与氧气的常规操作涉及气体剂量的吸入。在前2~3分钟使用纯氧（100%），然后将氧化亚氮逐渐添加到所需浓度。氧化亚氮与氧气的用量通常为最高剂量（氧化亚氮为40%~50%，氧气为50%~60%），以便提供局部麻醉，然后氧化亚氮降低到20%~30%，氧气量为70%~80%的工作剂量，以保证牙科手术期间的舒适性。在治疗结束时，100%的氧气输送5分钟。从理论上讲，当氧气供应不足时，可能会发生弥漫性缺氧，尽管这可能没有临床意义。现代氧化亚氮–氧气装置（图5.3.2）的设计使氧气浓度不能低于30%，高于环境空气中的浓度。恶心和呕吐是使用氧化亚氮的最大副作用。

在指导下使用氧化亚氮与氧气镇痛是安全有效的。它不会引起呼吸抑制、支气管扩张、心律失常或低血压。尽管它在牙科中的安全使用历史悠久，但如果不遵守安全规程，就有发生不良事件的风险。最令人担忧的是如何防止缺氧。现代的氧化亚氮与氧气装置有几个设计特点，旨在确保系统的安全使用（表5.3.4）。供气罐和相关的管路在连接到单元之前进行颜色编码，以便于识别。在美国，

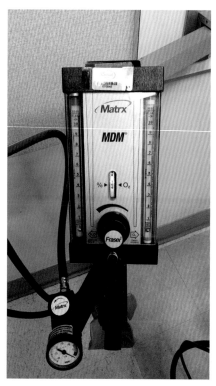

图5.3.2　现代氧化亚氮–氧气装置。

氧化亚氮储罐和管道标记为蓝色；氧气罐和管道标记为绿色。气体供应到该单元的连接具有不可互换的直径索引系统，该系统不允许将气体连接到该单元上的不正确的入口。该装置可提供预设的最低氧气浓度（30%）和最小氧流量（2.5~3L/min）。氧气故障保护系统将完全关闭患者的所有气体供应，并允许患者在氧气输送受损或耗尽时呼吸室内空气。当氧气管路中的压力降至38磅/平方英寸（约2.67kg/cm^2）以下时，低氧压警报器将响起或闪烁。与持续流动的气体相比，储气袋更容易让患者呼吸。清道夫系统将过期气体排入办公室真空

表5.3.4	现代氧化亚氮–氧气装置的安全特性

颜色编码的储罐和管道（蓝色：氧化亚氮，绿色：氧气）
不可互换的直径转位连接系统
最低含氧量
最小氧流量
氧气故障保护系统
清道夫系统
警报器
储气袋

系统，并减少牙科团队成员的氧化亚氮职业暴露（Donaldson et al. 2012）。据报道，一名应用笑气患者的鼻面罩着火导致面部严重烧伤。引燃源是用高速硬质合金钻针制备钛桩时产生的热量。其他引燃源可能包括外科电装置、激光和制备其他牙科材料时产生的火花（Bosack et al. 2016）。

要点

1. 氧化亚氮与氧气的抗焦虑特性可以有效地减轻患者的恐惧情绪、高血压患者和心脏病患者有效地放松，使临床医生能够完成口腔治疗。COPD患者利用血液中的低氧浓度作为呼吸的动力，

高浓度氧气可以阻止COPD患者的呼吸驱动，故COPD患者不宜使用氧化亚氮与氧气。

2. 使用彩色编码的气罐和管道可以识别气体产品，并降低将气体供应错误连接到设备的风险。氧气故障保护系统通过在氧气输送耗尽或受损时关闭气流来保护患者。清道夫系统保护牙科工作人员免受过期氧化亚氮的职业暴露。

3. 哮喘患者使用二氧化碳驱动呼吸，而不是低氧驱动。氧化亚氮与氧气不会引起低血压。它可以安全地与选择性β受体阻滞剂美托洛尔一起使用。氧化亚氮与氧气对阿司匹林的抗血小板作用没有影响，可用于这些患者。

自学问题

1. 下列哪些患者不适合氧化亚氮与氧气？
   A. 恐惧的患者
   B. 高血压患者
   C. 慢性阻塞性肺病患者
   D. 心脏病患者

2. 现代氧化亚氮与氧气装置的以下哪些安全特性旨在减少牙科团队成员的职业氧化亚氮暴露？
   A. 颜色编码的供气罐和管道
   B. 氧气故障保护系统
   C. 清道夫系统
   D. 以上都不是

3. 一名68岁男性患者接受刮治和根管治疗。回顾病史显示，患者患有哮喘、高血压，并在3年前放置了冠状动脉支架。目前的药物包括阿司匹林81mg，美托洛尔50mg，以及他大约每月使用一次的沙丁胺醇吸入剂。下列关于该患者使用氧化亚氮与氧气的陈述中，哪一项是正确的？
   A. 由于担心抑制患者的低氧驱动，应避免使用氧化亚氮与氧气
   B. 应避免使用氧化亚氮与氧气，因为与美托洛尔联合使用可能导致低血压
   C. 应该避免使用氧化亚氮与氧气，因为它可能会抵消阿司匹林的抗血小板作用，理论上会增加心脏支架内血栓形成的风险
   D. 患者使用氧化亚氮与氧气是合适的

参考文献

[1] Becker, D.E. and Rosenberg, M. (2008). Nitrous oxide and the inhalation anesthetics. Anesth. Prog. 55: 124–131.

[2] Bosack, R.C., Bruley, M.E., VanCleave, A.M., and Weaver, J.M. (2016). Patient fire during dental care. J Am Dent Assoc 147 (8): 661–666.

[3] Donaldson, M., Donaldson, D., and Quarnstrom, F.C. (2012). Nitrous oxide-oxygen administration. When safety features no longer are safe. J. Am. Dent. Assoc. 143 (2): 134–143.

[4] Jackson, D.J. and Johnson, B.S. (2002). Inhalational and enteral conscious sedation for the adult dental patient. Dent. Clin. N. Am. 46: 781–802.

[5] Weinberg, M.A., Theile, C.M., and Fine, J.B. (2013). Sedation and general anesthetics. In: Oral Pharmacology for the Dental Hygienist, 2e, 73–86. Upper Saddle River, NJ: Pearson.

附加来源

[1] Malamed, S.F. (2009). Sedation. A Guide to Patient Management, 5e. St. Louis, MO: Elsevier.

自学问题答案

1. C。

2. C。

3. D。

病例4

局部给药（局部给药、口腔护理液和冲洗）

病例描述

患者82岁，白人男性。主诉："定期接受牙周维护治疗，上颌右侧第一磨牙周围局部出血和牙龈不适。"

基于问题的学习目标和目的
- 了解牙周病局部应用抗菌药物的治疗目标和局限性
- 了解口腔抗菌漱口水和含抗菌成分的口腔冲洗液在牙周病治疗中的治疗目标和局限性

疾病史

患者的高血压和高脂血症病史有重要意义。目前使用的药物包括维拉帕米240mg、缬沙坦胶囊160mg/12.5mg、美托洛尔25mg和立普妥10mg。

系统回顾

- 生命体征：
  - 血压：124/68mmHg；
  - 脉搏：70次/分钟；
  - 呼吸：14次/分钟。

口腔疾病史

患者22年前曾接受过广泛性中重度慢性牙周炎的治疗。积极的治疗包括家庭护理教育、刮治和根面平整治疗、减少牙周袋的牙周手术，以及左上象限（UL）种植治疗。患者高度遵守常规的3个月牙周维护治疗计划，口腔卫生良好。患者每天刷牙两次，每周三次用牙线，并用漱口水冲洗。

社会史

这名患者曾是一名吸烟者，36年来每天吸一包烟。不过，这位患者21年前就戒烟了。

口内/口外检查

口外检查未见明显异常，无肿块。口内检查未发现明显肿胀、肿块或溃疡。牙周探诊深度一般为2~3mm，局部探诊深度为5mm，近侧位置为#3牙。一般后退2~5mm。在探查时注意到全口轻度出血，在探查#3牙的近侧时有局限性的中度出血（图5.4.1和图5.4.2）。

诊断

#3牙的局限性中度慢性牙周炎，伴牙周组织减少的全口牙髓炎。

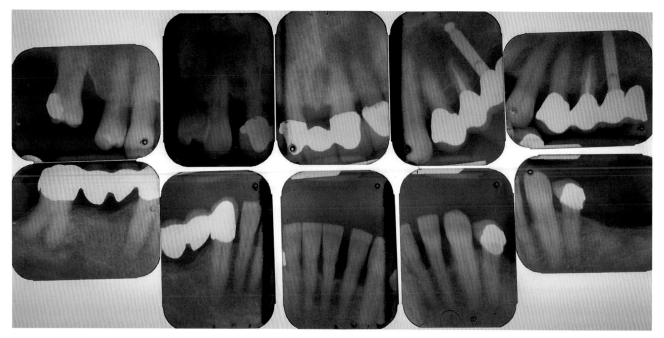

图5.4.1 全口系列X线片。

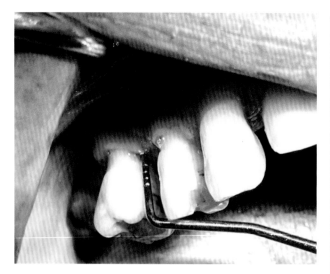

图5.4.2 #3牙探测深度。

治疗方案

患者的治疗计划包括家庭护理强化和牙周维护治疗，特别注意#3牙的近中。盐酸米诺环素是一种局部化疗抗菌剂，被放置在#3牙的近中牙周袋中。龈下给药将盐酸米诺环素送入牙周袋，目的是减少龈下生物膜负荷，从而减少出血和牙周袋深度。医生建议患者在家中继续刷牙、用牙线清洁和用李施德林漱口。

讨论

牙周病是一种复杂的现象，由机体对致病性龈下生物膜的宿主反应引起。致病性细菌刺激一连串的炎症反应，导致牙齿周围的结缔组织附着和支撑骨的渐进性破坏，由此产生的牙周袋形成和牙槽骨丢失会导致患者不适、牙齿移动、咀嚼效率降低和牙齿脱落。患者的生活质量总体上有所下降。

牙周病的有效治疗包括解决龈下生物膜量的病因和宿主对生物膜量的反应。这种牙龈炎是通过细致的龈上和龈下刮治、龈上抛光和患者家庭护理教育相结合的生物力学方法来治疗的。牙周炎的治疗方法需要结合细致的龈上刮治、龈下刮治和根面平整、患者家庭护理教育，以及必要时的各种牙周外科治疗。这些治疗方法非常有效，被认为是牙周治

表5.4.1 牙周炎用化疗药物的要求

准则	清水冲洗	漱口液	局部给药
到达作用部位	效果差	效果差	效果好
足够的药物浓度	效果好	效果好	效果好
足够的治疗时间	效果差	效果差	效果好

表5.4.2 口腔抗菌斑漱口液

产品	活性成分	非处方/处方	实效性
派瑞待可斯	葡萄糖酸氯己定	处方药	是
李施德林	精油	非处方药	否
佳洁士保健漱口水	氯化十六烷基吡啶	非处方药	否

疗的"金标准"。

在某些情况下，可能无法实现有效破坏生物膜负荷的目标。患者对家庭护理操作的依从性可能不佳。解剖学变量（牙根邻近度、根分叉、釉珠、牙周袋深度等）可能会使牙科专业人员进行机械清除具有挑战性。

医疗状况或患者的经济因素可能会使先进的牙周外科手术变得不切实际。在这些情况下，临床医生可以考虑其他方法来影响生物膜负荷。作为破坏菌斑的辅助治疗药物包括口腔漱口液、龈上和龈下用口腔漱口液冲洗，以及直接放入龈下牙周袋的化学药物的局部给药。这些药物在牙周疾病的治疗中具有局限的、明确的参数。牙科专业人员和患者都必须认识到产品的目标和局限性，这样才能避免对疗效和结果的不切实际的期望。

任何药物制剂要想在治疗疾病过程中有效，它必须符合特定的标准（表5.4.1）。药物产品必须到达作用部位，必须在该作用地点达到足够的药物浓度，并且必须在最短的时间内保持足够的药物浓度以影响预期的结果。

将这些标准应用于口腔漱口产品，结果表明，口腔漱口水不会进入龈沟，到达牙周袋底部牙周炎性病变的深度。因此，漱口水不能有效治疗牙周炎。口腔漱口水有足够的浓度可以影响菌斑生物膜质量，但大多数产品的作用时间非常有限，吐出后效果会迅速下降。因此，在牙龈炎的治疗中，使用口腔漱口产品被认为是适合生物菌斑机械清除的辅助治疗手段，而在牙周炎的治疗中，口腔漱口产品不被认为是合适的辅助治疗。

在美国有3种主要的口腔漱口产品，它们都是有效的抗菌斑和抗牙龈炎药物（表5.4.2）。葡萄糖醋酸氯己定是一种阳离子双胍溶液，可破坏细菌细胞壁。可使用含有0.12%醋酸氯己定成分的漱口水如Peridex、PerioGard和Paroex（无酒精）含漱以减少菌斑和治疗牙龈炎。它是唯一显示出实质性功效的口腔漱口产品，即在吐出后能够长时间黏附在口腔组织上，因此与其他口腔漱口产品相比，具有更长的抗菌活性。它的副作用包括改变味觉、增加牙结石堆积，以及牙齿染色和损伤口腔修复体。一般为短期使用，每天两次，以15mL适量冲洗即可。它不应该在刷牙后立即使用，因为大多数牙膏中的十二烷基硫酸钠成分会阻碍其有效性（Drisko 2001；Hill and Moore 2004）。

酚类化合物或精油类漱口液是一种有效的非处方抗菌斑和抗牙龈炎药物，可破坏细菌细胞壁。产品李施德林，在非常高浓度（21.6%~26.9%）的酒精溶液中含有薄荷脑、百里香酚、桉油精和水杨酸甲酯的成分。建议刷牙后每天含漱两次。与氯己定相比，它没有显示出实质性功效，具有较低的去菌斑效果和较短的作用时间。它的酒精含量过高会导

表5.4.3　局部化学药物

产品	活性成分	按单位给药
氯己定膜	2.5mg氯己定明胶片	1
盐酸多西环素凝胶	10%的多西环素凝胶	几个
盐酸米诺环素	2%米诺环素微胶囊	1

致口腔软组织干燥或灼伤,正在戒酒的患者应慎用(Drisko 2001;Hill and Moore 2004)。

氯化十六烷基吡啶是一种季铵盐型复合阳离子剂,能破坏细菌细胞壁。它是非处方药佳洁士保健漱口液中的抗菌斑和抗牙龈炎药物,佳洁士保健漱口液是含0.07%十六烷基氯化吡啶的无酒精产品,Scope是含0.045%十六烷基氯化吡啶和15%酒精的产品。这两种产品都缺乏实质性功效,与氯己定或精油漱口液相比,其减少菌斑的效果和作用时间都较短(Hill and Moore 2004)。

在几项研究中已经评估了用水或治疗药物进行的龈上和龈下冲洗。

龈上冲洗已被证明能促进菌斑控制不佳患者的牙龈炎好转效果。在菌斑控制不理想的患者中,龈上冲洗可促进患者的牙龈炎症减轻效果。除了用水冲洗的效果外,添加一种药物并没有显示出任何额外的好处。用水或口腔漱口产品进行龈下冲洗并不会使牙龈炎好转,抑制牙周袋深度,或者临床附着水平的增加超过了刮治和根面平整(Greenstein 2000)。由于龈下牙结石的存在和龈沟液的持续向外流动,龈下冲洗不会到达牙周袋底部的牙周炎性病变部位。

局部化学药物或特定部位的抗菌剂应直接输送到龈下牙周袋(表5.4.3)。它们是含有高浓度抗菌剂的注射产品。放入牙周袋后,活性成分在牙周袋中缓慢释放。局部化学药物符合所有牙周炎治疗的3个标准。它们到达预定的作用部位,达到足够的药物浓度,并在一段时间内保持足够的药物浓度。

它们还具有可再吸收的优点,不需要牙科临床医生清除。在美国有3种局部治疗药物:氯己定膜、盐酸多西环素凝胶和盐酸米诺环素。

氯己定膜在明胶芯片载体中含有2.5mg的氯己定葡萄糖酸盐。它可以作为洁治和牙根平整治疗的辅助药物,以减少出血和牙周袋深度。它被放在牙周袋里,7~10天发挥抗菌效果。每个单位产品治疗一个牙周袋;因此需要多个单位来治疗多个牙周袋。单独的根面平整和与联合氯己定膜的根面平整的对比研究表明,联合疗法在探测深度和临床附着水平上有微小的改善,尽管这些变化可能与临床无关(Greenstein and Polson 1998;Greenstein 2000)。

盐酸多西环素凝胶在凝胶聚合物配方中含有10%的多西环素盐酸盐,这是一种四环素衍生物,被认为是洁治和根面平整治疗的辅助药物。最终的输送产品是不固定的,需要在两个注射器系统中混合活性多西环素粉末和凝胶载体。混合后,一个单位的产品就足以治疗几个牙周袋。研究表明,在减少探诊深度方面,单用盐酸多西环素凝胶治疗与刮治和根面平整相当,但并不优越。由于多西环素是四环素的衍生物,有必要回顾患者的疾病史,以确认患者对四环素类抗生素不过敏。

此外,在育龄女性患者中使用四环素是一个令人担忧的问题,因为众所周知四环素会让发育中的胎儿或哺乳期婴儿的牙齿染色(Greenstein and Polson 1998;Drisko 2001;Hill and Moore 2004)。

盐酸米诺环素含有1mg的四环素衍生物米诺环素微胶囊化在生物可吸收的聚合物中。它被认为是洁治和根面平整疗法的辅助药物。每单位产品治疗一个牙周袋。一旦给药,盐酸米诺环素可维持14天的治疗药物浓度。研究表明,与单独使用盐酸米诺环素和根面平整相比,盐酸米诺环素结合根面平整有统计学上的意义（Hill and Moore 2004）。与盐酸多西环素凝胶的使用一样，考虑使用盐酸米诺环素治疗需要回顾患者的病史，以排除是否对四环素过敏。由于对发育中的胎儿或哺乳期婴儿有潜在影响，育龄妇女使用盐酸米诺环素也是一个令人担忧的问题（Hill and Moore 2004）。

在牙周炎的治疗中，局部给予抗菌药物具有局限性。作为单一疗法，目前可用的产品中没有一种显示出优于洁刮治和根面平整的优势。大多数研究表明，局部抗菌剂与洁刮治和根面平整联合治疗已显示出微小的统计意义，但临床意义值得怀疑（<1mm）。它是由个别临床医生根据患者的最大利益，来决定何时以及是否使用药物。考虑因素包括患者的家庭护理水平、对传统疗法的反应（洁刮治和根面平整、手术）、患者的医疗状况以及出现症状的部位的数量。与替代疗法（手术治疗，增加维持治疗的频率）相比，应该考虑使用该产品的成本。

要点

1. 对于推荐用于患者护理的任何产品，专业人员必须了解正在治疗的疾病过程，以及该产品在治疗该特定疾病过程中的有效性。在牙周炎的发病过程中，炎性感染性病变的部位位于牙周袋的底部。一种化学药物要想对疾病过程中的牙周炎有效，它必须到达牙周袋的底部。虽然口腔漱口产品对菌斑有效，但它们无法进入牙周袋并到达牙周袋底部的病变部位。口腔漱口水对牙周炎不起作用。但口腔漱口产品对牙龈炎有效，因为它们可以到达牙龈炎病变的部位。

2. 局部化疗药物可降低龈下生物膜负荷，但其具有局限性。对初次治疗后出现牙周袋较深、病情控制不佳的糖尿病患者，通过加强家庭护理、医生对糖尿病进行更严格的控制、频繁的维持治疗，以及可能的牙周手术治疗，将会得到更好的效果。局部给药永远不能替代洁治和根面平整疗法。患有全身性轻度慢性牙周炎的吸烟者将接受戒烟咨询、家庭护理教育、洁治和根面平整。妊娠相关牙龈炎的患者将接受家庭护理教育、洁牙和抛光。综合治疗后效果控制较好的中度牙周炎患者，如局部出现深牙周袋，洁治和根面平整术后，可局部注射药物进行辅助治疗。

3. 在治疗任何患者之前，牙医有专业义务了解患者的当前疾病史，并了解牙科治疗对患者医疗状况的影响。了解患者的药物过敏史也是必不可少的。如果患者对四环素类抗生素有过敏反应，应该避免使用盐酸多西环素凝胶，因为它含有四环素衍生物多西环素。氯己定膜含有活性成分氯己定。佳洁士保健漱口液含有氯化十六烷基吡啶。

4. 用水或任何口腔漱口水冲洗并没有显示出优于刮治和根面平整的优势。刮治和根面平整仍然是衡量所有其他牙周炎治疗方法的标准。任何口腔漱口产品都不能溶解牙结石。由于龈沟液的持续流动和龈下牙结石的存在，用水或任何口腔漱口产品进行龈下冲洗不能到达牙周袋的底部。

自学问题

1. 以下哪种漱口产品对牙菌斑和牙周炎有效？

   A. 派瑞待可斯

   B. 李施德林

   C. 佳洁士保健漱口液

   D. 以上都不是

2. 在下列哪种临床情况下，使用局部化学药物改变龈下生物膜是最合适的？

   A. 1名2型糖尿病的重度慢性牙周炎患者，糖化血红蛋白为8.6%，初始治疗后牙周探诊深度为6~8mm

   B. 1例中度慢性牙周炎患者，综合治疗后维持期有一个单独的出血性牙周袋，直径为6mm

   C. 作为刮治和根面平整治疗的轻度慢性牙周炎，每天吸烟一包

   D. 作为对妊娠相关性牙龈炎患者加强口腔卫生的辅助治疗

3. 对于经医学证实对四环素类药物过敏的患者，应避免下列哪些产品？

   A. 氯己定膜

   B. 佳洁士保健漱口液

   C. 盐酸多西环素凝胶

   D. 以上所有

4. 关于牙周治疗中冲洗的使用，以下哪一项陈述是正确的？

   A. 葡萄糖醋酸氯己定冲洗龈下，冲洗液在破坏生物膜负荷方面优于洁治和根面平整

   B. 龈下冲洗和精油冲洗已被证明可以溶解牙结石

   C. 已经证实用十六烷基吡啶冲洗龈下可以延伸到牙周袋的底部

   D. 以上都不是

参考文献

[1] Drisko, C.H. (2001). Nonsurgical periodontal therapy. Periodontol 2000 25: 77–88.

[2] Greenstein, G. (2000). Nonsurgical periodontal therapy in 2000: a literature review. J. Am. Dent. Assoc. 131 (11): 1580–1592.

[3] Greenstein, G. and Polson, A. (1998). The role of local drug delivery in the management of periodontal diseases: a comprehensive review. J. Periodontal. 69 (5): 507–520.

[4] Hill, M.H. and Moore, R.L. (2004). Locally acting oral chemotherapeutic agents. In: Periodontics: Medicine, Surgery, and Implants (ed. L.F. Rose, B.L. Mealy, R.J. Genco and D.W. Cohne), 276–287. St. Louis, MO: Mosby.

附加来源

[1] Da Rocha, H.A., Silva, C.F., Santiago, F.L. et al. (2015). Local drug delivery systems in the treatment of periodontitis: a literature review. J. Int. Acad. Periodontol. 17 (3): 82–90.

[2] Hanes, P.J. and Purvis, J.P. (2003). Local anti-infective therapy: pharmacological agents. A systemic review. Ann. Periodontol. 8 (1): 79–98.

自学问题答案

1. D。

2. B。

3. C。

4. D。

病例5

全身性抗生素与酶抑制疗法

病例描述

患者48岁，女性。主诉："下颌左侧第一磨牙疼痛和肿胀持续5天。"

基于问题的学习目标和目的
- 了解牙周炎患者抗生素的合理使用
- 了解酶抑制/宿主调节疗法在牙周病中的目标和局限性

疾病史

患者说，她在就诊前3周被诊断为2型糖尿病。她的医生启用了二甲双胍的治疗方案，每天两次，每次500mg，并建议她在6周后回来重新评估。回顾患者家族病史，她的母亲和她母亲的妹妹都是2型糖尿病患者。患者与她的父亲没有联系，也不知道他的病史。

系统回顾

- 生命体征：
  - 血压：126/76mmHg；
  - 脉搏：73次/分钟；
  - 呼吸：15次/分钟。

口腔疾病史

患者说，她已经大约8年没有看过牙医了，而且她只在疼痛的时候才去看牙医。患者自诉每天刷牙两次，并说从来没有用过牙线。

社会史

患者自述，她从15岁开始每天吸一包烟（33年烟龄），偶尔喝酒。

口内/口外检查

口外检查未见明显异常，无肿胀、肿块。局部口腔检查显示与#19牙相关的波动的颊部肿胀。#19牙的牙周探诊发现探诊深度为5~9mm，深Ⅱ类（可能是Ⅲ类）根分叉病变，垂直部分为9mm。探查颊部根分叉处引起混合性浆液性脓液渗出。边缘嵴凹凸不平，#19牙和#20牙之间有近端开放性接触。影像学检查显示#19牙曾接受过根管治疗，并行金属烤瓷冠修复。大的根尖周暗影与#19牙的两个牙根有关（图5.5.1~图5.5.4）。

诊断

#19牙牙周脓肿，#19牙牙周牙髓联合病变（Armitage 1999）。

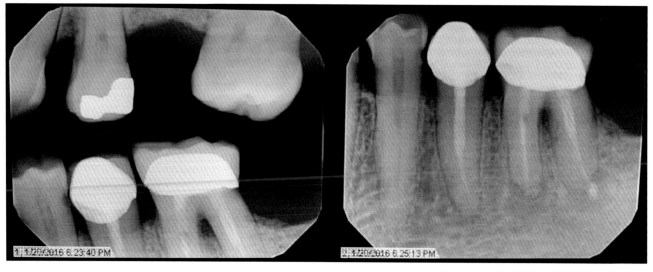

图5.5.1 #19牙的X线片。

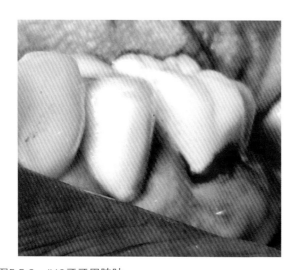

图5.5.2 #19牙牙周脓肿。

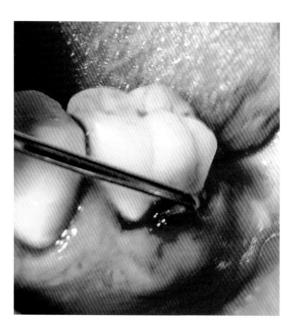

图5.5.3 9mm根分叉垂直分量。

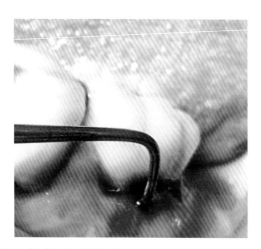

图5.5.4 根分叉的水平分量。

治疗计划

由于#19牙被认为预后不佳,建议拔除。患者当天不同意拔除,但同意引流脓液。2%利多卡因配伍1:100000肾上腺素对牙槽进行阻滞麻醉后,采用超声刮治联合根分叉引流术建立引流通道。

开了抗生素(阿莫西林500mg,每天3次,共7天),并建议患者在一周内回来拔除#19牙并进行全面的口腔评估。患者没有回来,也已经失去了随访。

讨论

牙周炎是由细菌引起的一系列炎症过程，导致牙周结缔组织附着和牙槽骨的破坏。传统的治疗方法主要集中在通过机械方法破坏龈下生物膜，如加强家庭护理、刮治和根面平整，以及外科清创。生物膜的去除是一项艰巨的任务，而且最终还没有完成。大多数患者表现出良好的临床反应，而某些患者反应较差。

已经尝试通过使用全身性抗生素来解决龈下生物膜，目的是去除机械治疗后残留的生物膜。并进行了多项临床研究，以评估辅助抗生素治疗慢性牙周炎、侵袭性牙周炎和对常规治疗无效的牙周炎（以前称为顽固性牙周炎）的潜在益处（The American Academy of Periodontology 1989）。研究方法的不同，包括研究设计、使用的抗生素、剂量和疗程，使得研究之间的比较变得困难。最近牙周病中系统性抗生素使用的系统评估仍未形成明确的结论或治疗建议（Garcia Canas et al. 2015）。个别临床医生将需要衡量抗生素治疗是否合适以及何时使用合适。如果要使用抗生素，首先应该结合强化的家庭护理教育，提供洁治和根面平整疗法，以降低生物膜负荷（Jorgenson and Slots 2000）。抗生素的使用通常被认为是在急性感染（脓肿）的

情况下，也可能是在侵袭性牙周炎患者中使用。

在使用全身抗生素之前，临床医生有义务考虑多种患者因素（表5.5.1）。有必要对患者的疾病史进行全面回顾，包括过敏史、现存的医疗条件、目前的用药情况以及预定的医疗检查或操作。应考虑抗生素可能发生的不良反应（副作用），以及与患者服用的其他药物的潜在相互作用。大多数抗生素都会引起恶心和腹泻，由此导致的脱水会提高其他药物的血药水平。抗生素的滥用可能会导致细菌对抗菌剂产生抗药性。应考虑患者对药物方案的依从性和经济成本。最后，与所有药物一样，人们必须考虑药物的使用是否预期会改变疾病的整体临床结果。

阿莫西林是一种广谱青霉素，对革兰阳性和革兰阴性细菌都有杀菌作用（表5.5.2）。口服吸收良好，不需进餐即可服用。通常每8小时服用

表5.5.1　开始抗菌治疗前的注意事项

患者病史（过敏、并发症）
潜在的药物与患者其他药物的相互作用
考虑抗生素的副作用
患者对抗生素方案的依从性
导致细菌对抗生素产生抗药性的风险
正常菌群改变的风险
药物治疗会改变这种疾病的整体临床结果吗
经济问题

表5.5.2　用于治疗牙周疾病的抗生素

分类	麻醉药	剂量
青霉素	阿莫西林	每8小时500mg×8天
青霉素+β内酰胺酶抑制剂	阿莫西林+克拉维酸	每12小时500mg×8天
四环素	多西环素	100mg，每天一次
硝基咪唑	甲硝唑	每8小时500mg×8天
林可霉素	克林霉素	每8小时300mg×10天
氟喹诺酮类药物	环丙沙星	每12小时500mg×8天
大环内酯类	阿奇霉素	500mg，每天一次，连续4~7天
青霉素/硝基咪唑联合治疗	阿莫西林+甲硝唑	每8小时250mg×8天

表5.5.3 抗生素的独特不良反应（ADR）	
麻醉药	**不良反应**
四环素	光敏性，胎儿和儿童发育牙染色
克林霉素	伪膜性小肠结肠炎
氟喹诺酮类	光敏性
甲硝唑	双硫仑反应（与酒精一起使用时出现严重呕吐）

表5.5.4 亚抗菌剂量多西环素（SDD）的特点
没有抗菌特性
降低基质金属蛋白酶（MMP）水平
长期使用不会导致抗生素敏感性的改变
长期使用对龈下菌群无抗菌作用
长期使用对胃肠道、胃肠道或皮肤的微生物环境没有影响

500mg。由于全球大量过度使用青霉素，存在细菌耐药性和过敏反应的可能性。它对细菌酶β内酰胺酶敏感，使其失效。为此，已经开发出一种将阿莫西林与一种名为克拉维酸的β内酰胺酶抑制剂相结合的产品。阿莫西林–克拉维酸组合作为产品力百汀销售，推荐剂量为每12小时500mg（Ciancio and Mariotti 2014）。

多西环素是一种四环素衍生物，对革兰阳性菌、革兰阴性菌、螺旋杆菌和运动菌落有抑菌作用。通常的剂量是每天100mg，但第一天每天两次，然后每天100mg的剂量并不少见。已知的副作用是胎儿和哺乳期婴儿的牙齿发育对光敏感和染色，导致对育龄妇女使用的担忧（Slots and Ting 2002；Ciancio and Mariotti 2014）。

甲硝唑是一种硝基咪唑化合物，对包括螺旋体在内的厌氧菌有杀菌作用。它已被用于治疗出现全身症状的坏死性溃疡性牙龈炎患者。通常每8小时500mg。为了提高它对伴生放线杆菌的有效性，它可以与阿莫西林联合使用，剂量为250~500mg，每8小时服用一次（Jorgenson Slots 2000；Slots and Ting 2002）。它具有双硫仑反应的独特副作用，当与酒精一起使用时，可能会引起严重的呕吐（表5.5.3）。

克林霉素是一种林可霉素衍生物，通常用于青霉素过敏患者。它对厌氧菌有抑菌作用。牙周病常

用的剂量是每8小时300mg。艰难梭菌过度生长引起的伪膜性结肠炎的潜在致命副作用与克林霉素有关，尽管使用其他抗生素也可能发生这种情况（Jorgenson and Slots 2000）。克林霉素不应用于结肠炎患者。

环丙沙星是一种氟喹诺酮类抗生素，对厌氧菌有效。它是唯一对所有菌株都有效的产品。伴生放线菌。用于牙周病的通常剂量为每12小时500mg（Ciancio and Mariotti 2014）。它可能会引起光敏性。

阿奇霉素是一种大环内酯类抗生素，对厌氧菌和革兰阴性菌有效。通常的剂量是每天一次500mg（Ciancio and Mariotti 2014）。

虽然使用全身性抗生素的目的是改变龈下生物膜质量，但减少剂量的四环素衍生物多西环素，称为亚抗菌剂量多西环素（Subantimicrobial dose doxycycline，SDD），目的是改变患者对生物膜挑战的宿主反应（表5.5.4）。多西环素是基质金属蛋白酶（MMPs）的有效抑制剂，基质金属蛋白酶（Matrix metalloprotease enzymes，MMPs）负责胶原的降解，导致牙周结缔组织附着丧失和骨丢失。在每天两次，每次20mg的剂量下，亚抗菌剂量的多西环素对选定的全身性重度慢性牙周炎患者的牙周探查深度和临床附着水平有统计学意义和一些轻微的临床影响（Caton et al. 2000）。轻度或

中度慢性牙周炎患者的疗效较差。对探测深度和临床附着水平的影响没有达到改变临床决策的程度。作为处方药盐酸多西环素片，它的使用期限至少为90天。

推荐剂量为每天两次，剂量为20mg，多西环素没有显示出抗菌特性，因此不会导致口腔、胃肠道、泌尿生殖道或皮肤的正常菌群发生任何变化。它不会导致细菌对四环素的敏感性或抗药性发生变化。由于它是四环素衍生物，人们担心在育龄妇女中的使用。因为它可能会让发育中的胎儿或哺乳期婴儿的牙齿上染色，可能会引起光敏。

要点

1. 在考虑开任何药物之前，负责的临床医生会检查患者的疾病史，并意识到可能会出现药物不良反应（包括过敏反应）或药物相互作用。克林霉素属于林可霉素类药物。多西环素属于四环素类药物。甲硝唑属于硝基咪唑类药物。阿莫西林属于青霉素类药物，在已知对青霉素过敏的患者中应避免使用阿莫西林。

2. 大多数牙周疾病可以在不使用全身抗菌剂的情况下得到有效治疗。全身性轻度慢性牙周炎采用家庭护理、教育、刮治和根面平整相结合的方法进行治疗。药物相关的牙龈增生可以通过家庭护理教育、刮治（如果存在附着脱落，则进行刮治和根面平整）和可能的牙周手术相结合的方法来治疗。咨询过患者的医生，可能会改变药物治疗方案，这可能是合适的。疱疹性龈口炎是自限性的，通常采用姑息治疗和偶尔的抗病毒药物治疗。牙周脓肿的治疗通常是明确的：如果牙齿不可维护，则拔除，或引流以防感染。在不可能明确护理的情况下，或者如果患者存在无法控制的风险因素（糖尿病、吸烟、免疫抑制等），可酌情使用抗生素。

3. 使用亚抗菌剂量多西环素背后的概念是，该产品可以阻断基质金属蛋白酶、胶原酶，而没有抗菌作用。多西环素每天两次，每次20mg，没有抗菌作用。当剂量为50mg或更大时，多西环素起到抗菌剂的作用。

4. 即使长期使用，亚抗菌剂量的多西环素也不会对细菌产生抵抗力，因为该产品没有任何抗菌特性。多西环素属于四环素类药物，不应用于对四环素过敏的患者。小剂量多西环素的作用机制是抑制基质金属蛋白酶、胶原酶，而不是抑制变形链球菌。人们对该产品在育龄妇女中的使用表示担忧，因为四环素已知会导致发育中胎儿的牙齿染色。

自学问题

1. 以下哪种抗生素不适合开给经医学证实对青霉素过敏的患者？

    A. 克林霉素

    B. 多西环素

    C. 甲硝唑

    D. 阿莫西林

2. 在下列哪些诊断中，全身抗生素的使用可能被认为是合适的？

    A. 全身轻度慢性牙周炎

    B. 药物相关性牙龈增生

    C. 牙周脓肿

    D. 疱疹性龈口炎

3. 以下哪一项是亚抗菌剂量多西环素的正确剂量方案？

    A. 每天一次，100mg

    B. 每8小时300mg

    C. 每天两次，20mg

    D. 每8小时500mg

4. 关于使用亚抗菌剂量的多西环素，下列哪一项陈述是正确的？

    A. 由于产生细菌耐药性的风险，不鼓励使用超过60天的产品

    B. 它可以在育龄妇女身上使用而不用担心

    C. 不应用于经医学证实对四环素过敏的患者

    D. 其预期的作用机制是降低唾液中变形链球菌的水平

参考文献

[1] Armitage, G. (1999). Development of a classification system for periodontal diseases and conditions. Ann. Periodontol. 4: 1–6.

[2] Caton, J.G., Ciancio, S.G., and Blieden, T.M. (2000). Treatment with subantimicrobial dose doxycycline improves the efficacy of scaling and root planing in patients with adult periodontitis. J. Periodontol. 71 (4): 521–532.

[3] Ciancio, S. and Mariotti, A. (2014). Anti-infective therapy. In: Carranza's Clinical Periodontology, 12e (ed. M.G. Newman, H.H. Takei, et al.), 515–524. St. Louis, MO: Elsevier.

[4] Garcia Canas, P., Khouly, I., Sanz, J., and Loomer, P.M. (2015). Effectiveness of systemic antimicrobial therapy in combination with scaling and root planing in the treatment of periodontitis: a systemic review. J. Am. Dent. Assoc. 146 (3): 150–163.

[5] Jorgenson, M.G. and Slots, J. (2000). Practical antimicrobial periodontal therapy. Compend. Contin. Educ. Dent. 21 (2): 111–114.

[6] Slots, J. and Ting, M. (2002). Systemic antibiotics in the treatment of periodontal disease. Periodontol 2000 28: 106–176.

[7] The American Academy of Periodontology. (1989). Proceedings of the World Workshop in Clinical Periodontics. Chicago, IL.

附加来源

[1] van Winkelhoff, A.J., Rams, T., and Slots, J. (1996). Systemic antibiotic therapy in periodontics. Periodontol 2000 10: 45–78. Answers to Self-Study Questions.

自学问题答案

1. D。

2. C。

3. C。

4. C。

第6章

牙周手术治疗

在此特别感谢Angelita L. Leon, Yung Cheng Paul Yu

病例1

手术支持治疗

病例描述

患者87岁，非洲裔美国女性。主诉："每次刷牙时牙龈出血。"

基于问题的学习目标和目的

■ 了解何时需要进行手术以促进口腔健康

■ 了解术后护理

疾病史

患者患有高血压和高胆固醇血症。她服用以下药物：美托洛尔、奥美沙坦、氢氯噻嗪、氨氯地平和瑞舒伐他汀钙。

- 生命体征：
  - 血压：135/74mmHg；
  - 脉搏：60次/分钟。

社会史

患者不饮酒、不吸烟。

口外检查

口外检查未见明显异常。触诊各解剖标志时未发现异常。颞下颌关节（TMJ）正常，患者无痛感。

口内检查

患者有较厚的纤维化牙龈组织、大量的菌斑和牙结石。

牙周检查

在就诊期间完成了牙周检查记录表。

- 发现局部菌斑沉积和广泛的探诊出血；
- 除前磨牙和磨牙有6~7mm的牙周袋深度外，牙周袋深度在2~4mm；
- 所有磨牙均有根分叉病变；
- 几乎没有牙齿松动。

咬合检查

患者为Ⅰ类咬合关系。

患者有2mm的深覆𬌗和1mm的深覆盖。

影像学检查

患者拍摄了口腔全景X线片。X线检查结果：

- 广泛水平型骨吸收；
- 牙结石；
- 根管治疗。

诊断

广泛型中度至重度慢性牙周炎。

治疗计划

口腔卫生指导，初期治疗包括龈上下洁刮治及抛光，并在6周后进行了重新评估。重新评估后完成了骨修整手术。术后交代注意事项，再次进行家庭护理指导。嘱每3个月复诊进行牙周维护。

讨论

菌斑如果不定期清除，则会逐渐生长累积，从而导致致病菌群的发展。牙周炎的主要病因是细菌对宿主的反应。慢性牙周炎是由特定微生物群引起的牙齿支持组织的炎性疾病，导致牙周膜和牙槽骨的逐渐破坏，最终形成牙周袋，牙龈萎缩或两者兼有。慢性牙周炎影响大多数成年人，可根据范围和严重程度进一步分类。据报道，47.2%的美国人患有牙周炎；65岁及以上的人中有64%患有牙周炎（Eke et al. 2012）。此外，慢性牙周炎可能与诸如全身系统性疾病、吸烟和局部因素等影响因素有关（Heitz-Mayfield et al.2002）。

与非手术治疗或翻瓣术相比，切除性骨手术在减少牙周袋深度方面更有效（Kaldahl et al.1988；Serino et al. 2001）。牙槽骨修整手术是一种修整已被牙周疾病改变的牙槽骨的手术，通过重塑牙槽突以形成生理形态或移除部分骨以改变牙槽嵴顶的位置（Schluger 1949）。

骨成形术是去除无支持作用的牙槽骨，同时促进龈瓣塑形。骨切除术是去除支持骨，旨在消除牙周袋（图6.1.1）。骨成形术和骨切除术可用来构建正向骨形态。正向骨构筑的生理形态为邻面骨与颊中骨或舌中骨呈冠状排列。相反，邻面骨的负向骨形态是向根方凹陷。

应翻开全厚瓣来检查骨结构。尽可能减轻对骨的创伤，以改善愈合并减少损伤。被去除骨的平均高度在0.06~1.2mm（Carnevale and Kaldahl 2000）。

牙槽骨手术的适应证包括：

- 减少牙周袋深度>5mm；
- 彻底清创；
- 保留牙齿；
- 减少探诊出血；
- 更好地控制菌斑；

（A）

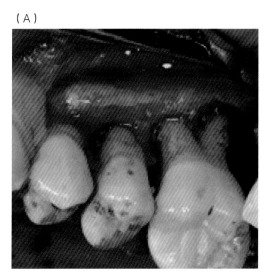

（B）

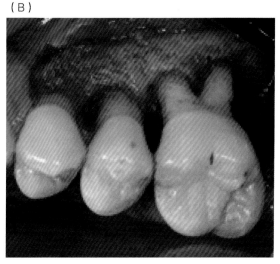

图6.1.1　骨修整手术之前（A），请注意骨与牙齿之间的间距，这些间距会造成凹坑状缺损。骨重塑后（B），去除了骨状凹陷，这将有助于更好的龈瓣塑形并减少牙周袋。

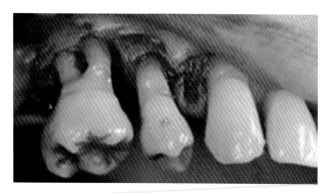

图0.1.2　负性骨结构太严重，无法进行骨修整手术。

- 创建正常外形的牙槽突。

牙槽骨修整手术的禁忌证包括：

- 浅牙周袋；
- 美学区域的牙周袋；
- 需要有骨再生的三壁骨袋缺损；
- 医学禁忌证；
- 晚期骨吸收（图6.1.2）；
- 口腔卫生不良；
- 不能进行远期牙周维护治疗。

正确的口腔护理指导可帮助受感染的患者在术后保持良好的口腔健康。Vallerand等（1994）的研究表明，提供口头和书面的术后指导可以提高拔除磨牙患者对专业人员给出的指导的依从性。尽管有几个变量可能会干扰对术后指导原则的遵守，但根据每名患者或病例的需要调整指导是必要的，尤其是在理解某些术语或语言的局限性方面。完整而详细的术后指导不仅可以减轻患者可能经历的焦虑，而且可以间接鼓励患者坚持治疗。患者对术后护理指导的依从和理解是影响手术后愈合过程的因素。

术后指导

- 向患者进行行术后护理指导并提供相应的书面材料，其中含有紧急联系电话号码；
- 为患者开具止痛药处方；
- 给予患者用药医嘱，并以书面形式提供这些说明；

- 根据麻醉的类型和所用的药物，确保有人开车送患者回家；
- 手术后立即给患者一个冰袋，以帮助减轻术后肿胀；
- 告知患者术后1周内不要在手术区域刷牙或用牙线清洁牙齿；
- 手术后出血是正常的，并且24小时内唾液中可能有血液；
- 牙周敷料的护理；
- 吃常温食物，避免食用坚果、瓜子和爆米花等会刺激手术部位的食物；
- 吸烟对手术部位有刺激性，建议患者尽可能长时间禁烟；
- 在手术后1周左右安排一次复诊。

牙周敷料

牙周敷料的作用：

- 保护手术部位免受创伤；
- 增加患者舒适度；
- 防止口腔碎屑污染伤口；
- 稳定牙周龈瓣（维持血凝块）；
- 牙齿脱敏；
- 牙周夹板；
- 防止肉芽组织过度增生。

缝线

缝线是一束用于结扎血管和相邻组织的材料。在许多口腔外科手术中，如必须闭合手术伤口，放置皮瓣或移植组织时，需要使用缝合线。随着时间的推移，有各种材质的缝线，包括丝线、棉线、亚麻、合成纤维和动物肌腱以及羊肠线。当今的缝合材料是为特定手术而设计的，因此在为患者提供舒适和便利的同时，减少了术后感染的可能性（Daniel et al. 2008）。

可吸收的缝线包括普通肠线、铬肠线、聚乙醇酸缝线（PGA）。肠线被酶降解吸收。普通肠线在 5～7天被吸收，铬肠线在10～15天被吸收。PGA是一种通过水解吸收的多丝缝合线，可维持2～4周。

不可吸收缝线包括尼龙、dPTF、膨体材料和丝线。真丝缝合线易吸附细菌，不利于移植组织的缝合。

拆线

大部分缝线在放置后7~10天会被拆除。拆线的步骤是（Daniel et al. 2008）：

- 小心地去除全部牙周敷料，以确保愈合中的牙龈组织不被破坏；
- 小心地提起缝合结，在靠近牙龈组织的位置剪开缝线；
- 拆除连续缝线时，应单独剪断每个部分，以防止将长的、污染的缝线拖曳穿过愈合组织；
- 安全并轻轻地将每个结从手术部位拉出，使每段缝线从手术部位拉出，将患者的不适感降到最低；
- 将取出的每个结点放在纱布上；
- 清点所有结，以确保缝线材料完全拆除；
- 在患者病历中记录组织的外观、愈合特征和取出的缝线结数；
- 检查并轻轻清除该区域任何菌斑和牙结石，尤其是相邻牙齿周围的菌斑和牙结石。

口腔卫生士应运用伤口愈合和牙科材料的知识帮助患者了解术后的预期，并在去除敷料和缝线后评估手术部位（Daniel et al. 2008）。

治疗疾病和矫正牙周组织缺陷的手术被专门归类为牙周手术。牙周手术的范围包括"牙周袋切除清创术""牙周成形手术""牙周再生性手术"和"种植手术"（Wilkens 2009）。

要点

1. 慢性牙周炎是一种炎症过程，会影响牙齿周围的支持性和保护性组织。慢性牙周炎的特征是其进展缓慢（Slim 2010）。慢性牙周炎可以是局限性的，也可以是广泛性的，其严重程度取决于临床附着丧失：轻度（1~2mm）、中度（3~4mm）或重度（>5mm）。

2. 侵袭性牙周炎是一种特殊类型的牙周炎，具有可明确识别的临床表现和实验室检查结果，使其与慢性牙周炎有很大的区别。它是一组以牙槽骨局部或广泛吸收为特征的牙周病。局限型侵袭性牙周炎在至少2颗第一恒磨牙或切牙的邻面有附着丧失，其他患牙（非第一磨牙和切牙）不超过2颗。广泛型侵袭性牙周炎在至少3颗不是第一磨牙和门牙的牙齿上具有邻面附着丧失（Califano 2003）。

3. 有慢性牙周炎感染史的患者很容易发生种植体周围疾病和可能的骨吸收。在植入种植体之前，控制牙周疾病非常重要（Donos et al. 2012）。

减少口腔细菌数量可以帮助准备手术，使术后感染的可能性降低或不那么严重（Peterson 1990）。

减少牙龈发炎和增强组织张力可以通过以下方法实现：

- 清除牙结石；
- 指导术前个人口腔护理；
- 指导如何进食；
- 解释医嘱；
- 鼓励患者保护好剩余的牙齿。

自学问题

1. 以下哪项不是牙槽骨修整手术的适应证：

    A. 减少牙周袋

    B. 彻底清创

    C. 晚期骨质吸收

    D. 创建正常外形的牙槽突

2. 哪种缝合材料不可吸收？

    A. Vicryl缝线

    B. 普通肠线

    C. 铬肠线

    D. 真丝缝合线

3. 以下哪项不是牙周敷料的优势：

    A. 增加舒适度

    B. 保留菌斑

    C. 稳定牙周龈瓣

    D. 保留移植材料

参考文献

[1] Califano, J.V. (2003). Research, science, and therapy committee of the American Academy of Peridonotology. Position paper: periodontal disease of children and adolescnets. J. Periodontol. 74: 1696–1704.

[2] Carnevale, G. and Kaldahl, W.B. (2000). Osseous resective surgery. Periodontol 2000 (22): 59–87.

[3] Daniel, S., Harfst, S., and Wilder, R. (2008). Mosby's Dental Hygiene, Concepts, Cases, and Competencies. Mosby Inc.

[4] Donos, N., Laurell, L., and Mardas, N. (2012). Heirarchical decisions on teeth vs. implants in the periodontitis-susceptible patient: the modern dilemma. Periodontol 2000 (59): 89–110.

[5] Eke, P.I., Dye, B.A., Wei, L. et al. (2012). Prevalence of periodontitis in adults in the United States: 2009 and 2010. J. Dent. Res. 91: 914–920.

[6] Heitz-Mayfield, L.J., Trombelli, L., Heitz, F. et al. (2002). A systematic review of the effect of surgical debridement vs. non-surgical debridement for the treatment of chronic periodontitis. J. Clin. Periodontol. 29 (Suppl. 3): 92–102.

[7] Kaldahl, W.E.B., Kalkwarf, K.L., Patil, K.D. et al. (1988). Evaluation of four modalities of periodontal therapy. Mean probing depth, probing attachment level and recession changes. J. Periodontol. 59: 783–789.

[8] Peterson, L.J. (1990). Antibiotic prophylaxis against wound infections in oral and maxillofacial surgery. J. Oral Maxillofac. Surg. 48: 617–620.

[9] Schluger, S. (1949). Osseous resection: a basic principle in periodontal surgery. Oral Surg. Oral Med. Oral Pathol. 2: 316–325.

[10] Serino, G., Rosling, B., Ramberg, P. et al. (2001). Initial outcome and long term effect of surgical and non-surgical treatment of advanced periodontal disease. J. Clin. Periodontol. 28: 910–916.

[11] Lynne H. Slim. 2010 Chronic vs Aggressive Periodontitis [Online]. Available at: https://www.rdhmag.com/articles/print/volume-30/issue-8/columns/chronic-vs-aggressive.html (May 21, 2018).

[12] Vallerand, W.P., Vallerand, A.H., and Heft, M. (1994). The effects of postoperative preparatory information on the clinical course following third molar extraction. J. Oral Maxillofac. Surg. 52: 1165–1170.

[13] Wilkens, E.M. (2009). Clinical Practice of the Dental Hygienist, 10e. Philadelphia: Wolters Kluwer Health/Lippincott Williams & Wilkins.

自学问题答案

1. C。

2. D。

3. B。

病例2

种植手术及维护

病例描述

患者63岁，非洲裔美国女性。主诉："我该清洁牙齿了。"

基于问题的学习目标和目的

■ 识别种植体周围疾病的体征和症状

■ 了解种植体维护

疾病史

患者患有高血压和高胆固醇血症。目前服用的药物包括立普妥、氯沙坦和81mg阿司匹林。患者陈述对克林霉素过敏。维持治疗血压为132/80mmHg，脉搏为74次/分钟。

社会史

患者在社交场合饮酒，不抽烟，不吸毒。

口腔疾病史

患者的上颌有7颗种植体修复，并有牙周疾病史。

口外检查

口外检查未见明显异常。颞下颌关节正常，无异常。

口内检查

由于菌斑堆积，出现了广泛的牙龈炎。#13牙种植体周围的牙龈组织可见红肿。触诊发现存在化脓。#12牙种植体的基台边缘可见（图6.2.1A）。

影像学检查

X线片显示#13牙种植体周围至第四圈螺纹处出现碟形缺损和骨吸收（图6.2.1B）。

诊断

回顾病史、进行临床和影像学检查后，做出了种植体周围炎的临床诊断（图6.2.2和图6.2.3）。

种植体周围疾病是种植体周围组织的炎症反应。种植体周围黏膜炎局限于黏膜，没有支持骨的吸收。种植体周围炎包括黏膜发炎和支持骨吸收（Zitzmann and Berglundh 2008）。如果不及时治疗，种植体周围炎可能会发展并导致种植体脱落。据报道，种植治疗的患者中有28%~56%发生了种植体周围炎，而80%的患者发生了种植体周围黏膜炎（Lindhe and Meyle 2008）。

治疗计划

首先使用手用钛刮治器和氯己定冲洗完成患者该区域的初步清创。完成该初期治疗是为了减

（A）

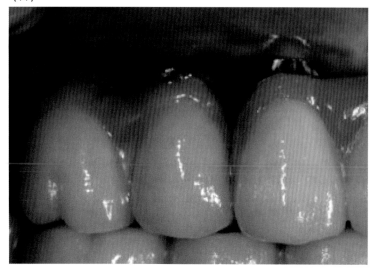

（B）

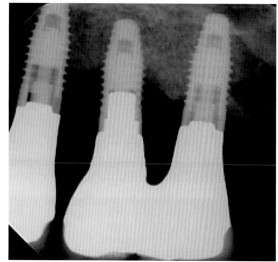

图6.2.1 #13牙种植体周围炎的临床（A）和X线片（B）。注意种植体周围黏膜的红肿（A）和种植体周围形成的凹陷破坏（B）。

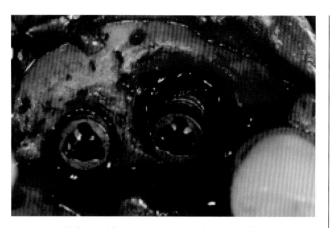

图6.2.2 移除牙冠并翻开龈瓣后，观察到骨吸收的程度。

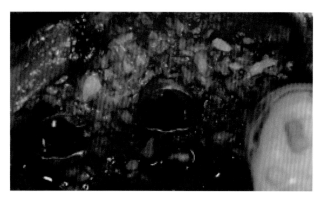

图6.2.3 植骨修复缺损。

少该区域的细菌数量并改善外科治疗之前的组织一致性。6周后，牙龈组织的炎症有所减轻，但仍存在红斑。外科手术治疗是为了修复丢失的骨结构。去除种植体牙冠进入缺损区域。除去所有肉芽组织后，用35%磷酸酸蚀剂对种植体进行化学处理（Strooker et al.1998），并使用精细金刚石针完成植体修整术（Schwarz et al. 2011）。在缺损部位行植骨，同时用脱细胞真皮基质以修复软组织。

讨论

导致种植体周围疾病的因素很多，包括（El Chaar 2009）：

• 牙周炎病史；
• 吸烟；
• 骨质；
• 多余的牙骨质；
• 缺乏依从性和口腔卫生不佳；
• 系统性疾病；
• 软组织缺损或缺乏角化牙龈；
• 种植体错位；
• 过度修复。

种植体周围疾病的发展似乎伴随着细菌种类的增加，同样在牙周炎中也发现这些细菌种类的增加，如牙龈卟啉单胞菌、福赛斯坦纳菌和伴放线聚集杆菌（Leonhardt et al.1999）。

种植体周围疾病的诊断参数为探诊、探诊出血、化脓、种植体动度和影像学骨吸收（Salvi and Lang 2004）。由于种植体周围的上皮和结缔组织与天然牙齿不同，故在种植体周围探查便于牙槽骨探测。由于种植体周围的牙龈组织的纤维化性质，附着的结缔组织排列松散，与天然牙齿相比没有那么紧密的结合，因此，在种植体和天然牙齿上探测深度会产生不同的结果（Shou et al. 2002）。

对种植体周围黏膜炎采用非手术干预治疗。

非手术治疗包括：

- 使用手用钛或塑料刮治器；
- 喷砂洁牙；
- 激光；
- 局部使用抗菌药物；
- 口腔卫生指导。

对种植体周围炎运用手术治疗方法。

手术疗法包括：

- 翻瓣清创术；
- 再生手术——如植骨和引导组织再生；
- 切除手术——种植体修整术；
- 去除种植体。

评估

每次复诊时，记录：

- 任何炎症迹象或牙龈颜色、形态的变化；
- 种植体周围的牙龈是否已角化或未角化；
- 探诊出血；
- 探测深度；
- 动度；
- 是否存在化脓；
- 检查X线片是否存在骨水平或凹陷状缺损的任何变化（Wingrove 2013）；
- 患者是否报告种植体周围有任何不适。

对于X线片，如果是1~4颗种植体：则对每颗种植体拍摄咬翼片或根尖片（PA）。如果是5颗及以上种植体：对所有种植体拍摄曲面体层X线片或每颗种植体的根尖片（PAs）。曲面体层X线片和根尖片都无法评估种植体周围的骨吸收，但曲面体层X线片可以一次检查多颗种植体。将种植体植入、修复1年时的X线片放在一起，用于对比。种植部位应每年拍一次X线片（Wingrove 2013）。向牙医报告所有发现结果。

器械

正确使用器械的关键是在不刮伤种植体或义齿表面的情况下，去除菌斑和其他沉积物。器械尖端的设计应为临床医生提供足够的选择，以满足患者的单个种植体基台和义齿组件的需求。该器械应具有与金属刮治器或刮匙相同的一些基本功能，同时应由相容/兼容的种植材料制成。需要评估的一些特质包括：合理的设计、符合人体工程学的手柄、承受刮治压力而没有破裂或折断风险的刚性、器械使用后无任何残留物、尖端尺寸可轻松、无创伤地接近种植体基台的各角度同时保持组织紧密性，且轻巧，可避免手和腕部疲劳（http://www. rdhmag. com/articles/print/volume-32/volume-12/features/more-than-maintenance.html）。

种植刮治器的选择

在钛种植体表面使用的安全器械应为具有生物相容性的"钛对钛"的种植体刮治器，以防止器械碎屑沉积在表面上，因为它可能藏匿细菌并增加种植体周围炎的风险。它们比塑料或石墨种植体刮治器更薄，但提供了更大的强度来清除牙结石和残留牙骨质，这使其更有效（Karring et al. 2005）。一些种植体器械已经被证明保护基牙和义齿表面不变形或不被划伤，达到最佳的种植体维护效果

（Rentsch–Kollar et al. 2010）。用橡皮杯和非研磨性牙膏、优质抛光膏和氧化锡进行的抛光都不会改变钛种植体的表面（http://www.rdhmag.com/articles/print/volume-32/volume-12/features/more-than-maintenance.html）。

要点

1. 菌斑生物膜的形成被认为是种植体周围疾病的主要病因，是典型的种植体周围感染的发生的风险因素（Mombelli and Lang 1994；Salvi et al.2012）。

2. 种植体周围黏膜炎局限于软组织内，没有骨吸收的迹象，可以非手术治疗。种植体周围炎会影响软组织且有骨吸收。种植体周围炎可以通过非手术和/或手术疗法治疗。

3. 在种植体稳定性被破坏之前，种植体周围疾病的早期诊断对于防止疾病进展很重要。患者在完成牙种植治疗后，必须进行密切的维护。进行这些维护治疗的口腔卫生士在检测种植体周围疾病的初始征兆中起着重要作用。

4. 种植体维护是预防种植体周围疾病的关键。种植体的维护与牙周炎的维护非常相似。维护治疗复诊间隔期基于患者的既往病史、对牙周炎的易感性以及在家中控制局部因素的能力来定。维护检查应包括对种植体周围软组织进行彻底的检查、组织对通过牙周探针施加的外部压力反应和是否存在化脓的定期X线片检查（El Chaar 2016）。对于固定种植体修复患者的自我维护建议包括对患者进行有关刷牙和使用口腔卫生辅助用具的教育（Kumarswamy 2015）。

5. 推荐使用医用钛刮治器，因为它们具有生物相容性并且比塑料刮治器薄。它们还提供了去除牙结石甚至残留牙骨质所需的强度。

6. 需要根据临床结果和生活方式因素，针对不同患者采取个性化的专业预防措施。根据诊断将受试者分为以下几类：

①牙周健康；②牙龈炎（种植体周围黏膜炎）；③牙周炎（种植体周围炎）；④未来状况的风险评估。考虑到牙周病和种植体周围疾病的高患病率，有效的牙周筛查方法目前已成为所有患者的基本需求，应得到普遍应用（Tonetti et al. 2015）。

自学问题

1. 种植体周围炎和种植体周围黏膜炎的风险因素是什么?

    A. 多余的牙骨质

    B. 吸烟

    C. 种植体错位

    D. 以上均是

2. 以下哪种是种植体周围炎的手术治疗方法?

    A. 手用器械操作法

    B. 局部使用抗菌药物

    C. 取出种植体

    D. 激光

3. 哪种类型的种植体刮治器可用于种植体?

    A. 钛

    B. Gracey刮匙

    C. 塑料

    D. A和C

参考文献

[1] El Chaar, E. (2009). J de Parodontologie et d'Implantologie Orale 28 (3): 225–236.

[2] El Chaar, E. (2016). Ch 31–33 Horizontal Alveolar Ridge Augmentation in Implant Dentistry: A Surgical Manual. Wiley Pub.

[3] Karring, E.S., Stavropoulos, A., Ellegaard, B., and Karring, T. (2005). Treatment of periimplantitis by the Vectors system. A pilot study. Clin. Oral Implants Res. 16: 288–293.

[4] Kumarswamy, A. (2015). Trends in prevention of Peri-implantitis. Dimensions of Dental Hygiene [Online] Available at: http://www.dimensionsofdentalhygiene.com/2016/05_May/Features/Trends_in_the_Prevention_Of_Peri-Implant_Diseases.aspx (May 21, 2018).

[5] Leonhardt, A., Renvert, S., and Dahlen, G. (1999). Microbial findings at failing implants. Clin. Oral Implants Res. 10: 339–345.

[6] Lindhe, J. and Meyle, J. (2008). Group D of European workshop on periodontology. Peri-implant dis-ease: consensus report of the sixth european workshop on periodontology. J. Clin. Periodontol. 35 (8 suppl): 282–285.

[7] Mombelli, A. and Lang, N.P. (1994). Clinical parameters for evaluation of dental implants. Periodontol. 4: 81–86.

[8] Rentsch-Kollar, A., Huber, S., and Mericske-Stern, R. (2010). Mandibular implant overdentures followed for over 10 years: patient compliance and prosthetic maintenance. Int. J. Prosthodont. 23: 91–98.

[9] Salvi, G.E. and Lang, N.P. (2004). Diagnostic parameters for monitoring peri-implant conditions. Int. J. Oral Maxillofac. Implants 19: 116–127.

[10] Salvi, G.E., Aglietta, M., Eick, S. et al. (2012). Reversibility of experimental peri-implant mucositis compared with experimental gingivitis in humans. Clin. Oral Implants Res. 23: 182–190.

[11] Schwarz, F., Sahm, N., Iglhaut, G., and Becker, J. (2011). Impact of the method of surface debridement and decontamination on the clinical outcome following combined surgical therapy of peri-implan-titis: a randomized controlled clinical study. J. Clin. Periodontol. 38: 276–284.

[12] Shou, S., Holmstrup, P., Stolze, K. et al. (2002). Probing around implants and teeth with healthy or inflamed marginal tissues. A histologic comparison in cynomolgus monkeys. Clin. Oral Implants Res. 23: 313–323.

[13] Strooker, H., Rohn, S., and Van Winkelhoff, A.J. (1998). Clinical and microbiological effects of chemical versus mechanical cleansing in professional supportive implant therapy. Int. J. Oral Maxillofac. Implants 13: 845–850.

[14] Tonetti, S.M., Chapple, I., Jepsein, S., and Sanz, M. (2015). Primary and secondary prevention of periodontal and peri-implant diseases. J. Clin. Periodontol. 42: S1–S4.

[15] Wingrove, S.S. (2013). Peri-Implant Therapy for the Dental Hygienist: Clinical Guide to Mainte-Nance and Disease Complications (1). Somerset, US: Wiley-Blackwell ProQuest library. Web. 16 May 2016.

[16] Zitzmann, N.U. and Berglundh, T. (2008). J. Clin. Periodontol. 35 (Suppl. 8): 286–291. 6th European Workshop on Period ontology.

自学问题答案

1. D。

2. C。

3. A。

第7章

预防性治疗

病例1

菌斑去除和个性化的健康教育

病例描述

患者A58岁，白人女性。牙周病史，过去6年一直在接受牙周基础治疗。在她进行洁牙治疗时，患者提供了以下信息，并提出诉求"最近我的下颌牙龈疼痛，这让我很担心。"我每次刷这个部位，牙龈都会出血，而且近来还有口臭。以前，我可以很容易地用牙线清理固定桥下方的牙龈，但是最近我要这么做变得有点困难，我的手不像以前那么灵活了。另外，我一直在旅行，所以没能按时来洁牙。

基于问题的学习目标和目的

■ 制定清除菌斑的口腔卫生指导
■ 确认患者的具体需求，并指导患者对种植体、牙冠和固定桥进行恰当的口腔自我护理
■ 行为矫正技术

疾病史

A女士有轻度高血压病史，目前通过饮食控制。对磺胺和四环素过敏。由于更年期，患者出现口干、失眠等症状。失眠时，她会服用小剂量的阿普唑仑（0.25mg）来帮助睡眠。

口腔疾病史

A女士做过以下治疗：拔牙、银汞合金和复合树脂充填、牙髓治疗、种植体植入、牙冠和诊室漂白。6年前，她接受了牙周基础治疗，每3个月复诊一次，直到14个月前。她对自己的笑容很满意，并希望尽可能保留天然牙。由于工作和个人安排，她已超过14个月没有接受任何牙科治疗（图7.1.1）。

系统回顾

- 生命体征：
  - 血压：128/85mmHg；
  - 脉搏：72次/分钟；
  - 呼吸：16次/分钟。

社会史

A女士已婚，她很高兴自己刚做了奶奶。作为一家大型金融公司的首席财务官，她今年也计划从压力重重的工作中退休。朋友和家人是她生活的重要组成部分。她喜欢高尔夫球、健身和旅游。出于社交需要，她每周喝2~4杯酒。为了缓解工作压力，她在工作日会服用较多的阿普唑仑。不吸烟，也没有吸毒史。

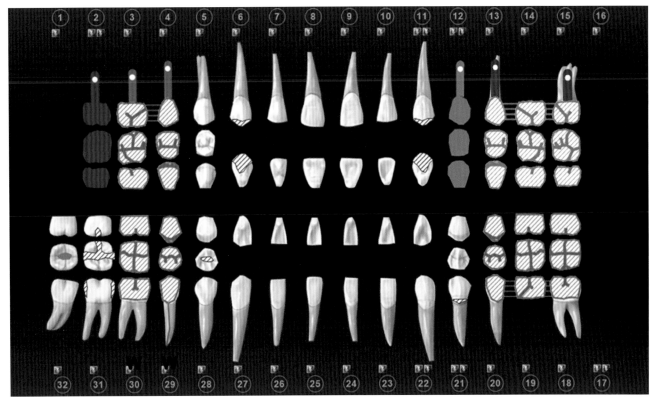

图7.1.1 A女士目前口内修复体的牙面描记图。绿色表示"已有修复体",是由患者以前牙医所完成的修复,蓝色表示由现在的牙医的修复。W表示"需小心观察"。

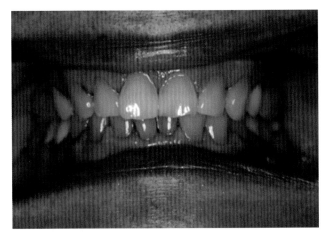

图7.1.2 使用开口器的口内照片。注意前牙磨耗不均匀,左上颌中切牙颈1/3釉质变薄。照片中可以看到牙龈的颜色和质地。

口内/口外检查

详情请参见图7.1.2。

口外检查

A女士的脸部基本对称,未见明显淋巴结。咀嚼肌和面部表情无异常。下颌活动范围正常,颞下颌关节无异常。

口内检查

唇、舌、口腔黏膜和咽部软组织无异常。唾液腺未见肿胀,唾液腺导管通畅。扁桃体区域未见明显的肿胀或炎症。探诊发现后牙牙龈有中度炎症和出血,牙周袋深度4~6mm,后牙Ⅱ类牙龈间隙。硬组织检查发现轻度牙结石和中度龈下菌斑。后牙舌面龈缘见中度龈上菌斑膜。临床牙龈特征:牙龈颜色为均匀的淡粉色,前牙牙龈质地坚韧,后牙牙龈质地柔软,呈海绵状,用探针按压有轻微凹陷。前牙磨耗明显。

影像学检查

最新垂直咬翼片显示骨吸收（图7.1.3）。

牙周检查记录表

牙周炎Ⅲ期（重度牙周炎，可能有失牙风险），A级（进展缓慢）牙龈炎局限于1区、4区和6区的探诊出血（图7.1.4）。

口腔卫生诊断

健康问题	相关风险和病因
牙周炎	反复出现的牙周袋/忽视牙科治疗
种植体周围炎	种植位点菌斑附着
广泛的牙槽骨吸收	慢性牙周炎/忽视牙科治疗
探诊出血	菌斑中发现致病微生物
前牙磨损	副功能性磨牙症

干预计划

临床治疗	宣教/咨询	口腔卫生指导
局部浸润麻醉下行选择性区段及牙位牙周基础治疗LRQ：#28-#30牙和LLQ：#20牙，#18牙 去除所有牙面及根面的牙结石和软垢。 种植体刮治器（塑料或钛）行种植体表面刮治 #18M、18D、31M、30M药物治疗 制作咬合垫（夜用咬合垫）治疗磨牙症 每4~8周行牙周评估 每3个月行一次牙周维护治疗	阐明定期看牙的重要性，包括每3个月进行牙周维护治疗，必要时使用药物减少牙周袋复发和牙槽骨吸收的风险 每天去除种植体和固定桥周围生物膜重要性，这也是延长修复体寿命，维护牙周健康的必要措施 示范使用牙周康复辅助工具和自我口腔护理措施 使用咬合垫的依从性与卫生维护	健康宣教：口腔卫生健康指导，强调使用Bass刷牙法清洁后牙舌侧龈沟内部，使用牙间刷清洁牙间隙，使用冲牙器清洁种植体、牙冠及固定桥表面 建议患者在旅行时，或无法使用冲牙器清洁种植体基台下方和周围时，可使用牙线棒或牙线 建议使用抗菌清洁片清洁咬合垫。患者应在每次就诊时携带咬合垫，以便医生进行评估，并对咬合垫进行超声清洗

讨论

在为患者选择合适的口腔卫生辅助措施，进行口腔卫生自我维护时，有许多选择可以考虑。首要考虑的是可行性；因此，最好不要给患者提供过多的选择，以免患者无从选择，如果能用一种（或几种）措施就能解决多个问题，那是最好的。医护人员应告知患者以下内容：为何选择这些措施、如何正确使用、使用的时间和频率、患者受益，以及预期结果。个体化的患者宣教可以激发患者的积极性，并让患者更有可能将行为改变形成自我口腔护理习惯。同时也应将风险因素告知患者，如忽视自我口腔护理会导致怎样的后果等。我们要记住行为改变需要付出时间和努力。研究表明，新习惯的

形成需要相当长的时间，在新的口腔卫生行为成为习惯之前，患者必须主动坚持。习惯的形成从无知开始，经过6个阶段最终形成习惯。Esther M. Wilkins, RDH, DMD是这样描述这6个阶段的：

（1）**无知**——许多患者对牙病和牙周病的知识及如何预防/控制所知甚少。

（2）**认知**——患者可能具有一定科学知识，但他们并未用这些知识指导个人行为。

（3）**利己**——明白应用知识指导行为有利于提升个人幸福指数，这是初始动机。

（4）**参与**——认知和行动。当心态受到影响时，就会产生行动。

（5）**行动**——尝试使用新知识并开始改变行为习惯后，患者可能意识到健康目标是可

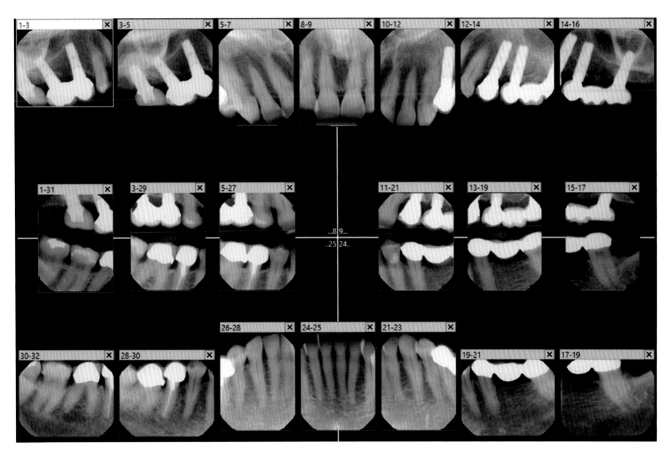

图7.1.3 全口系列X线片，最新的垂直咬翼片显示骨丧失。

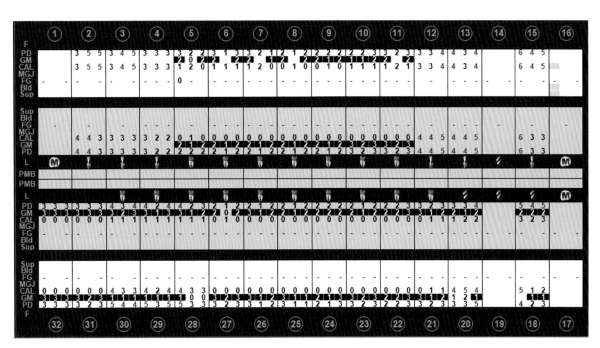

图7.1.4 牙周检查记录提示慢性牙周炎。

以实现的。

（6）**习惯**——健康牙齿和牙周组织给患者带来的舒适度、价值体现和自我满足感，有助于其建立日常口腔卫生维护习惯。根本动机最终形成。

对A女士来说，她处于习惯形成的第二阶段——认知。她对自己的牙周病史具有一定了解。因此，要帮助她形成新的自我保健习惯，最好是让她了解自己的口腔状况所处的特殊阶段。可以向A女士展示她最近的牙周检查记录表、X线片，以及那些需要引起注意的部位的口内照片。用全面描述其个体化需求的方式向A女士提供信息，解释她目前需要关注的口腔问题，以及需要进行个性化的菌斑清除措施的原因。给予的指导应准确清晰，现场示教，并回答她的各种疑问。这样A女士能更了解自己的口腔状况，进而明白自己的问题，才可能形成新的口腔自我护理习惯。

A女士下次就诊，是评估之前的个体化健康教育的最佳时机，同时这也是一个继续激励和纠正她的口腔自我维护技术的好机会。养成良好的口腔卫生习惯需要不断地激励和持续的教育，再加上整个牙科团队的支持。

A女士的目标是预防牙周病和种植体周围炎的进展和复发。接受牙周基础治疗和/或口内有包括种植体和固定桥在内的修复体的患者需要彻底和个性化的口腔卫生指导，来保持口腔组织的健康和修复体的完好，以达到最佳的口腔健康状态。

菌斑是牙周炎的诱发因素。因此，菌斑堆积会导致炎症反应，从而引起牙槽骨吸收等不良结果。因此，对A女士来说每天清除菌斑至关重要。数据表明，菌斑控制可以减少炎症，是改善牙龈健康的主要因素（Chapple et al. 2015；Wilkins 2013）。通过机械性的牙周清洁措施去除菌斑，可以去除牙周或牙龈疾病的主要致病因素（Johnson et al.

2015）。使用适合的牙膏刷牙是清洁所有牙齿的舌面、颊面和咬合面的标准自我护理措施（Darby and Walsh 2015），但仅靠刷牙并不能有效清洁邻面。牙线或其他邻面清洁工具是去除邻间隙和龈沟区菌斑的有效工具。但在向患者推荐口腔自我保健措施时，还需要考虑患者的灵活性和依从性。

对A女士的评估包括生命体征、口内/口外检查、FMX（全口X线）检查、牙周检查记录、菌斑指数、牙结石探查、右上颌种植体桥、左下颌三单位桥、右下磨牙烤瓷冠周围Ⅱ类间隙周围探诊出血情况。A女士的评估结果会让她的口腔医生注意到如何避免种植体周围炎和牙周炎的恶化。

为A女士设计的个性化健康教育旨在帮助她恢复牙龈健康，并防止牙周损害进一步发展。A女士得到了以下建议：

（1）每天刷牙两次，每次至少2分钟

建议患者每天刷牙两次，早晚饭后刷牙，刷牙时间至少为2分钟，使用Bass刷牙法。临床证据表明，使用电动牙刷刷牙效果优于使用手动牙刷（Lyle 2015；Yaacob et al. 2014），考虑到这一点，加上她告知手部灵巧度中度下降，建议A女士使用电动牙刷。她被告知要重点清洁牙齿的舌面，因为她这些区域的菌斑和炎症的情况更明显。针对A女士口臭的主诉，建议她每次刷牙时都要刷舌头，以减少舌背的细菌（Darby and Walsh 2015）。

（2）用于日常牙齿邻面清洁的牙间刷

建议患者使用牙间刷而不是牙线，因为对她来说牙间刷更易使用，证据显示牙间刷是控制邻面菌斑最有效的方法（Chapple et al. 2015；Lyle 2015）。牙间刷有各种尺寸，适用于各种类型的牙间隙，包括Ⅱ型和Ⅲ型间隙，近来还推出了适用于较紧的邻间隙的小号或者超薄牙间刷。演示如何使用牙间刷非常重要，如果使用不当，患者有可能损伤牙龈乳头状或修复体。清洁种植体周围，应使用刷毛具有涂层的牙间刷，以免刮伤钛表面或其他种植体材料（Johnson et al. 2015）。指导A女士根据其牙龈间隙、种植体、桥体和牙冠，选择形状大小合适的牙间刷。医护人员演示了如何将牙间刷以90°角插入到牙龈间隙，颊舌向刷动牙间刷。刷毛插入间隙时不应弯曲；否则说明牙间刷太大。插入应该很容易，但刷毛应该略宽于间隙，以确保能刷到两侧的牙齿邻面。

（3）每天至少进行使用一次冲牙器

每天使用冲牙器有助于减少生物膜和降低炎症水平。冲牙器有助于清除种植体周围和桥体下的菌斑和食物残渣。由于水的流体力学作用，冲牙器可以在牙龈下形成脉动液体流，这些位置牙刷和牙间隙清洁设备无法达到对种植体、牙冠和固定桥很有好处（Darby and Walsh 2015；Jahn 2010；Johnson et al. 2015）。冲牙器产生的水流所能达到的深度比任何其他自我护理设备都要深。多项研究表明，在自我护理措施中加入冲牙器有助于减少牙周病原体、牙龈出血、牙周袋深度和炎症介质（Jahn 2010；Lyle

2015）。但使用冲牙器需谨慎，种植体周围的不当使用可能损伤结合上皮（Johnson et al. 2015）。要求A女士使用低功率冲牙器，水平地握住喷管尖端，朝向种植体邻间隙，这样可以避免水压过高，并帮助冲洗种植体下方。可以在冲洗液中加入葡萄糖酸氯己定或酚类化合物以有效减少细菌（Ernst et al. 2004；Jahn 2010；Johnson et al. 2015）。

（4）牙线棒或簇绒/编织牙线

A女士的右上颌第二前磨牙和第一磨牙为二单位种植桥，左上颌第二前磨牙到第二磨牙为三单位种植桥，左下颌第二前磨牙到第二磨牙为三单位固定桥。牙线棒或簇状/编织牙线可以清洁基牙和牙冠边缘。带有硬性尖端的簇状或编结的牙线可以更容易地插入基牙邻面间隙。轻柔的唇舌向移动牙线清洁邻面间隙，然后从桥体下方扫过，直到下一颗牙的邻面间隙，清除并阻断生物膜的积聚。可以用簇状或编织状牙线环绕种植体，以清洁龈沟（Darby and Walsh 2015；Wilkins 2013）。

在每次复诊时，都应与A女士就她的自我护理措施进行后续讨论。如果以上这些护理没有达到预期效果，并且/或导致依从性不足，可以选择其他的自我护理措施以帮助A女士（表7.1.1）。

表7.1.1　自我护理措施的选择及使用

自我护理设备	描述	指示
橡胶尖刺激器	金属或塑料手柄，顶部为橡胶锥形	轻轻按摩牙龈边缘及龈，最适Ⅱ型和Ⅲ型间隙
木楔子	三角形牙签	轻柔去除Ⅱ型或Ⅲ型embrasure中的菌斑和食物残渣（轻柔的进出动作）
锥形尖牙刷	手柄尖端小刷头有少量刷毛	在口腔修复体和后牙周围模拟Bass刷牙法颤动
牙线架	可重复使用的塑料手柄，末端带有牙线附件，呈Y形或C形	牙线附件和手柄，用于清洁邻面间隙。适用于灵巧度有限的使用者

要点

1. 复诊时与患者面谈有助于判断自我护理措施是否被使用或是有作用，或是否需要修改。

2. 在法律文件中记录每名患者的个体化口腔卫生自我护理建议，进行的适当的教育和演示，以及风险与得益。

3. 为帮助患者认识到口腔自我护理措施的目的，最好使用样品或说明书。他们可以带着样品或说明书去购买所需的产品。

4. 演示对于提高患者的依从性至关重要。如果患者能够观看到医护人员演示操作方法，他们的记忆会更深刻。

5. 许多人不适合使用传统牙线技术，他们不知道传统牙线的适应证及局限性（Segelnick 2004）。

6. 与患者保持联系很重要，这样可以帮助他们了解在不同的情况下需要使用何种口腔自我护理设备，并在需要时给予修改建议。

自学问题

1. 牙间刷应该_____。

A. 大小与牙间隙相同

B. 小于牙间隙

C. 不在牙间隙中弯曲

D. 略大于牙间隙

2. 哪种自我护理方法使用流体动力作用减少生物膜？

A. 电动牙刷

B. 橡胶尖刺激器

C. 冲牙器

D. 牙线架

3. 自我护理措施应考虑患者的____情况。

A. 牙间隙的大小

B. 修复体的类型

C. 熟练程度

D. 成本、安全性和有效性

E. 以上都有

4. 哪种设备能比其他设备更能深入牙周袋？

A. 特软牙刷

B. 牙线

C. 冲牙器

D. 橡胶尖刺激器

5. 形成新习惯或改变行为：

A. 从旧习惯开始

B. 只需要一次就诊

C. 从无知开始

D. 从参与开始

参考文献

[1] Chapple, I.L.C., Weijden, F.V.D., Doerfer, C. et al. (2015). Primary prevention of periodontitis: managing gingivitis. J. Clin. Periodontol. 42: 71–76. doi: 10.1111/jcpe.12366.

[2] Darby, M.L. and Walsh, M.M. (2015). Dental Hygiene: Theory and Practice, 4e. Philadelphia: Saunders.

[3] Ernst, C.-P., Pittrof, M., Fürstenfelder, S., and Willershausen, B. (2004). Does professional preventive care benefit from additional subgingival irrigation? Clin. Oral Investig. 8: 211–218. doi: 10.1007/s00784-004-0266-3.

[4] Jahn, C.A. (2010). The dental water jet: a historical review of the literature. J. Dent. Hyg. 84 (3): 114–120.

[5] Johnson, T.M., Worthington, H.V., Clarkson, J.E. et al. (2015). Mechanical interdental cleaning for preventing and controlling periodontal diseases and dental caries. Coch-rane Database Syst. Rev. 1–15. doi: 10.1002/14651858.cd012018.

[6] Lyle, D. (2015). Current evidence on primary prevention of periodontitis: self-care management of gingivitis. Int. J. Evid. Based Pract. Dent. Hyg. 1: 86–91. doi: 10.11607/ebh.23.

[7] Wilkins, E.M. (ed.) (2013). Clinical Practice of the Dental Hygienist, 364–434. United States: Wolters Kluwer.

[8] Yaacob, M., Worthington, H.V., Deacon, S.A. et al. (2014). Powered versus manual toothbrushing for oral health. Cochrane Database Syst. Rev. doi: 10.1002/14651858. cd002281.pub3.

附加来源

[1] Crocombe, L.A., Brennan, D.S., Slade, G.D., and Loc, D.O. (2011). Is self interdental cleaning associated with dental plaque levels, dental calculus, gingivitis and periodontal disease? J. Periodontal Res. 47: 188–197. doi: 10. 1111/j. 1600-0765.2011.01420.x.

[2] Dawson, T. (2013). An overview of interdental cleaning aids. Dent. Nurs. 9: 580–583. doi: 10.12968/denn. 2013.9.10.580.

[3] Gulati, M., Govila, V., Anand, V., and Anand, B. (2014). Implant maintenance: a clinical update. Int. Sch. Res. Notices 2014: 1–8. doi: 10.1155/2014/908534.

[4] Manresa, C., Sanz, E., Bravo, M., and Echeverría, J.J. (2011). Interventions for the maintenance of the dentition in patients treated for periodontal disease. Cochrane Database Syst. Rev. doi: 10.1002/14651858.cd009376.

[5] Sambunjak, D., Nickerson, J.W., Poklepovic, T. et al. (2011). Flossing for the management of periodontal diseases and dental caries in adults. Cochrane Database Syst. Rev. doi: 10.1002/14651858.cd008829.pub2.

[6] Segelnick, S.L. (2004). A survey of floss frequency, habit, and technique in a hospital dental clinic and private periodontal practice. N. Y. State Dent. J. 70 (5): 28–33.

[7] Saltmarsh, H. and Frantsve-Hawley, J. (2015). Evidence on the efficacy of dental floss, interdental brushes, wood sticks, and oral irrigation on reduction of plaque and gingivitis. Int. J. Evid. Based Pract. Dent. Hyg. 42–44. doi: 10.11607/ebh.001508.

[8] Salvi, G.E. and Ramseier, C.A. (2015). Efficacy of patient-administered mechanical and/or chemical plaque control protocols in the management of peri-implant mucositis. A systematic review. J. Clin. Periodontol. 42: doi: 10.1111/jcpe.12321.

自学问题答案

1. D。

2. C。

3. E。

4. C。

5. C。

病例2

氟化物——全身和局部使用

病例描述

患者20岁，女性。进行口腔检查。此前3年未进行口腔保健或治疗。过去3年，患者离家上大学，未进行口腔保健。上大学前的牙科检查中，她拔除了第三磨牙，未发现其他口腔疾病，磨牙做了窝沟封闭，口腔卫生状况良好。

临床检查示：8颗磨牙的窝沟封闭完好，第三磨牙已拔除，无龋齿或充填治疗病史。

更多细节请参见图7.2.1~图7.2.3。

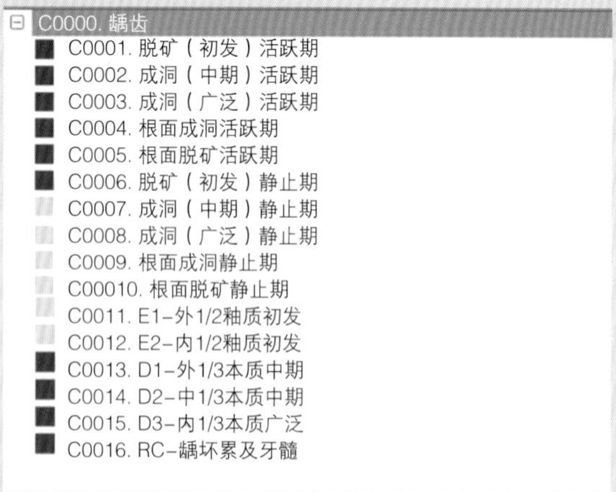

- □ C0000. 龋齿
  - ■ C0001. 脱矿（初发）活跃期
  - ■ C0002. 成洞（中期）活跃期
  - ■ C0003. 成洞（广泛）活跃期
  - ■ C0004. 根面成洞活跃期
  - ■ C0005. 根面脱矿活跃期
  - ■ C0006. 脱矿（初发）静止期
  - ▨ C0007. 成洞（中期）静止期
  - ▨ C0008. 成洞（广泛）静止期
  - ▨ C0009. 根面成洞静止期
  - ▨ C0010. 根面脱矿静止期
  - ▨ C0011. E1–外1/2釉质初发
  - ▨ C0012. E2–内1/2釉质初发
  - ■ C0013. D1–外1/3本质中期
  - ■ C0014. D2–中1/3本质中期
  - ■ C0015. D3–内1/3本质广泛
  - ■ C0016. RC–龋坏累及牙髓

图7.2.1 axiUm™电子健康记录龋齿深度和活跃性的选项。

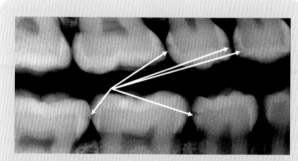

图7.2.2 咬翼片显示不同深度的邻面龋（E1、E2和D1）。

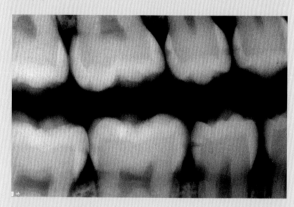

图7.2.3 咬翼片。

基于问题的学习目标和目的

- ■ 确定龋齿发展的风险因素
- ■ 确认使用氟化物预防/再矿化治疗控制早期龋的策略，并推荐适当的治疗方法

疾病史、系统回顾、社会史、口内/口外检查、咬合检查、影像学检查

患者健康状况良好。口服避孕药，偶尔服用抗组胺药治疗季节性过敏。疾病史和系统回顾无特殊。社会史主要为饮酒，否认使用毒品或吸烟史。患者口内/口外检查无异常，临床检查未见龋坏，咬合良好，未见过度磨耗或物理性损伤。影像学检查显示邻面浅龋到中龋。

尽管只有下颌第二前磨牙龋坏进展到了釉牙本质界，但在第一磨牙和上颌前磨牙的邻面均可见早期龋。

诊断

龋齿，高龋风险。

治疗计划

龋病非手术治疗

- 改善口腔卫生，每天使用含氟牙膏（1000ppm）刷牙两次；
- 饮食咨询，减少含糖食物和饮料（特别是饮料）的摄入频率；
- 睡前使用高浓度含氟牙膏（5000ppm）刷牙；
- 每年3~4次诊所涂氟。

讨论

该患者表现为活跃早期龋。为了确定正确的治疗方案，首先需要根据深度和活跃性对龋损进行分类（Ismail et al. 2013a）。我们知道龋损的发展是双向的，脱矿导致龋洞形成，再矿化则能使病损静止或逆转（Pitts 2004）。龋病早期仅表现为脱矿，如不及时治疗，继续发展将形成龋洞，最终导致牙齿缺失。早期病损脱矿深度达到釉质厚度1/3时，其釉质表面可能仍然完整，无细菌侵入，仍可能再矿

化（Ekstrand 1995；Ekstrand et al. 2007）。

邻面龋根据病损深度进行分类。龋坏是活跃的，因为它在3年前并不存在（Ismail et al. 2013a）。导致龋病的原因很多。口腔卫生、饮食和系统因素的变化（特别是与唾液流速相关的因素），都是龋风险增加的常见因素（Hara and Zero 2010）。由于该患者的病史无变化，且检查时也没有口干症的表现，饮食和口腔卫生的改变是最有可能的原因。患者的社会史表明，患者进入大学后住校，其生活条件发生了重大变化。Marsh等的研究显示，对稳定的菌斑生态环境施压会导致生物膜从健康状态向产生酸的状态转变，在这种情况下，可能导致龋齿（Marsh 2010；Marsh and Bradshaw 1995）。进一步研究显示，家庭护理条件的变化可以导致生物膜的产酸性和致龋性增强。在本病例中，年轻健康的女性离开了家庭，饮食和家庭生活环境原本有利于维持健康的口腔生态系统，环境改变后，生态系统转变为产酸性增加。患者微小的饮食改变可以导致产酸性显著增加，从而创造致龋环境（Newbrun 1979，1982）。询问患者的家庭护理模式和饮食，有助于确定口腔生态系统发生变化的原因。大学生活可能导致睡眠、卫生和饮食等生活习惯的巨大改变。经常被讨论的"新生增重15磅"是饮食习惯改变的一个例子，大学生在他们入校第一年增重15磅（约6.8kg）。学生们因作息时间改变导致的口腔卫生变化也是广为人知的（Levitsky et al. 2004）。

对早期龋的治疗已经从手术治疗转变为药物治疗（Wolff and Larson 2009）。氟化物治疗是早期龋再矿化最常见的干预手段。氟化物治疗可分为预防和再矿化两类，其机制类似。饮水加氟是公共卫生的主要防龋措施（Newbrun 1989；O'Mullane et al. 1988；Rozier 1995；Rugg-Gunn and Do 2012）。虽然饮水加氟对减少新发龋非常有效，但

它不太可能使早期龋再矿化（特别是随着改善卫生和减少糖类消耗而改变口腔局部环境）。含氟牙膏（900~1500ppm的氟化物）也能有效防龋，增加使用频率，防龋效果理想（Marinho et al. 2003，2004；Twetman et al. 2003）。早期龋再矿化需要减少菌斑、减少可发酵糖类的摄入频率以及使用高浓度的氟化物。这些高浓度氟化物产品可以发挥治疗作用（而非预防作用），它通过释放钙离子，磷酸盐和氟化物对早期龋进行再矿化，逆转活跃龋的损害。最常见的再矿化治疗方法是每天使用高氟浓度（5000 ppm）牙膏和每年使用3~4次高浓度氟保护漆（Bailey et al. 2009；Ismail et al. 2013a，2015；Marinho et al. 2013；Tellez and Wolff 2016）。发现早期龋后，必须使用氟化物6个月至数年。病损有望逆转、静止，或者（在最坏的情况下）不发展（Featherstone 1996，2009；Lynch and Baysan 2001）。这一治疗方法需要进行患者宣教、患者积极参与以及专业人持续完成再矿化治疗。

要点

1. 龋病是可以预防的。
2. 许多龋病的治疗不一定需要磨除牙体组织。
3. 龋病防治中牙科团队的参与是不可或缺的。
4. 定期使用高浓度氟化物（特别氟保护漆）是龋病非手术治疗的关键。

自学问题

1. 龋齿是一种多因素疾病，以下哪项不是致龋因素_____。

   A. 引起口干的疾病或药物

   B. 菌斑堆积

   C. 过量饮用酸性饮料

   D. 经常饮用含糖饮料

2. 判断题：早期龋是可逆的。

   A. 正确

   B. 错误

3. 龋病管理需要：

   A. 患者参与

   B. 使用高浓度氟化物

   C. 使用高浓度家用氟化物

   D. 使用抗生素

参考文献

[1] Bailey, D.L., Adams, G.G.,Tsao, C.E. et al. (2009). Regression of post-orthodontic lesions by a remineralizing cream. J. Dent. Res. 88: 1148–1153.

[2] Ekstrand, K., Kuzmina, I., Bjorndal, L., and Thylstrup, A. (1995). Relationship between external and histological features of progressive stages in caries in the occlusal fossa. Caries Res. 29: 243–250.

[3] Ekstrand, K.R., Martignon, S., Ricketts, D.J.N., and Qvist, V. (2007). Detection and activity assessment of primary coronal caries lesions: a methodologic study. Oper. Dent. 32: 225–235.

[4] Featherstone, J. (1996). Clinical implications: new strategy for caries prevention. In: Early Detection of Dental Caries (ed. G. Stooky). Indiana: Indiana University.

[5] Featherstone, J.D.B. (2009). Remineralization, the natural caries repair process–the need for new approaches. Adv. Dent. Res. 21: 4–7.

[6] Hara, A.T. and Zero, D.T. (2010). The caries environment: saliva, pellicle, diet, and hard tissue ultrastructure. Dent. Clin. N. Am. 54: 455–467.

[7] Ismail, A.I., Tellez, M., Pitts, N.B. et al. (2013a). Caries management pathways preserve dental tissues and promote oral health. Community Dent. Oral Epidemiol. 41: e12–e40.

[8] Ismail, A.I., Pitts, N.B.,Tellez, M. et al. (2015).The international caries classification and management system (ICCMS) an example of a caries management pathway. BMC Oral Health 15 (Suppl 1): S9.

[9] Levitsky, D.A., Halbmaier, C.A., and Mrdjenovic, G. (2004 Nov). The freshman weight gain: a model for the study of the epidemic of obesity. Int. J. Obes. Relat. Metab. Disord. 28 (11): 1435–1442.

[10] Lynch, E. and Baysan, A. (2001). Reversal of primary root caries using a dentifrice with a high fluoride content. Caries Res. 35 (Suppl 1): 60–64.

[11] Marinho, V.C., Higgins, J.P., Sheiham, A., and Logan, S. (2003). Fluoride toothpastes for preventing dental caries in children and adolescents. Cochrane Database Syst. Rev. 7: CD002278.

[12] Marinho, V.C., Higgins, J.P., Sheiham, A., and Logan, S. (2004). Combinations of topical fluoride (toothpastes, mouthrinses, gels, varnishes) versus single topical fluoride for preventing dental caries in children and adolescents. Cochrane Database Syst. Rev. (1): CD002781.

[13] Marinho, V.C., Worthington, H.V., Walsh, T., and Clarkson, J.E. (2013). Fluoride varnishes for preventing dental caries in children and adolescents. Cochrane Database Syst. Rev. 7: CD002279.

[14] Marsh, P.D. (2010). Microbiology of dental plaque biofilms and their role in oral health and caries. Dent. Clin. N. Am. 54: 441–454.

[15] Marsh, P.D. and Bradshaw, D.J. (1995). Dental plaque as a biofilm. J. Ind. Microbiol. 15: 169–175.

[16] Newbrun, E. (1979). Dietary carbohydrates: their role in cariogenicity. Med. Clin. N. Am. 63: 1069–1086.

[17] Newbrun, E. (1982). Sucrose in the dynamics of the carious process. Int. Dent. J. 32: 13–23.

[18] Newbrun, E. (1989). Effectiveness of water fluoridation. J. Public Health Dent. 49: 279–289.

[19] O'|Mullane, D.M., Clarkson, J., Holland, T. et al. (1988). Effectiveness of water fluoridation in the prevention of dental caries in Irish children. Community Dent. Health 5: 331–344.

[20] Pitts, N. (2004). Modern concepts in caries measurement. J. Dent. Res. 83: C43–C47.

[21] Radike, A.W. (1968). Criteria for diagnosis of dental caries. Proceedings of the Conference on the Clinical Testing of Cariostatics Agents. American Dental Association, Abstract 18: 87–88.

[22] Rozier, R.G. (1995). The effectiveness of community water fluoridation: beyond dummy variables for fluoride exposure. J. Public Health Dent. 55: 195.

[23] Rugg-Gunn, A.J. and Do, L. (2012). Effectiveness of water fluoridation in caries prevention. Community Dent. Oral Epidemiol. 40 (Suppl 2): 55–64.

[24] Twetman, S., Axelsson, S., Dahlgren, H. et al. (2003). Caries-preventive effect of fluoride toothpaste: a systematic review. Acta Odontol. Scand. 61: 347–355.

[25] Tellez, M. and Wolff, M.S. (2016). The public health reach of high fluoride vehicles: examples of innovative approaches. Caries Res. 50 (Suppl 1): 61–67.

[26] Wolff, M.S. and Larson, C. (2009). The cariogenic dental biofilm: good, bad or just something to control? Braz. Oral Res. 23 (Suppl 1): 31–38.

附加来源

[1] Ismail, A.I., Tellez, M., Pitts, N.B. et al. (2013b). Caries management pathways preserve dental tissues and promote oral health. Community Dent. Oral Epidemiol. 41: e12–e40.

[2] Young, D.A., Fontana, M., and Wolff, M.S. (eds.) (2010 Jul). Current concepts in cariology. Preface. Dent. Clin. N. Am. 54 (3): xiii–xv. UI: 20630186.

自学问题答案

1. C。

2. A。

3. D。

病例3

窝沟封闭

病例描述

患者25岁，男性。进行口腔检查，此前7年未行口腔保健或治疗。患者离家上大学，毕业后工作，在此期间未行口腔保健。其口腔既往病史包括：

• 中断口腔保健前每半年进行口腔保健；

• 未行窝沟封闭；

• 曾生活在饮水加氟社区；

• 每天用含氟牙膏刷牙两次；

• 3～18岁每年进行两次涂氟；

• 从未发生过邻面龋；

• 第三磨牙已拔除；

• 没有其他口腔疾病。

目前的临床检查：除了一些颌面早期龋外，未见其他龋损，第三磨牙已拔除，无龋齿或充填治疗史。无牙龈炎，见少量牙结石（鉴于患者已7年未行口腔保健，这种情况很正常）。

基于问题的学习目标和目的

■ 确定儿童和成人进行窝沟封闭的适应证和禁忌证

■ 龋病的诊断和分类

疾病史、系统回顾、社会史、口内/口外检查、咬合检查、影像学检查

患者健康状况良好，饮食正常，经常运动，偶尔使用抗组胺剂治疗季节性过敏。疾病史和系统回顾无异常。社会史为每天饮用啤酒或葡萄酒，否认吸毒和吸烟史。他定期锻炼及参加马拉松。在马拉松训练中，患者饮用功能饮料。口内/口外检查无异常，临床检查未见龋齿，需要注意的是，患者咬合状况极好，未见过度磨耗或物理性损伤（图7.3.1）。影像学检查未见邻面龋，关于𬌗面的情况我们稍后讨论（图7.3.2）。

X线片上，只有下颌第一磨牙龋坏深度超过了釉牙本质界，但在临床检查还发现了若干磨牙𬌗面也有早期龋。

诊断

咬合面浅龋及中龋，仅有咬合面为高龋风险。光滑面低龋风险。

治疗计划

龋病非手术治疗

因患者牙齿光滑面为低龋风险，没有牙周疾病，无须改变口腔卫生措施。继续每天用含氟牙膏刷牙两次（1000ppm），并继续进行邻面清洁，到

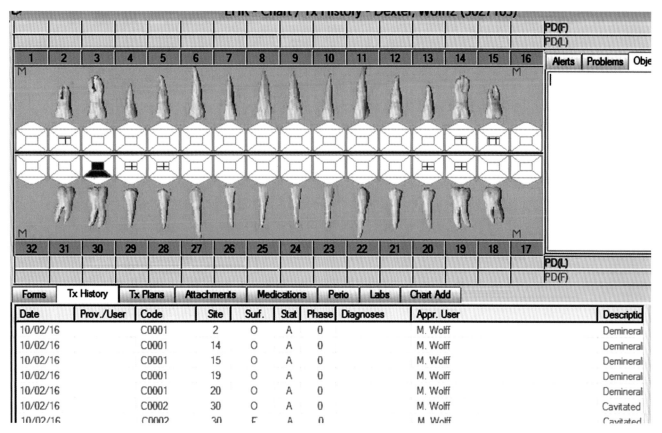

Date	Prov./User	Code	Site	Surf.	Stat	Phase	Diagnoses	Appr. User	Descriptio
10/02/16		C0001	2	O	A	0		M. Wolff	Demineral
10/02/16		C0001	14	O	A	0		M. Wolff	Demineral
10/02/16		C0001	15	O	A	0		M. Wolff	Demineral
10/02/16		C0001	19	O	A	0		M. Wolff	Demineral
10/02/16		C0001	20	O	A	0		M. Wolff	Demineral
10/02/16		C0002	30	O	A	0		M. Wolff	Cavitated
10/02/16		C0002	30	F	A	0		M. Wolff	Cavitated

图7.3.1 口腔检查表。

（A）

（B）

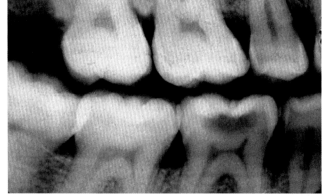
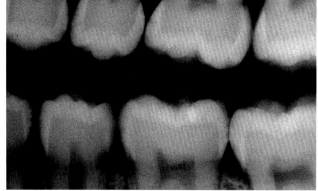

图7.3.2 （A，B）咬翼片。

目前为止这些方法效果良好。

无须改变饮食，但告知患者功能饮料存在的牙酸蚀风险并可能为龋齿发生提供糖类来源，水果干的"黏性"特征可能长时间附着于牙面，成为细菌的糖类来源。

对磨牙早期龋行窝沟封闭，没有龋损迹象时，无须行窝沟封闭。

若龋风险无变化，每年复诊一次，每两年拍摄咬翼片检查。

龋病手术治疗

患者左下第一磨牙龋病需行手术治疗

最小干预的原则是：去除龋坏组织，釉质边缘位于健康牙体组织上，去净龋坏，避免暴露牙髓；

窝洞充填。无须在健康牙体上进行预防性扩展，在可疑的点隙窝沟进行窝沟封闭，预防疾病发展并保护健康牙体组织（Ismail et al. 2015；Ripa and Wolff 1992；Wolff et al. 2007）。

讨论

龋齿的诊断已不再是通过使用尖头探针探诊窝沟，寻找勾拉的感觉。龋病诊断在全面询问病史之后，查体之前就开始了。像其他诊疗人文一样，执业者仔细倾听患者对病痛现象的描述十分重要。在这个病例中，患者26岁，从来没有𬌗面龋的症状，提示患者牙齿的解剖结构对龋齿不易敏感，否则在这20多年里，龋病早就发生了。目前临床发现的活跃的脱矿病损，以及窝沟相关的深龋，都提示患者的口腔环境发生了明显变化。

视诊及视/探诊

视诊及视/探诊龋病临床诊断须经过仔细检查。Taft在1859年出版并于1888年再版的《A Practical Treatise to operative Dentistry》里描述了使用尖头探针探查龋齿，他并没有提到检查时要施压（Taft 1883）。Radike（1968）对Black的诊断标准进行了改进，描述使用探针在点隙窝沟中探诊，遇到中度到强度的阻力，以及窝沟周围透明度增加时，可以诊断为龋齿。

Black和Radike建议进行视/探诊时在探针上施加中等压力，但这一建议并不被认可。Ekstrand等（1987）证明，在检查牙齿咬合面时，使用尖头探针加压探诊，会在窝沟产生不可逆的牙体组织创伤，会加速病损的进展（Ekstrand et al. 1987）。此外，在一项研究中，34名牙医检查了61颗牙的𬌗面龋，结果显示，在诊断准确性方面，使用传统探针探诊和仅使用视诊，结果并没有差别。探诊并没有增加诊断的准确性。

使用两种检查方法，做出正确"临床"治疗决策的比例为73%，探诊组"过度治疗"率较高，而视诊组"治疗不足"率较高（Lussi 1991）。视诊组那些"治疗不足"的牙齿可能需要进行窝沟封闭，使这些牙齿不发生临床症状（Beauchamp et al. 2008；Griffin et al. 2008）。早前Bergman和Linden（1969）就报道了探诊导致的"过度治疗"。此外，他们的研究显示，探诊可以将白垩斑病损变为成洞病损。Ekstrand等（2007）发现，使用牙周探针在病损表面轻轻移动来检测粗糙度，可以提高医生判断病损活跃性的能力（Ekstrand et al. 2007）。用牙周探针轻轻探查可疑釉质表面，若发现粗糙度增加，提示是当前釉质表面产酸性活动所导致的脱矿，属于活跃病损。到2001年，NIH关于全生命周期龋病诊断及管理的共识发展会议得出结论："使用尖头探诊来检测早期𬌗面龋，并不能提供比其他诊断手段更多的有效信息，并且可能造成不良影响"（2001）。如果已经进行了适当的视诊和影像学检查，加压探诊并不会增加诊断的准确性。事实上，在视诊和影像学检查后进行探诊，极难发现之前未检查到的病损，而更有可能将本应进行窝沟封闭的部位误诊为龋损（图7.3.2）。避免探针造成损伤十分重要，正如Ismail（2004）所强调的："疾病过程可能逆转或停止，脱矿牙体组织可以完全愈合或损伤轻微的组织也可以保存"（Ismail 2004）。

该患者的两处早期龋都与深窝沟有关，并伴有远中解剖上的深沟裂。为了形成正确的治疗方案，不仅要根据病损深度，还要根据活跃性来对龋损分类（Ismail et al. 2013）。龋活跃性概念表明，龋病的发展具有双向性，持续脱矿导致龋洞形成，持续的再矿化则使病损静止或逆转（Pitts 2004）。龋洞的形成由单纯脱矿开始，如果不进行干预，继续发展将形成龋洞，最终导致失牙。

牙咬合面窝沟龋的检查需要明亮的光照、清洁牙面、压缩空气干燥牙面，使用钝头探针或牙周探针进行探诊。隔离被检查的象限，清洁牙面以便对窝沟进行视诊，在牙面湿润时仔细检查，然后用气枪彻底干燥，再次仔细检查。将牙周探针/钝头探针在窝沟表面轻轻划，以检查其表面完整性和粗糙度。视诊可以观察牙齿是光滑有光泽的，还是白垩色，或窝沟下方是否有黑色暗阴影。进一步的视诊，可判断窝沟的完整性是否受到破坏，病损是否进展到了釉牙本质界以下。通过视诊/探诊判断窝沟属于以下哪种状态：①牙齿解剖结构完好，窝沟完整（图7.3.3A，B）；②早期龋－窝沟解剖结构破坏（包括染色）（图7.3.4A，B），深度未达釉牙本质界；③中龋，龋损明显超越釉牙本质界（图7.3.5A）；④深龋，龋损进展到牙本质深层，近髓

（Ismail et al. 2015）（图7.3.6）。通过视诊检查病损的活跃性，病损干燥或湿润，表面粗糙、呈白垩色/白色、失去光泽的和表层下的深染色，都提示龋损为活跃性（Ekstrand et al. 2007）。咬合面综合检查需要拍摄诊断性咬翼片。使用咬翼片来判断在釉牙本质界处或以下是否有隐匿性龋（图7.3.5B）。牙齿窝沟可能存在不同阶段的龋损，程度从正常到中等或严重不等，对牙面龋损情况进行记录时，按最严重的龋损进行记录。

点隙窝沟区……是不同的……为什么

综合检查结束后，需要决定适当的治疗方法。窝沟独特的微环境决定了窝沟龋的治疗方法有其特殊性。窝沟是在牙发育过程中，生长叶彼此融合形

（A）

（B）

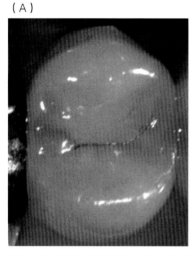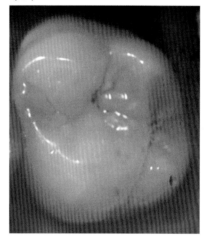

图7.3.3 （A）完好的釉质（注意光滑有光泽的表面）。（B）完好的釉质（注意光滑有光泽的表面）。

（A）

（B）

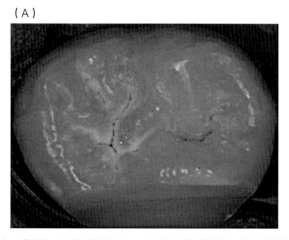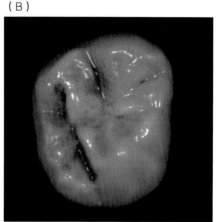

图7.3.4 （A）早期龋，具有活跃脱矿。（B）没有活跃脱矿的早期龋。

(A)   (B)

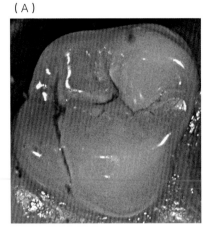 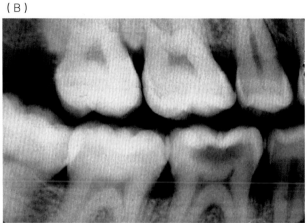

图7.3.5 （A）中龋（龋损位于远中）。（B）咬翼片以确定釉牙本质界处或以下的隐匿龋。

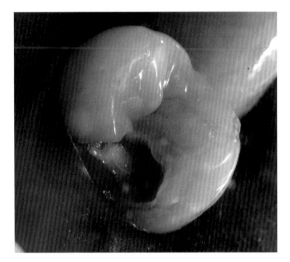

图7.3.6 深龋。

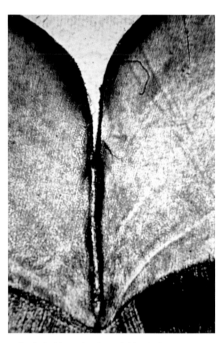

图7.3.7 未融合的牙本质形成的裂隙（Ripa and Wolff 1992）。

成的。若小叶完全融合，形成的窝沟几乎不会造成食物滞留和发生龋齿，部分融合则留下部分裂隙，完全未融合则会形成深大牙本质的裂隙（图7.3.7）（Ripa and Wolff 1992）。在部分融合或未融合状态下，局部生态环境有利于细菌、糖类的存留，并限制了唾液或口腔卫生措施清除食物/细菌的能力。

这使得能代谢糖的细菌可以更长时间地定植于窝沟中产酸，而唾液很难清除这些酸或对它们进行缓冲（Wolff and Larson 2009）。口腔卫生、饮食和系统因素的变化（特别是与唾液流速相关的因素），是增加龋风险的最常见因素（Hara and Zero 2010）。鉴于该患者的疾病史没有变化，且检查时也没有口干症的症状，饮食和口腔卫生的变化是最

有可能的原因。

由于窝沟的解剖结构，其宽度可能比牙刷刷毛的直径还小，咬合面的清洁往往比较困难，食物残渣可能滞留于窝沟中。在这种情况下，这位年轻男性原本的饮食习惯和家庭环境处于有利于健康口腔生态系统的存留，因此口腔健康状况良好，离家后，他的生活习惯及环境发生变化，导致他的口腔生态系统酸性增加。患者微小的饮食习惯改变可以导致大量的酸性物质产生，从而创造可能产生致龋

齿的环境（Newbrun 1979，1982）。

殆面龋的治疗

咬合早期龋病的治疗已由手术干预转变为药物治疗（Wolff and Larson，2009年）。早期龋再矿化需要减少菌斑和可发酵的碳水化合物的摄入频率（对于咬合面来说，黏性食物危害特别大）。然而由于窝沟往往十分狭窄，通常很难更好地清除菌斑，同时也很难防止可发酵的糖类进入窝沟深处（图7.3.7）。

窝沟封闭可以通过阻断致龋菌和可发酵糖类进入点隙窝沟来阻止生物膜形成，防止窝沟进一步脱矿。窝沟封闭预防龋齿作用显著（Beauchamp et al. 2008；Griffin et al. 2008；Oong et al. 2008）封闭未成洞活动性龋损比未封闭的早期龋具有更好的临床效果。活跃性龋损应立即进行窝沟封闭，对非活跃性早期龋则应保持观察（Ismail et al. 2013，2015）。进行窝沟封闭后5年随访，龋齿发生率降低了71%（Griffin et al. 2008）。甚至有研究发现，对活跃龋进行窝沟封闭病变可将病损转变为静止龋，并停止病损进展（Mertz-Fairhurst et al. 1986；Mertz-Fairhurst et al. 1998）。这些研究结果都表明，基于循证医学的治疗决策，未成洞早期

龋的预防和治疗首选窝沟封闭（在某些情况下，即使存在龋洞也可以选择窝沟封闭）。当牙齿情况可疑时——做窝沟封闭！对左上颌第二磨牙、右上颌第一磨牙、第二磨牙，左下颌第二前磨牙、第一磨牙，右下颌第一前磨牙、第二前磨牙使用树脂窝沟封闭剂进行较仔细的窝沟封闭。右下第一磨牙进行树脂粘接修复，最大限度保留牙齿结构，无须按照既往经验进行预防性扩展。这些指导原则意味着只去除必须去除的龋坏组织，形成健康的牙体边缘，并根据循证医学的证据选择最佳修复材料。牙齿的破坏被控制在最低限度，并重新建立形态和功能（Ismail et al. 2015；Ripa and Wolff 1992；Wolff et al. 2007）。

要点

1. 对于殆面龋的诊断，仅仅判断是否存在龋坏是不够的。
2. 不要用尖头探针进行龋齿的探诊。
3. 咬翼片可显示隐匿性龋。
4. 当病损深度和活跃性不确定时，应进行窝沟封闭而不是充填治疗。

自学问题

1. 窝沟龋可能由下列原因引起或加重：

    A. 窝沟不完全融合

    B. 窝沟难以进行物理清除

    C. 食物的黏性

    D. 以上都是

2. 判断题：早期窝沟龋应尽快进行窝沟充填。

    A. 正确　　　　B. 错误

3. 早期龋的治疗需要：

    A. 较好的口腔卫生

    B. 窝沟封闭

    C. 在龋病进展之前进行充填治疗

4. 判断题：当窝沟状态不明时，无论是否应当手术，都应进行窝沟封闭，因为已证实窝沟封闭可以阻断龋病发展。

    A. 正确　　　　B. 错误

参考文献

[1] Beauchamp, J., Caufield, P.W., Crall, J.J. et al. (2008). Evidence-based clinical recommendations for the use of pit-and-fissure sealants: a report of the American dental association council on scientific affairs. J. Am. Dent. Assoc. 139: 257–268.

[2] Bergman, G. and Linden, L.A. (1969). The action of the explorer on incipient caries. Sven. Tandlak. Tidskr. 62: 629–634.

[3] Ekstrand, K.R., Martignon, S., Ricketts, D.J.N., and Qvist, V. (2007). Detection and activity assessment of primary coronal caries lesions: a methodologic study. Oper. Dent. 32: 225–235.

[4] Ekstrand, K.R., Qvist, V., and Thylstrup, A. (1987). Light microscope study of the effect of probing in occlusal surfaces. Caries Res. 21: 368–374.

[5] Griffin, S.O., Oong, E., Kohn, W. et al. (2008). The effectiveness of sealants in managing caries lesions. J. Dent. Res. 87: 169–174.

[6] Hara, A.T. and Zero, D.T. (2010). The caries environment: saliva, pellicle, diet, and hard tissue ultrastructure. Dent. Clin. N. Am. 54: 455–467.

[7] Ismail, A.I. (2004). Visual and Visula-tactile detection of dental caries. J. Dent. Res. 83: C56–C66.

[8] Ismail, A.I., Pitts, N.B., Tellez, M. et al. (2015). The international caries classification and management system (ICCMS) an example of a caries management pathway. BMC Oral Health 15 (Suppl 1): S9.

[9] Ismail, A.I., Tellez, M., Pitts, N.B. et al. (2013). Caries management pathways preserve dental tissues and promote oral health. Community Dent. Oral Epidemiol. 41: e12–e40.

[10] Lussi, A. (1991). Validity of diagnostic and treatment decisions of fissure caries. Caries Res. 25: 296–303.

[11] Mertz-Fairhurst, E.J., Curtis, J.W. Jr., Ergle, J.W. et al. (1998). Ultraconservative and cariostatic sealed restorations: results at year 10. J. Am. Dent. Assoc. 129: 55–66.

[12] Mertz-Fairhurst, E.J., Schuster, G.S., and Fairhurst, C.W. (1986). Arresting caries by sealants: results of a clinical study. J. Am. Dent. Assoc. 112: 194–197.

[13] National Institute of Health Consensus Development Panel (2001). Diagnosis and management of dental caries throughout life. National Institutes of Health consensus development conference statement, march 26–28, 2001. J. Dent. Educ. 65: 1162–1168.

[14] Newbrun, E. (1979). Dietary carbohydrates: their role in cariogenicity. Med. Clin. N. Am. 63: 1069–1086.

[15] Newbrun, E. (1982). Sucrose in the dynamics of the carious process. Int. Dent. J. 32: 13–23.

[16] Oong, E.M., Griffin, S.O., Kohn, W.G. et al. (2008). The effect of dental sealants on bacteria levels in caries lesions: a review of the evidence. J. Am. Dent. Assoc. 139: 271–278. quiz 357-8.

[17] Pitts, N. (2004). Modern concepts in caries measurement. J. Dent. Res. 83: C43–C47.

[18] Ripa, L.W. and Wolff, M.S. (1992). Preventive resin restorations: indications, technique, and success. Quintessence Int. 23: 307–315.

[19] Taft, J. (1883). A Practical Treatise on Operative Dentistry. Philadelphia: P. Blakiston, Son and Co.

[20] Wolff, M.S. and Larson, C. (2009). The cariogenic dental biofilm: good, bad or just something to control? Braz. Oral Res. 23 (Suppl 1): 31–38.

[21] Wolff, M.S., Allen, K., and Kaim, J. (2007). A 100-year journey from GV black to minimal surgical intervention. Compend. Contin. Educ. Dent. 28: 130–134. quiz 135, 152.

附加来源

[1] Fontana, M. and Wolff, M. (2011 Oct). Translating the caries management paradigm into practice: challenges and opportunities. J. Calif. Dent. Assoc. 39 (10): 702–709. UI:22132581.

[2] Ripa, L.W. and Wolff, M.S. (1992). Preventive resin restorations: indications, technique, and success. Quintessence Int. 23 (5): 307–315.

[3] Young, D.A., Fontana, M., and Wolff, M.S. (eds.) (2010 Jul). Current concepts in cariology. Preface. Dent. Clin. N. Am. 54 (3): xiii–xv. UI: 20630186.

自学问题答案

1. D。

2. A。

3. B。

4. A。

第8章

生物材料介绍

简而言之，生物相容性是指材料与宿主组织产生反应的能力（Anusavice et al. 2013）。理想情况下，用于口腔的材料应对牙龈、黏膜、牙髓和骨等口腔组织无害（Anusavice et al. 2013）。此外，材料不应含毒素，且不应是可被吸收到血液中引起致畸或致癌等全身性毒性反应的可扩散的物质（Anusavice et al.2013）。该材料还不应含有可能引起患者敏感或过敏反应的物质（Anusavice et al. 2013）。材料植入机体后会与相邻组织形成一个组织界面，该界面在植体的使用寿命内必须具有生物稳定性和结构稳定性（Anusavice et al. 2013）。这些界面是动态的，其功能取决于连接的质量和材料的生物相容性（Anusavice et al. 2013）。界面相互作用的动力学影响材料的生物相容性及其被人体接受的程度。而界面相互作用的动力学取决于材料的形状、大小、位置、物理特性、组成以及功能过程中产生的应力（Anusavice et al. 2013）。

牙科材料的好坏与3个主要因素有关：①材料特性；②牙科器械的设计；③基础材料的生物相容性（Anusavice et al.2013）。如使用成分分析、表面降解实验、细胞培养实验、人体临床试验和动物模型实验评估牙科修复材料的生物相容性（Anusavice et al.2013）。材料的生物相容性取决于多种因素。这些包括：

（1）其成分的化学性质；

（2）其成分的物理特性；

（3）暴露于该材料下患者组织的类型和位置；

（4）暴露的持续时间；

（5）材料的表面特性；

（6）从材料中析出来的物质的量和性质。

（Anusavice et al.2013）

生物相容性测试的主要目的是保护将接受该材料治疗的牙科患者以及将要处理这些材料的牙科人员（Anusavice et al.2013）。由于没有一种牙科生物材料能够完全避免潜在的不良反应风险，所以生物相容性测试与风险评估有关（Anusavice et al. 2013）。因此，牙科生物材料使用者面临的挑战是选择那些已知益处远远超过已知风险的产品（Anusavice et al. 2013）。

病例1

生物材料：种植体和种植体周围炎

病例描述

患者X先生34岁，男性。在获得洛杉矶插图画家的工作后将搬迁。最近，他注意到他在20多岁时植入的一颗种植体，"感觉很奇怪，似乎有松动。"他希望在搬家和开始新的工作前"确保一切都好"。

系统回顾

- 生命体征：
  - 血压：120/75mmHg；
  - 脉搏：60次/分钟；
  - 呼吸：14次/分钟。

疾病史

疾病史未见明显异常。患者未服用任何药物，只是每天服用非处方药（OTC）复合维生素。

社会史

该患者在十几岁时偶尔吸大麻，但是现在不再吸了。他从不吸烟。周末他喝2~3杯啤酒，每天喝1杯咖啡。

口外检查

未见明显异常。

口内检查

检查显示上颌第三磨牙已被拔除。#20牙先天缺失。患者在24岁时植入种植牙来代替#20牙。

咬合检查

I类咬合。

该患者在13~15岁开始接受正畸治疗以矫正反𬌗。

影像学检查

建议对#20牙拍摄4张咬翼片和1张根尖片。锥形束计算机断层扫描（CBCT）是从患者以前的口腔保健提供者那里获得的。

诊断与预后

患者总体口腔健康状况良好。他每天刷牙两次，1周至少使用三次牙线。未使用其他牙科辅助工具。#17牙、#30-#32牙周围有轻度菌斑堆积，并伴有局部炎症。#20牙种植体周围的牙龈发炎，并且种植体松动。#20种植牙的预后很差（图8.1.1）。

口腔卫生诊断

健康问题	相关风险和病因
#17牙、#30-#32牙探诊出血	局限性牙周病，难以清除下颌磨牙区的菌斑生物膜
#17牙远中4mm牙周袋，#30牙和#31牙近中4mm牙周袋，#32牙远中5mm牙周袋	局限性牙周病，难以清除下颌磨牙区的菌斑生物膜
种植体周围炎，#20为种植牙	骨量差，失去骨结合

干预计划

临床治疗	宣教/咨询	口腔卫生指导
评估软组织和硬组织 对#17牙、#30-#32牙进行选择性龈下刮治与根面平整（SRP），并进行4~8周的牙周再评估 完成龈下刮治与根面平整（SRP）之后请咨询牙医拔除#20、植骨和更换种植体	鼓励每天刷牙和使用牙线 强调保持复诊的重要性，继续使用牙线清洁，增至每天清洁一次，每天刷牙两次 强调全口菌斑控制的重要性，以减少微生物向牙周病原体可定植的种植部位的转移	软毛牙刷/改良Bass刷牙方法 强调使用牙线和在刷牙和使用牙线清洁牙齿时进入第三磨牙区域的重要性 使用末端圆形长丝软牙刷、海绵长丝牙线和末端软丝簇绒的牙刷

请参见图8.1.2~图8.1.5。

讨论

生物材料的设计和选择取决于具体的应用，目的是在其被需要时有效、性能完好且不产生排斥。作为一种生物材料，它除了不在体内引起炎症、毒性反应和过敏症状外，还应该具有生物相容性、生物功能性、生物活性、生物惰性和可灭菌性。直接暴露于宿主的生物材料表面在相容性方面起着至关重要的作用。关于这个问题，可通过改善其物理、

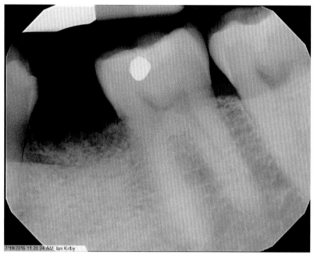

图8.1.2　骨移植：带胶原膜的同种异体骨。

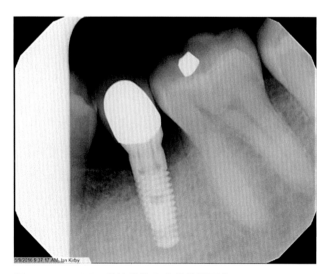

图8.1.1　#20牙，种植体伴有种植体周围炎。

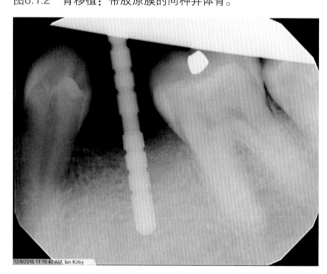

图8.1.3　种植体引导杆移植（皮质骨/松质骨）。

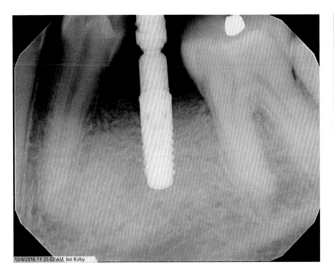

图8.1.4　植入种植体。

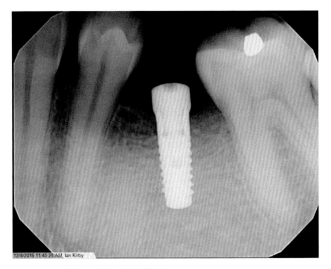

图8.1.5　带有愈合帽的种植体。

形态和生物学特性，来促进生物材料与组织相互作用。近年来，生物相容性的概念发生了变化。最初，人们认为具有生物相容性的材料对人体完全是惰性的，而生物介质对其存在没有任何反应。然而，越来越多的研究可以观察到任何一种材料的存在总是会引起身体的某种反应，而这种反应随着应用的种类和患者的特征（年龄、性别等）而变化。最初的完全惰性材料的假设就被放弃了（dos Santos et al. 2017）。

种植牙是部分或完全无牙颌患者进行口腔修复以恢复功能和美观的可靠治疗方式。单颗种植体替

代单颗牙已成为美学治疗的标准。这具有优势，但在某些情况下也带来挑战。

45年前，Branemark等（2001）首先描述了骨结合的过程，这开启了一个研究种植体形状和材料的时代。但是最近，生物医学研究的重点已从种植体形状和使用的材料转移到种植体表面的骨诱导潜力。现今有1000多种不同的种植体系统，其形状、尺寸、体积、表面材料、螺纹设计、种植体-基台连接、表面形貌和化学性质、湿润性和表面改性都各不相同。

尽管种植体的长期存活率极高，但仍有少数患者失败。在这些失败的患者中，有1%~2%发生在种植最初几个月，原因是骨结合不良；而5%的失败发生在几年后，原因是种植体周围炎。

与任何疾病过程一样，某些风险因素的存在也会增加疾病发展的可能性（Alani and Bishop 2014）。在计划种植治疗时，意识到这些风险因素对于预防种植体周围炎和种植失败很重要。在这些因素中，骨骼质量和不良的口腔卫生都可能成为种植体周围炎的潜在风险因素（Alani and Bishop 2014）。患者伴有严重疾病，如患有糖尿病、骨质疏松症、使用双膦酸盐或接受放射疗法，在成功实现骨结合方面仍存在巨大的挑战。

需要让患者意识到，种植牙易患与菌斑有关疾病，方式与天然牙齿大致相同。在治疗计划阶段，至关重要的是要完成对口腔卫生的客观评估，在达到合适的菌斑控制前应该推迟治疗（Alani and Bishop 2014）。

在种植体周围炎发展中可能起作用的其他因素之一是植入部位的骨质量。在种植部位先天缺牙的情况下，多种因素可能引起种植体周围炎并最终导致种植失败：骨骼密度和质量不足、残留牙周膜侧支血供减少、缺牙间隙大于替换的种植牙以及咬合不一致。

出现上述情况的患者能否成功取决于几个因素，其中包括临床医生的技能、成功的植骨、种植体的稳定性和位置以及患者对定期复诊维护和个性化口腔卫生指导的依从性。

研究工作集中在设计新型的种植体表面形貌，以增加成骨细胞的迁移、黏附、增殖和分化。

大量研究表明，使用激光烧蚀等特定的表面改性，以及蛋白质、药物和生长因子的表面涂层可以提高种植体的成功率和存活率。

种植体表面改性的生物医学研究目标是促进早期骨结合，并确保长期的骨–种植体接触以免出现大量的边缘性骨吸收。

要点

1. 在治疗计划阶段，由口腔卫生士完成对口腔卫生的客观评估至关重要。如果患者口腔卫生差，应推迟种植体的植入，直到患者符合家庭护理、菌斑生物膜去除和预防程序的要求。

2. 种植体植入后，应根据个人需要为患者制定有针对性的口腔卫生方案。

3. 应该让患者意识到植入种植体不是一劳永逸的，种植牙需要与天然牙一样多的护理，甚至更多。

4. 定期安排复诊对种植牙的维护和成功至关重要。

自学问题

1. 与牙科材料相关的三个主要因素不包括以下哪个因素？

　　A. 牙科材料的生物相容性

　　B. 材料特性

　　C. 患者吸烟

　　D. 牙科设备的设计

2. 判断题：当前的研究表明，种植体周围炎是可以遗传的：

　　A. 正确

　　B. 错误

3. 以下哪项不是与种植体周围炎相关的风险因素？

　　A. 口腔卫生差

　　B. 骨骼质量差

　　C. 血液供应减少

　　D. 上述所有的

4. 判断题：如果种植体植入成功，牙周致病菌将无法在种植体位置定植：

　　A. 正确

　　B. 错误

参考文献

[1] Alani, A. and Bishop, K. (2014). Peri-implantitis. Part 2: prevention and maintenance of peri-implant health. British Dental Journal 217 (6): 289–297. MEDLINE with Full Text, EBSCOhost, viewed 9 December 2016.

[2] Anusavice, K.J., Shen, C., and Rawls, H.R. (2013). Phillips' Science of Dental Materials, Chapter 7, 111–147. St. Louis, MI: Elsevier.

[3] Branemark, R., Branemark, P.I., Rydevik, B., and Myers, R.R. (2001). Osseointegration in skeletal reconstruction and rehabilitation: A review. Journal of Rehabilitation Research and Development 38 (2): 175–181.

[4] dos Santos, V., Brandalise, R.M., and Savaris, M. (2017). Engineering of Biomaterials. Cham, Switzerland: Springer International.

附加来源

[1] Canullo, L., Schlee, M., Wagner, W., and Covani, U. (2015).

International brainstorming meeting on etiologic and risk factors of Peri-implantitis, Montegrotto (Padua, Italy), august 2014. The International Journal of Oral & Maxillofacial Implants 30 (5): 1093–1104. MEDLINE with Full Text, EBSCOhost, viewed 9 December 2016.

[2] Hu, X., Li, J., Luo, J. et al. (2011). Multidisciplinary management of congenitally missing teeth with osseointegrated dental implants: a long-term report. The Chinese Journal of Dental Research: The Official Journal of the Scientific Section of the Chinese Stomatological Association (CSA) 14 (1): 29–36. MEDLINE with Full Text, EBSCOhost, viewed 9 December 2016.

[3] Jepsen, S., Berglundh, T., Genco, R. et al. (2015). Primary prevention of peri-implantitis: managing peri-implant mucositis. Journal of Clinical Periodontology 42 (Suppl 16): S152–S157. MEDLINE with Full Text, EBSCOhost, viewed 9 December 2016.

[4] Matsuda, S. (2015). The Patient with Dental Implants. In: Clinical Practice of the Dental Hygienist (ed. E.M. Wilkins), 533–546.

[5] Monje, A., Aranda, L., Diaz, K. et al. (2016). Impact of maintenance therapy for the prevention of peri-implant diseases: a systematic review and meta-analysis. Journal of Dental Research 95 (4): 372–379. MEDLINE with Full Text, EBSCOhost, viewed 9 December 2016.

[6] Tonetti, M., Chapple, I., Jepsen, S., and Sanz, M. (2015). Primary and secondary prevention of periodontal and peri-implant diseases: introduction to, and objectives of the 11th European workshop on periodontology consensus conference. Journal of Clinical Periodontology 42 (Suppl 16): S1–S4. MEDLINE with Full Text, EBSCOhost, viewed 9 December 2016.

[7] Warreth, A., Boggs, S., Ibieyou, N. et al. (2015). Peri-implant diseases: an overview. Dental Update 42 (2): 166. MEDLINE with Full Text, EBSCOhost, viewed 9 December 2016.

[8] Wilson, V. (2013). An insight into peri-implantitis: a systematic literature review. Primary Dental Journal 2 (2): 69–73. MEDLINE with Full Text, EBSCOhost, viewed 9 December 2016.

自学问题答案

1. C。

2. B。

3. D。

4. B。

病例2

抛光修复与天然牙齿

病例描述

患者寡妇X夫人，现年52岁。将在2个月内结婚，"我对我的婚礼充满期待，真的很想改头换面，但是我的牙齿太糟糕了以至于我不敢微笑。我不知道在婚礼前我该做些什么来改善我的笑容。那么，在接下来的一个半月内，我可以做些什么来改变我前牙的外观呢？"

系统回顾

- 生命体征：
  - 血压：140/86mmHg；
  - 脉搏：74次/分钟；
  - 呼吸：15次/分钟。

疾病史

疾病史显示过去两年中体重增加，最近6个月血压升高。患者没有服用降压药物。目前，患者正在看医生以监测血压，增加了步行，并在一个月前开始进食低碳水化合物饮食。她和她的医生希望通过更健康的生活方式来降低血压。该患者服用治疗右膝骨关节炎的非处方药（OTC）。

社会史

患者从不吸烟。她在周末喝2~3杯白葡萄酒或1杯啤酒，每天喝2~3杯茶。

口外检查

未见明显异常。

口内检查

口内检查发现悬雍垂轻度增大，#6牙、#22牙和#27牙局部牙龈萎缩2mm。牙周探诊检查记录显示，有两个区域牙周袋为4mm或4mm以上，其中#1牙远中和#16牙近中牙周探诊深度均为5mm。

牙齿检查显示在#8牙远中可见Ⅲ类洞，并有树脂材料充填，近中可见Ⅳ类洞，其切缘充填物缺损（图8.2.1），#9牙近中有因牙折所致的Ⅳ类洞，可见树脂材料充填且其切缘不规则，远中有Ⅲ类洞，其边缘不规则以及树脂材料充填悬突。

患者牙齿普遍着色，最明显的是前牙的颊舌侧。

患者的口腔卫生良好。她每天刷牙两次，使用牙线一次。

咬合检查

Ⅰ类咬合，轻度深覆𬌗。

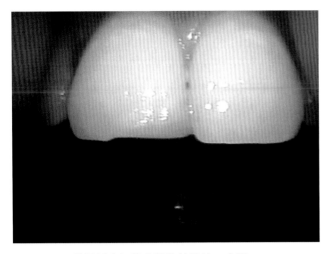

图8.2.1 IV类洞近中切缘充填物缺损的口内照。

影像学检查

拍摄了4个咬合片，以及一个#8牙和#9牙的根尖片。#8牙显示了与龋齿相关的NSF，#9牙显示了近中切端IV类洞无继发龋，远中Ⅲ类洞复合充填物过多，边缘粗糙（图8.2.2）。

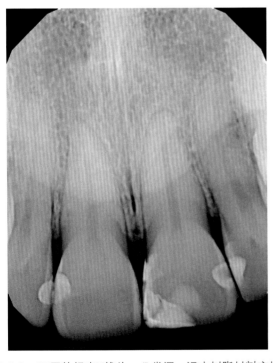

图8.2.2 #8牙的根尖X线片，Ⅲ类洞，远中树脂材料充填，近中IV类洞切缘充填物缺损，#9牙近中切端IV类洞树脂材料充填缺损，不规则的切缘和远中Ⅲ类洞树脂材料充填悬突。

诊断与预后

患者的总体口腔健康状况良好。#1牙和#16牙区域存在局部炎症。

#6牙、#11牙和#22牙出现牙龈萎缩。

由于年龄、茶和酒的原因，牙齿外源性着色呈现中度黄色。

饮茶引起的前牙下颌舌侧和后牙咬合处局部棕色外源性着色。

口腔卫生诊断

健康问题	相关风险和病因
#8牙IV类洞近中切端复合物充填伴近中折裂	切端边缘锋利，牙齿结构进一步丧失
#9牙近中切端充填物折裂，边缘不规则	边缘开放，将来可能发生继发龋，菌斑生物膜，多余材料未清除，不恰当的表面处理和修复体抛光
#9牙Ⅲ类洞，远中复合充填物，边缘不规则，悬突	边缘开放，将来可能发生继发龋，牙齿结构丧失，菌斑生物膜，多余材料未清除，不恰当的表面处理和修复体抛光
#6牙、#11牙和#27牙的牙龈萎缩	使用中软刷毛牙刷，采用拂刷方法
探诊出血	局限性牙周病，上颌第三磨牙区菌斑生物膜难以清除
#1牙和#16牙5mm牙周袋	局限性牙周病，上颌第三磨牙区菌斑生物膜难以清除
广泛和局部的着色	饮茶和饮酒

干预计划

临床治疗	宣教/咨询	口腔卫生指导
评估软组织、硬组织 局部刮治和根面平整，4~6周牙周复查评估 在局部龈下刮治与根面平整后，用抛光修补术去除外在着色 牙科诊所美白 请咨询牙医：#8牙IV类洞近中切端树脂材料充填，#9牙IV类洞近中切端重新充填树脂材料，将来可能使用分层充填 #8牙远中Ⅲ类洞抛光以确定边缘已密封 表面处理和抛光修复，去除#9牙远中多余的树脂材料	鼓励每天刷牙和使用牙线一次，通过使用软毛牙刷和适当的技术来避免牙龈进一步萎缩 强调复诊的重要性，每天继续使用牙线和刷牙两次 减少饮茶，每天增加刷牙次数至三次 告知患者牙齿美白应该在复合物重新充填之前进行，因为充填复合物不会变白。建议在牙科诊所美白前3周和后2周，使用含具有循证医学支持的脱敏剂（硝酸钾、硫酸钙）的牙膏 尽管树脂和瓷质修复体既耐用又美观，但对美学修复体的护理对于提高耐用性、功能和美观仍然至关重要 减小菌斑生物膜的附着，增加修复的美学美观性	软毛刷/改良Bass刷牙法，在牙龈萎缩的地方使用改良的Stillman刷牙法 在刷牙和使用牙线时应注意清洁第三磨牙区域 使用含氟的非处方美白牙膏，饮用茶和酒后用清水漱口 牙齿美白或瓷贴面修复后，请勿在1小时内进食或喝水，避免在1周内进食容易着色的物质，减少茶和酒的摄入量，食用任何有色食物后用水漱口 避免啃咬苹果等坚硬的食物，而应切成小块，以免树脂/瓷质材料破裂 使用改良的Bass刷牙法，强调在有修复体的牙齿上使用软毛刷

讨论：抛光修复牙和天然牙齿

我们是否应该抛光？如果是，我们应该使用什么抛光？这些是很多牙科专业人士经常提出和讨论的问题。如果您回顾一下文献，您会发现各种与天然牙齿抛光有关的观点和想法，尤其是牙齿预防的最后步骤，或者是完成树脂修复的必要步骤。下一节可能会给您带来一些启发，解答您的疑虑。

天然牙齿抛光，抛光剂与清洁剂

对天然牙齿进行"抛光"与牙病防治是同时进行的，以去除任何残留的色素和/或牙齿上的菌斑生物膜。每名患者牙齿外形和颜色各不相同，用于去除色素或生物膜的产品并非"一刀切的"。

要记住的关键点是，应该使用的产品是能去除残留色素或菌斑生物膜的研磨性最小的抛光剂或清洁剂。如果一个非常细的糊剂可以去除色素，那么这就足够了。

与含有不规则形状的砂粒的传统抛光膏不同，

清洁剂是由圆形的扁平非磨蚀性颗粒制成，不会刮擦表面并且能够产生高光泽。由于其极低的磨损水平，它们可用于天然牙齿以及包括种植体在内的修复体。清洁剂通常由长石、碱和硅酸铝的混合物制成。将该试剂与水混合以产生浆液或糊状稠度。对于没有色素、未进行抛光而感觉其牙齿预防程序尚未完成的患者，可以使用清洁剂（Barns 2013）。

使用清洁剂和抛光剂去除色素和牙齿菌斑生物膜是一种"选择性步骤"。抛光是"选择性的"，因为需要根据患者的个人需求选择需要抛光的牙齿以及所使用的清洁剂或抛光剂（Barns 2013）。

树脂材料修复体抛光

作为口腔卫生士，我们现在正在照顾大量经过美学修复的患者，其中有些患者的修复体可能几乎无法察觉。实际上，这些修复看起来很自然。确认其是修复体的唯一方法是进行X线片检查和查看患者病历（图8.2.1和图8.2.2）。

为了在美学上令人满意，应该对树脂材料修复体进行高度抛光，这将使修复体变得更有光泽和美观（当今使用的那些树脂材料，如微填充和纳米填充，最为美观并且最容易在抛光时获得高光泽效果）。

然而，经过高度抛光的树脂材料修复体已显示出除了增强美学效果外的其他益处。人们已经注意到其可减少菌斑生物膜堆积和树脂材料修复体的着色（Mandikos 2007）。

一些研究还表明，树脂材料的粗糙度可能与修复体的磨损有关，通过对修复体表面进行高度抛光，其磨损发生率可能会被降低（图8.2.1）（Mandikos 2007）。

当患者口内的树脂材料修复体出现着色时，应采取避免树脂表面粗糙的处理。即使是细的洁牙膏也会造成树脂材料修复体的表面不规则。如有必要清除表面着色，可以使用清洁剂，如优质浮石粉。修复体的光泽可以通过使用精细和超细的复合抛光轮或使用光泽膏来恢复。

抛光瓷贴面

瓷贴面通常不需要抛光（图8.2.3）。

如果患者的贴面已被着色，则应首先确定变色是色素还是贴面内的缺陷。

贴面可用橡胶杯打磨，并使用细腻的洁牙膏去除色素。

还可使用含有细金刚石粉的氨基甲酸酯二甲基丙烯酸酯基尖或陶瓷抛光车针来对贴面进行抛光（图8.2.4）。

抛光贴面时，应始终使用轻压力。

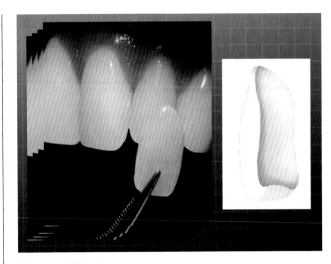

图8.2.3　瓷贴面。

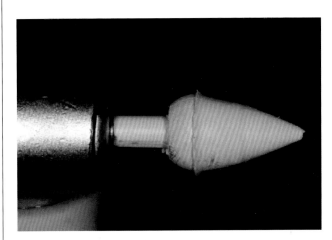

图8.2.4　贴面/复合抛光车针。

要点

1. 为了去除后牙窝沟中的色素，用锥形抛光刷代替橡胶杯配合洁牙膏非常有效。

2. 在患者口腔中确定树脂材料修复体的存在和位置时，应用气枪轻吹干燥牙齿。即使是最美观的修复体，在干燥牙齿表面比在潮湿的牙齿表面更易检测到边缘。

3. 使用透照技术检查瓷贴面中的缺陷。

自学问题

1. 清洁剂由以下材料制成:

   A. 圆形石英颗粒

   B. 粗砂不规则形状的颗粒

   C. 圆形扁平颗粒

   D. 长石、碱和硅酸铝

   E. C和D都是正确的

2. 判断题:当从天然牙齿上去除色素时,重要的是要首先使用最具研磨性的抛光剂。

   A. 正确

   B. 错误

3. 高度抛光的树脂材料修复体:

   A. 更为美观

   B. 会更耐污染

   C. 菌斑生物膜附着将减少

   D. 以上都是

4. 树脂材料修复体的光泽可以通过以下方法恢复:

   A. 使用粗糙的洁牙膏

   B. 使用精细抛光盘

   C. 使用与水混合的粗浮石膏

   D. 以上都不是

参考文献

[1] Barns, C.M. (2013). Extrinsic Stain Removal. In: Clinical Practice of the Dental Hygienist (ed. E.M. Wilkins), 689–708.

[2] Mandikos, M.N. (2007). Polishing Composite Restorations. Australasian Dental Practice 122–124.

附加来源

[1] Pelka, M., Altmaier, K., Petschelt, A., and Lohbauer, U. (2010). The effect of air-polishing abrasives on wear of direct restoration materials and sealants. Journal of the American Dental Association (1939) 141 (1): 63–70. MEDLINE with Full Text, EBSCOhost, viewed 9 October 2016.

[2] Reis, A., Giannini, M., Lovadino, J., and dos Santos Dias, C. (2002). The effect of six polishing systems on the surface roughness of two packable resin-based composites. American Journal of Dentistry 15 (3): 193–197. MEDLINE with Full Text, EBSCOhost, viewed 9 October 2016.

[3] Ryba, T., Dunn, W., and Murchison, D. (2002). Surface roughness of various packable composites. Operative Dentistry 27 (3): 243–247. MEDLINE with Full Text, EBSCOhost, viewed 9 October 2016.

[4] Sen, D., Göller, G., and Is sever, H. (2002). The effect of two polishing pastes on the surface roughness of bis-acryl composite and methacrylate-based resins. The Journal of Prosthetic Dentistry 88 (5): 527–532. MEDLINE with Full Text, EBSCOhost, viewed 9 October 2016.

[5] Turssi, C., Ferracane, J., and Serra, M. (2005). Abrasive wear of resin composites as related to finishing and polishing procedures. Dental Materials: Official Publication of the Academy of Dental Materials 21 (7): 641–648. MEDLINE with Full Text, EBSCOhost, viewed 9 October 2016.

[6] Turssi, C., Rodrigues, A., and Serra, M. (2006). Textural characterization of finished and polished composites over time of intraoral exposure. Journal of Biomedical Materials Research. Part B, Applied Biomaterials 76 (2): 381–388. MEDLINE with Full Text, EBSCOhost, viewed 9 October 2016.

[7] Watanabe, T., Miyazaki, M., Takamizawa, T. et al. (2005). Influence of polishing duration on surface roughness of resin composites. Journal of Oral Science 47 (1): 21–25. MEDLINE with Full Text, EBSCOhost, viewed 9 October 2016.

自学问题答案

1. E。

2. B。

3. D。

4. B。

病例3

藻酸盐印模

病例描述

患者X女士，48岁。单身，在金融领域的职场中拥有高职位，主诉："随着年龄的增长，我的牙齿已经不像20年前那样。我觉得我的牙齿使我看起来更老。我对我的微笑不满意，想知道可以选择怎样改变。"

系统回顾

- 生命体征：
  - 血压：122/78mmHg；
  - 脉搏：72次/分钟；
  - 呼吸：14次/分钟。

疾病史

疾病史未见明显异常。患者未服用任何药物。

社会史

患者有吸烟史，5年前戒烟。周末她喝2~3杯红酒，每天喝2杯咖啡。

口外检查

未见明显异常。

口内检查

口内结构、黏膜和牙龈未见明显异常。牙周检查记录表显示5个探测深度为4mm或更深的区域，#2牙、#14牙和#15牙远中牙周袋深度均为5mm，#18牙近中和远中牙周袋深度为4mm。

患者在30年前完成了正畸治疗，并且仅在治疗完成后的第一年佩戴了保持器，之后未再佩戴。

牙齿检查发现#8牙远中有Ⅲ类洞，有树脂材料充填，边缘开放，存在继发龋，#9牙近中切端有较大的Ⅳ类洞，有树脂材料充填，边缘开放，存在继发龋，以及远中有Ⅲ类洞并有树脂材料充填，边缘开放，存在继发龋。#9牙近中和远中表面有悬突。

患者的口腔卫生状况良好。她每天刷两次，但偶尔使用牙线。

咬合检查

上颌覆盖2mm（Ⅱ）型咬合。

影像学检查

拍摄了#8牙、#9牙的前牙根尖片，#2牙、#14牙、#15牙和#18牙的后牙根尖片，磨牙和前磨牙咬合片也拍摄了，但没有显示（图8.3.1）。

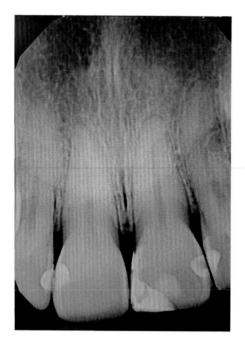

图8.3.1 #8牙和#9牙的X线片。

诊断与预后

患者的总体口腔健康状况良好。

在#2牙、#14牙、#15牙和#18牙区域存在局部炎症。#2牙、#14牙和#15牙邻面存在轻微局部骨吸收。

#8牙有龋齿，已经延伸到牙本质中，在X线片中可看到。

牙齿因年龄、喝咖啡和葡萄酒而呈现黄色外源性着色。

口腔卫生诊断

健康问题	相关风险和病因
2mm覆盖	缺乏正畸干预和矫治
探诊出血	局部牙周疾病，口腔卫生管理不善
#2牙、#14牙、#15牙和#18牙存在4~5mm牙周袋	局部牙周疾病，口腔卫生管理不善
广泛着色	喝咖啡和葡萄酒，菌斑生物膜堆积，口腔卫生管理不善

干预计划

临床治疗	宣教/咨询	口腔卫生指导
评估软组织和硬组织是否有烟渍 局部进行龈下刮治与根面平整，并进行4~8周的牙周重新评估 用藻酸盐印模制作美白牙托 请咨询牙医：#8牙Ⅲ类洞树脂材料重填，#9牙Ⅳ类和Ⅲ类洞树脂材料重填，将来可能需要分层充填	鼓励继续戒烟 强调保持复诊的重要性 讨论美白牙托的家庭护理技术 告知患者美白应该在复合物重新充填之前进行，因为复合物修复不会变白（或者不会被漂白）。如果出现过敏，使用含脱敏剂（硝酸钾、硫酸钙）的牙膏	软毛牙刷/改良Bass刷牙法 强调使用牙线的重要性 每天使用美白牙托1小时，连续14天 请勿在半小时后进食或喝水，避免进食容易着色的物质

讨论：藻酸盐

藻酸盐是一种由海藻制成的弹性亲水的印模材料。它由藻酸钠、硫酸钙和缓凝剂组成。它被用来制取初始印模。当粉末与水混合时，这种胶状物质就会形成凝胶。它凝固成一个口腔印模的弹性体（一种印模）（Poling et al. 2008）。藻酸盐也被称为不可逆水胶体，因为一旦混合，就会发生化学反应，称为凝胶化。因此，它再也不能回到原来的粉和水的状态了。藻酸盐印模可用来制作诊断性研究模型，这些模型是牙齿及其周围结构的阳模。它们也被用来制造漂白牙托和护齿器。

藻酸盐是牙科中使用最广泛的印模材料。

以下是理想藻酸盐印模材料的特征：

• 低成本；

• 容易混合；

• 足够的流动性；

• 无毒或无刺激性；

- 足够的强度，以防止从口腔中移出时撕裂材料；
- 可接受的工作和凝固时间。

制取藻酸盐印模

患者的体位和托盘的选择

患者应坐直。

选择托盘时，请选择合适的托盘使临床医生在取模时可获得所有结构，包括牙齿和软组织。托盘应覆盖上颌结节和磨牙后垫。放置托盘时还应在前牙和托盘前部之间留出大约4mm的空间，以便完全取出前牙的模型。

应在托盘上喷涂一层非常薄的藻酸盐印模粘接剂，并使其干燥2~3分钟。

在等待粘接剂变干的同时，让患者用非酒精类的漱口水漱口，以清除口内所有碎屑。

藻酸盐材料调拌技术

藻酸盐材料有罐装和一次性包装两种包装。如果使用灌装的藻酸盐，则在打开罐之前，应将罐轻轻颠倒以使其蓬松。如果使用预先计量的一次性包装，则在撕开之前可能要轻轻摇晃包装袋。

藻酸盐和水以1:1的比例混合。通常，将3勺粉末兑3份水用于上颌印模，将2勺粉末兑2份水用于下颌印模。

正确混合至关重要：应先将粉末加到碗中，然后再加入冷水。

第一步是将水和粉末混在一起，使粉末颗粒变湿，这应该快速完成。接下来，用调拌刀刀面将材料在碗壁挤压，多次旋转调拌刀调拌材料，保证混合的材料光滑无气泡（Poling et al. 2008）（图8.3.2）。

可以通过改变混合时间或水与粉末的比例来改变藻酸盐的凝固时间。但是，由于混合时间的不一致或所用材料的比例不当，凝胶的某些性能会受到

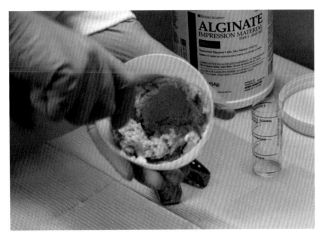

图8.3.2 正确的调拌技术。

影响并降低。改变凝结时间的最佳方法是改变混合物中水的温度。水的温度越高，藻酸盐的凝结时间越短。

制取印模

由于下颌印模制取更容易，也不容易引起呕吐，所以总是首先对患者进行下颌印模的制取（Poling et al. 2008）（图8.3.3）。

将材料铲起后从托盘的舌侧装入（填满托盘只需要2/3的材料即可）。

临床医生在患者面前站立，大约8:00点钟的方向，并用食指和中指牵拉患者的脸颊，将托盘侧向插入患者的嘴中，由后往前放置。然后，应轻柔地将软组织、嘴唇和脸颊放在托盘上。

制取上颌印模时临床医生站在患者旁边并稍稍位于患者后方，在10:00—11:00点钟方向。重复制取印模的步骤（图8.3.4）。

取模结束后指导患者漱口并应将患者面部所有藻酸盐去除。

藻酸盐印模应立即进行冲洗，用广谱消毒剂消毒，然后用湿纸巾包裹，如要在密封的塑料袋中存放，时间最好不超过30分钟（Demajo et al. 2016；Hiraguchi and Hirose 2016；Iwasaki and Iwasaki 2016；Walker et al. 2010）。

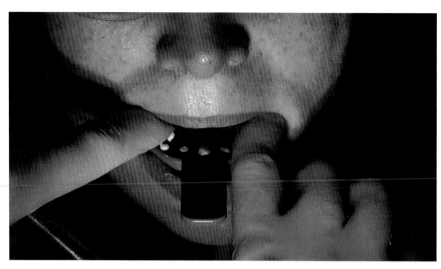

图8.3.3 下颌托盘的放置。

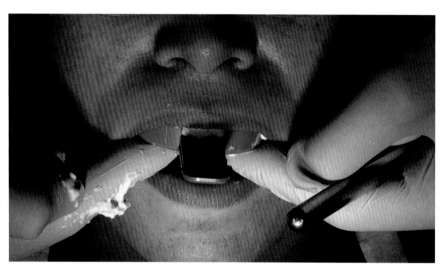

图8.3.4 上颌托盘的放置。

藻酸盐印模制取后应立即灌模，因其容易变形，吸收水分导致膨胀或水分流失导致收缩（Rohanian et al. 2014）。

理想藻酸盐印模的标准

表面质地：湿润、有弹性、坚固（合适的材料厚度），并且没有气泡。

上颌印模与上颌面部上中线、下颌骨、下颌牙齿中线对齐，通常在中切牙之间对齐，印模的边缘应卷曲，圆且厚，1/4厚的藻酸盐材料覆盖托盘的边缘，并延伸到所有前庭空间，包括软组织附着物，如系带、上颌结节、硬腭和磨牙后垫，以及龈缘的细节，无变形，并且看不到托盘，包括托盘的边缘（图8.3.5）。

印模的未来

随着我们生活各个方面进入一个数字化时代，数字化技术正在我们更广阔世界中发展。牙科也是如此。数字化印模正在取代传统的藻酸盐印模。

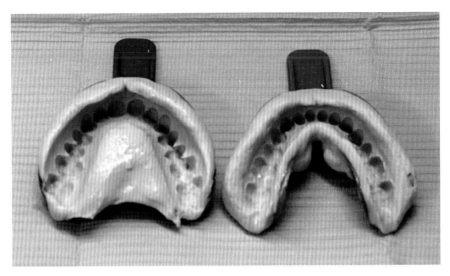

图8.3.5　符合要求的上颌和下颌印模。

目前有两种类型的系统可用：计算机辅助设计/计算机辅助制造（CAD/CAM）和专用的三维数字印模（3D）。这些系统用于修复牙科学、种植牙科学和口腔正畸学。尽管有许多可用的系统，但共同点是，与传统印模相比，它们都具有提高准确性、精确度、速度和患者舒适度的潜力。CAD/CAM牙科系统能够将通过对牙齿进行数字扫描而获得的数据直接提供到切削制造系统中，该切削制造系统可以从陶瓷或树脂材料块（如CEREC）中切割出修复体。还有专用的3D数字牙科印模扫描仪，如iTero，它利用激光和成像技术获取牙齿和牙龈结构。传统的印模成功与否取决于许多因素：材料、托盘选择和技术，每个步骤都涉及潜在的人为和材料错误风险，使用数字扫描仪可以消除这些问题。但是，数字扫描仪有其自身局限。少数系统在扫描之前会先用粉末覆盖基牙，这有助于消除反射以便精确的测量，但粉末可使表面增加13~85μm的厚度。有些扫描仪不使用粉末，因为它们的软件能够解读基牙的光泽表面。这两个系统都会受到唾液、血液、软组织隔离不良、湿度和患者活动的影响（Renne et al. 2017）。

要点

1. 可在印模托盘周围放置实用蜡。这样可以提高患者的舒适度并促进托盘的正确安放，从而在印模中获得所有的口腔结构。

2. 在放置印模托盘之前，用手指取一小撮藻酸盐，然后放在前庭沟和后牙咬合面上。这将帮助您获得这些区域的详细解剖结构，并有助于防止气泡产生。

3. 对于严重咽反射患者，请执行以下操作：指导患者通过鼻子进行深呼吸，目光注视在2~3in（约1in=0.305m）远的物体上，或者抬高一只腿，上下移动，就好像在运动一样。这些简单的步骤有助于将患者的注意力从口腔中的托盘上移开，最大限度地减少呕吐。

自学问题

1. 藻酸盐印模材料是以下哪种材料？

   A. 硅胶材料

   B. 水胶体材料

   C. 硬质印模材料

   D. 以上都不是

2. 藻酸盐印模应获得以下所有结构，除了哪一项？

   A. 舌系带　　　　B. 硬腭

   C. 悬雍垂　　　　D. 上颌结节

3. 判断题：通常先取上颌印模。

   A. 正确　　　　　B. 错误

4. 水胶体印模吸水会如何？

   A. 煅烧　　　　　B. 收缩

   C. 膨胀　　　　　D. 水合

参考文献

[1] Demajo, J.K., Cassar, V., Farrugia, C. et al. (2016). Effectiveness of disinfectants on antimicrobial and physical properties of dental impression materials. International Journal of Prosthodontics 29 (1): 63–67. doi: 10.11607/ijp.4358.

[2] Hiraguchi, K. and Hirose, Y. (2016). Effect of immersion disinfection of alginate impressions in sodium hypochlorite solution on the dimensional changes of stone models. Dental Materials Journal 31 (2): 280–286.

[3] Iwasaki, H. and Iwasaki, Y. (2016). Effects of immersion disinfection of agar-alginate combined impressions on the surface properties of stone casts. Dental Materials Journal 35 (1): 45–50.

[4] Poling, R., Zimmerman, C., and Stauffer, D. (2008). Alginate Impressions. The International Training Institute.

[5] Renne, W., Ludlow, M., Fryml, J. et al. (2017). Evaluation of the accuracy of 7 digital scanners: an in vitro analysis based on 3-dimensional comparisons. The Journal of Prosthetic Dentistry 118 (1): 36–42. doi: 10.1016/j.prosdent.2016.09.024 [Early Epub 2016 Dec 23].

[6] Rohanian, A., Ommati Shabestari, G., Zeighami, S. et al. (2014). Effect of storage time of extended-pour and conventional alginate impressions on dimensional accuracy of casts. Journal of Dentistry 11 (6): 655–664.

[7] Walker, M.P., Burckhard, J., Mitts, D.A., and Williams, K.B. (2010 Nov). Dimensional change over time of extended-storage alginate impression materials. The Angle Orthodontist 80 (6): 1110–1115. doi: 10.2319/031510-150.1.

附加来源

[1] Anusavice, K.J., Shen, C., Rawls, H.R. (2013) Phillips' Science of Dental Materials, Chapter 7, pp 111–147. St. Louis, MI: Elsevier.

[2] Birnbaum, N., Aaronson, H.B., Stevens, C., and Cohen, B. (2009). 3D digital scanners: a high-tech approach to more accurate dental impressions. Inside Dentistry 5 (4): Available from: www.insidedentistry.net.

[3] Guiraldo, R.D., Moreti, A.F., Martinelli, J. et al. (2015). Influence of alginate impression materials and storage time on surface detail reproduction and dimensional accuracy of stone models. Acta Odontológica Latinoamericana 28(2): 156–161. doi: 10.1590/S1852-48342015000200010.

[4] Hansen, P., Franco, R., and Beatty, M. (2016). Wax lining in an impression tray and accuracy in gypsum cast fabrication. Journal of Prosthodontics 25 (1): 44–48. doi: 10.1111/jopr.12347 Epub 2015 Oct 23.

[5] Kulkarne, M.M. and Thombare, R.U. (2015). Dimensional changes of alginate dental impression materials-an in-vitro study. Journal of Clinical and Diagnostic Research 9 (8): Zc88–ZC102. doi: 10.7860/JCDR/2015/13627.6407.

[6] Polido, W.D. (2010). Digital impressions and handling of digital models: the future of dentistry. Dental Press Journal of Orthodontics 15 (5): 18–22.

[7] Yuzbasioglu, E., Kurt, H., Turunc, R., and Bilir, H. (2014). Comparison of digital and conventional impression techniques: evaluation of patients' perception, treatment comfort, effectiveness and clinical outcomes. BMC Oral Health 14: 10. doi: 10.1186/1472-6831-14-10.

自学问题答案

1. B。

2. C。

3. B。

4. C。

病例4

牙本质过敏

疾病史

患者身体健康。目前未服用任何药物。没有已知的药物过敏，但有季节性过敏，必要时服用非处方抗组胺药。

系统回顾

- 生命体征：
  - 血压：117/78mmHg；
  - 脉搏：62次/分钟；
  - 呼吸：15次/分钟；
  - 身高：5英尺6英寸（约1.68m）；
  - 体重：135磅（约61.2kg）。

社会史

患者报告有紧咬牙和磨牙史，睡觉时戴牙齿夜间保护套已有2年。患者说她忘记佩戴牙齿夜间保护套时会头痛，还出现了左下颌肌肉肿胀。她说她尝试定期佩戴。周末会在社交场合喝酒，喝2～4杯。她偶尔也会在社交场合吸1～3支烟。她的饮食包括低碳水化合物和高蛋白质摄入。她说自己吃传统饮食，并选择只购买有机食品。日常零食包括一把杏仁，喜欢喝蔬菜汁，喜欢黑巧克力，而且只购买浓度76%的黑巧克力。她每天要喝2~3杯咖啡，加两包"甜且低糖分"的糖。除此之外，她全天要喝水。每天刷牙两次，偶尔用牙线清洁牙齿。

患者与其男友一起生活了7年，有4个孩子。她孩子的年龄为11~21岁。她拥有自己的房屋，并且在当地的日托中心担任全职保育员。

患者当前的口腔家庭护理方案包括早晨用电动牙刷刷牙。她说不知道何时更换的牙刷头，但认定目前的刷头已经超过6个月了。她偶尔使用牙线，没有使用其他牙科辅助工具。她只用漱口水来清新口气。

口外检查

患者淋巴结和腺体触诊正常。左下颌咬肌略有肿胀。颞下颌关节无弹响或偏位，但是，患者自诉有轻微的压痛。其他面部特征评估结果正常。

口内检查

共拍摄了3张口内照片。请参见图8.4.1中的口内照。这包括上颌殆面照片，下颌殆面照片（显示隆突）和左侧咬合照片。

- 口腔的软硬组织：
  - 双侧颊白线；
  - 舌头有轻微的舌苔，其他无明显发现；
  - 硬腭、软腭、扁桃体和口咽显示正常；
  - 唾液腺显示正常；
  - 双侧下颌隆突。
- 咬合检查：
  - Ⅰ类咬合，后牙磨损，尤其是#19牙。#10牙唇侧见2mm纵裂。
- 牙龈检查：
  - 上颌牙弓在#2牙、#3牙、#14牙和#15牙的颊侧牙龈组织呈粉红色斑点状，可见刃状乳头、红斑和水肿；
  - 下颌牙弓组织呈粉红色斑点状，在下颌前牙#22-#27牙舌侧牙龈可见红斑和水肿；
  - 患者牙齿有轻度至中度的广泛着色，在上颌和下颌前牙舌侧可见明显的着色；
  - 下颌前牙舌侧和上颌磨牙颊侧可见轻度局部

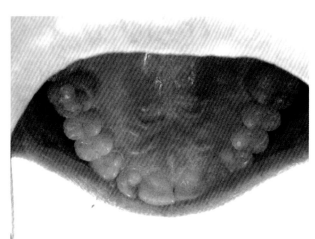
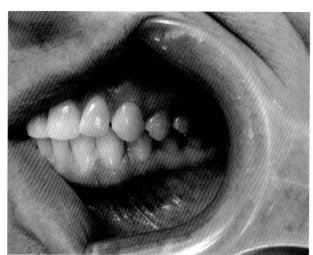
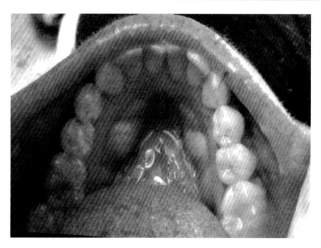

图8.4.1　口内照（从左到右）显示上颌殆面和下颌殆面、左下咬合，注意#19牙牙龈明显萎缩。

牙结石堆积；

- 牙周评估显示普遍有1~3mm牙周袋，#2牙、#3牙、#14牙和#15牙牙周袋有4mm。患者牙龈已普遍出现1mm的萎缩，但#19牙的牙龈萎缩为3mm。自上次6个月前就诊以来，发生了显著变化。

- 口腔检查：
  - 患者#1牙、#16牙、#17牙和#32牙缺失；
  - 少量的Ⅰ类和Ⅱ类洞树脂材料修复；
  - 没有龋齿；
  - 患者所有后牙咬合面都有明显的咬合磨损迹象。

影像学检查

3张数码照片（图8.4.1），1张左侧水平咬合片（图8.4.2）。

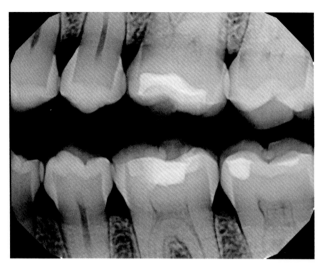

图8.4.2 左侧的水平咬合片。

口腔卫生诊断

健康问题	相关风险和病因
#19牙的牙本质过敏症	夜间咬牙和磨牙（磨牙症），不定期戴夜间牙齿保护套
咬合面磨损	咬牙和磨牙（磨牙症）
左侧咬肌肿胀	咬牙和磨牙（磨牙症）
#2牙、#3牙、#14牙和#15牙探诊出血	缺乏邻面清洁
社交吸烟	潜在的健康风险，包括牙周疾病
牙齿着色增加	
舌苔	菌斑生物膜堆积

干预计划

临床治疗	宣教/咨询	口腔卫生指导
每年测一次血压	鼓励戒烟	继续使用电动牙刷
进行成人口腔预防保健，对#2牙、#3牙、#14牙和#15牙组织进行4个月一次的重新评估	强调定期牙科检查的重要性 鼓励夜间使用牙齿保护套，以防止牙龈持续萎缩和过敏症发作	使用刮舌器 建议使用含氟化物、钾、氟化亚锡、磷酸硅酸钠钙和精氨酸的牙膏
在#19牙上涂脱敏剂 咨询牙医进行计划检查	建议增加含氟化物和含钾、氟化亚锡、磷酸硅酸钠钙和精氨酸的牙膏，以堵塞/封闭牙本质小管，以防止过敏	每天使用牙线清洁一次或使用间隙刷 正确使用，清洁和保养夜间牙齿保护套

讨论

牙本质过敏症是一种常见的临床疾病，有10%~20%的人患有此病（Argawahl et al. 2016；Zhong et al. 2015；Kunam et al. 2016；Pathan et al. 2016）。Kachalia（2016）又指出50%的人患有牙本质过敏症。牙本质过敏的特征是短暂的，常常是剧烈的疼痛，这种痛是由于暴露的牙本质对刺激做出反应而引起的（Argawahl et al. 2016；Zhong et al. 2015；Kunam et al. 2016；Pathan et al. 2016）。

这些刺激可以表现为热的、冷的、触觉的、渗透的或化学的形式，不能归因于任何其他形式的牙齿缺损或病理学（Argawahl et al. 2016；Zhong et al. 2015；Kunam et al. 2016；Pathan et al. 2016）。正确诊断牙本质过敏对牙科专业人员至关重要。评估应始于不同的检查，以排除某些牙齿缺陷，如牙折、龋齿和牙周疾病，以便采用正确的治疗形式（Argawahl et al. 2016；Zhong et al. 2015；Kunam et al. 2016；Pathan et al. 2016）。牙本质过敏与牙本质小管暴露有关，牙本质小管暴露最常见的临床原因是牙龈萎缩（Argawahl et al. 2016；Zhong et al. 2015；Kunam et al. 2016；Pathan et al. 2016）。有关#19牙的牙龈萎缩，请见口内照（图8.4.1）。过度刷牙的习惯、饮食中高酸性或高糖摄入、所有类型的烟草使用以及包括胃食管反流在内的其他一些疾病也可能导致牙本质过敏症（Argawahl et al. 2016；Zhong et al. 2015；Kunam et al. 2016；Pathan et al. 2016）。这也可由于牙齿的隐裂，磨损或龋坏以及根面暴露所致。图8.4.2可见近中尖的过度磨损。它也被认为是牙周维护治疗和手术治疗的结果（Argawahl et al. 2016；Zhong et al. 2015；Kunam et al. 2016；Pathan et al. 2016）。

对牙本质过敏症的治疗按给药方式分为在家（患者应用）治疗和诊所（专业）治疗（Argawahl et al. 2016；Zhong et al. 2015；Kunam et al. 2016；Pathan et al. 2016）。市面上有许多声称有效降低牙齿过敏的产品。口腔卫生士有责任基于循证指导下，做出给患者推荐使用何种产品的临床决策。许多研究人员对各种封闭牙本质小管的方法进行概述（Argawahl et al. 2016；Zhong et al. 2015；Kunam et al. 2016；Pathan et al. 2016）。研究人员已经确定，有两种降低牙齿敏感的方法：一种是通过原位自然矿化来阻塞牙本质小管，另一种是由细小颗粒层阻塞小管（Argawahl et al. 2016）。换言之，产品或者通过阻塞牙本质小管来减少小管内的液体流动，或者来中断神经对刺激的反应（Jena and Shashirekha 2015）。大多数产品旨在控制疼痛的流体力学机制（Jena and Shashirekha 2015）。

Bae等（2016）的Meta分析表明，有足够的证据显示使用含钾、氟化亚锡、磷硅酸钠钙和精氨酸的脱敏牙膏可治疗牙本质过敏，但没有证据支持使用含锶的脱敏牙膏可治疗该疾病（Bae et al. 2016）。临床相关的Meta分析为牙科专业人士和向患者推荐脱敏牙膏最佳实践决策提供了支持（Bae et al. 2016）。这些牙膏中的钾、氟化亚锡、磷硅酸钠钙和精氨酸只能通过降低牙本质超敏性而为患者提供短期缓解（Kachalia 2016）。实际上，与安慰剂相比，其他家用产品（如草酸盐）已被确定在单一治疗中对牙本质过敏缓解没有效果（Arnold et al. 2015）。然而，牙科专业人士拥有可以应用于牙齿，长期解决敏感问题的产品。如诊所用脱敏糊剂。Pathan等（2016）建议，在诊所用这个产品治疗，可以使牙本质过敏减轻1个月，因此用脱敏牙膏每天刷牙两次，2周后牙本质敏感将减轻。诊所用脱敏剂可立即、暂时缓解牙本质过敏症的症状（Pathan et al. 2016）。目前，尚无用于牙本质过敏症治疗的"金标准"（Jena and Shashirekha 2015）。强烈建议咨询牙科专业人员以了解最佳治疗方案，以及推荐的家庭护理方案和定期安排的牙科预约。

要点

1. 口腔卫生士可以向牙本质过敏症患者建议使用脱敏牙膏，并通过循证研究提供其他有关脱敏牙膏对牙本质过敏症影响的知识。可建议的牙膏包括含氟和含钾、氟化亚锡、磷酸硅酸钠钙和精氨酸的牙膏，它们可减轻牙本质过敏症状。

2. 表现为牙齿过敏的患者应进行全面检查和评估，以确定是否有与疼痛相关的可能的牙折或继发龋齿。

3. 在定期安排的复诊期间，应监测患者对牙本质敏感性的进展情况。

自学问题

1. 判断题：口腔卫生士在为患者推荐家庭护理产品时应始终寻求基于证据的研究。

    A. 正确

    B. 错误

2. 事实证明，哪些有效成分有助于减轻患者的牙齿过敏症？

    A. 硝酸钾

    B. 磷硅酸钠钙

    C. 精氨酸

    D. 以上皆是

3. 如果患者主诉对冷敏感，口腔卫生士应立即建议：

    A. 诊所用脱敏剂（糊剂）

    B. 一种家用敏感牙膏，其中含有硝酸钾、磷硅酸钠钙或精氨酸

    C. 临床检查

    D. 影像学检查

    E. 以上皆是

4. 牙本质过敏症与哪些原因相关：

    A. 牙龈萎缩

    B. 牙齿折裂

    C. 刷牙习惯

    D. 以上皆是

参考文献

[1] Agarwal, J.H., Gupta, A., Garg, A. et al. (2016). Assessment and comparison of two different desensitizing agents for treating dentin hypersensitivity: a randomized clinical study. Journal of International Oral Health 8 (5): 615–618.

[2] Arnold, W.H., Prange, M., and Naumova, E.A. (2015). Effectiveness of various toothpastes on dentine tubule occlusion. Journal of Dentistry 43 (4): 440–449.

[3] Bae, J.H., Kim, Y.K., and Myung, S.K. (2016). Desensitizing toothpaste versus placebo for dentin hypersensitivity: a systematic review and meta-analysis. Journal of Clinical Periodontology 42: 131–141. doi: 10.1111/jcpe.12347.

[4] Jena, A. and Shashirekha, G. (2015). Comparison of efficacy of three different desensitizing agents for in-office relief of dentin hypersensitivity: a 4 weeks clinical study. Journal of Conservative Dentistry 18: 389–393.

[5] Kachalia PR (2016) Sensitive approaches: Treatment options can make our patients more comfortable by combating sensitivity [Online]. Available at: http://www.rdhmag.com/articles/print/volume-36/issue-7/contents/sensitive-approaches.html (May 22, 2018).

[6] Kunam, D., Manimaran, S., Sampath, V., and Sekar, M. (2016). Evaluation of dentinal tubule occlusion and depth

of penetration of nano-hydroxyapatite derived from chicken eggshell powder with and without addition of sodium fluoride: an in vitro study. Journal of Conservative Dentistry 19: 239–244.

[7] Pathan, A.B., Bolla, N., Kavuri, S.R. et al. (2016). Ability of three desensitizing agents in dentinal tubule obliteration and durability: an in vitro study. Journal of Conservative Dentistry 19: 31–36.

[8] Zhong, Y., Lui, J., Li, X. et al. (2015). Effect of a novel bioactive glass–ceramic on dentinal tubule occlusion: an in vitro study. Australian Dental Journal 60: 96–103. doi: 10.1111/adj.12241.

自学问题答案

1. A。

2. D。

3. E。

4. D。

第9章

特殊患者的治疗

病例1

老年患者

病例描述

患者73岁，西班牙裔女性。患者来到诊所，她的主要担忧是"我在西班牙做了一副局部义齿，它戴起来不太合适，因为吃饭时它会左右晃动。喝冷饮时，牙齿感到敏感。我的前牙因磨损而变短了，所以当我和别人说话的时候我感觉很不自在"。

基于问题的学习目标和目的

■ 描述了佩戴可摘义齿患者所需的口腔卫生指导

■ 描述了对老年患者最佳的治疗计划和时间安排

■ 阐述了对骨关节炎患者有效的时间安排管理

■ 描述了老年患者最有效的生物膜去除方法

疾病史

患者10年前诊断为原发性高血压，每天服用一次50mg的琥珀酸美托洛尔。每天还服用阿托伐他汀（立普妥）10mg。10年前，同时诊断出患有骨关节炎，这影响了她的手的灵活性，也限制了她的行动能力，还需要服用325mg的阿司匹林来治疗骨关节炎。无药物过敏史。

社会史

患者自述，大约5年前戒烟，在戒烟之前的50多年里每天吸一包烟。每天喝3杯咖啡。患者也会在社交场合饮酒。患者还说，她自觉口干，每天喜欢喝一些水或果汁之类的液体饮料。日常饮食主要是软性食物，如不含十字花科的蔬菜、鱼和奶制品，因为她在使用可摘取的局部义齿时咀嚼困难。经常吃糖果和甜点，而且白天不刷牙。患者目前独自生活在一个老年社区的公寓楼里。能够护理自己的牙齿，并能够独立地乘坐公共交通工具前往预约的牙科诊所。目前的牙科家庭护理方案包括每天早上使用中等硬度的手动牙刷刷牙一次。很少更换牙刷，大约1年1次。每天在自来水下冲洗局部义齿。她不会每天都刷义齿，也不会在晚上取出来浸泡。不使用牙线、牙间辅助工具或漱口水。患者报告说，她最后一次看牙医是在5年前，当时她在西班牙做了一副可摘局部义齿。对于可摘局部义齿，她没有得到任何具体的家庭护理指导或后续护理。

系统回顾

- 身高：5英尺4英寸（约1.63m）；
- 重量：120磅（约54kg）。
- 生命体征：

○ 血压：148/90mmHg；

○ 脉搏：64次/分钟；

○ 呼吸：18次/分钟。

口外检查

患者表现为双侧颞下颌关节弹响，但无任何不适。嘴唇干裂。患者在触诊淋巴结和评估其他面部特征时表现正常。

口内检查

采集5张口内照。

- 口腔软组织：
  ○ 上颌后方牙槽嵴黏膜触诊时出现红斑及压痛；
  ○ 舌体增大，舌背表面有一层舌苔；
  ○ 唾液分泌检查发现她的主要唾液腺分泌减少。
- 咬合检查：
  ○ 切对切咬合可见所有前牙切缘均磨耗（图9.1.1）。
- 牙龈检查：
  ○ 上颌牙龈局部萎缩，边缘卷曲，#6牙和#7牙龈红肿；
  ○ 患者牙龈萎缩区域牙周探诊深度3~4mm；
    ▪ #6牙唇面牙龈萎缩4mm；
    ▪ #8牙唇面牙龈萎缩2mm；

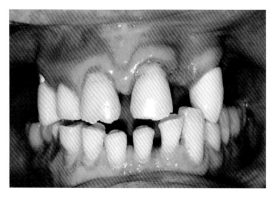

图9.1.1　正面照。

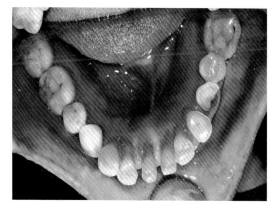

图9.1.2　下颌𬌗面照。

    ▪ #9牙唇面牙龈萎缩3mm；
    ▪ #11牙唇面牙龈萎缩3mm；
    ▪ #23-#26牙舌面牙龈萎缩3mm（图9.1.2）。
  ○ 探诊可见广泛性出血；
  ○ 患者在#8牙和#9牙之间牙间隙增宽，同时下颌前牙间隙增大；
  ○ #8牙和#9牙的唇侧牙龈缘增厚。
- 口腔检查：
  ○ 患者#6牙、#7牙、#11牙和#21牙为全冠修复；
  ○ #1-#5牙、#10牙、#12-#17牙、#31-#32牙缺失；
  ○ 患者下颌后牙颊面有磨损（图9.1.3~图9.1.5）。

影像学检查

患者进行口腔全景X线片检查后，发现在#31牙区域有残根（图9.1.6）。

口腔卫生诊断

表9.1.1列出了健康问题和相关风险的详细信息。

干预计划

表9.1.2列出了干预计划的详细信息。

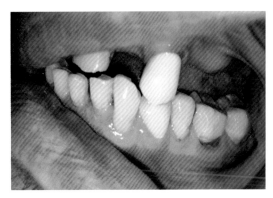

图9.1.3 右侧照。

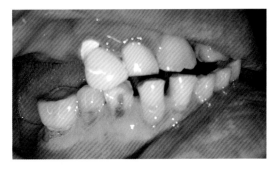

图9.1.4 左侧照。

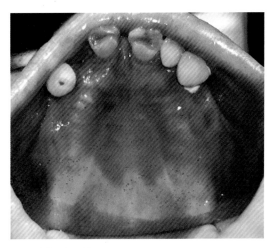

图9.1.5 上颌殆面照。

表9.1.1 口腔卫生诊断

健康问题	相关风险和病因
不合适的可摘局部义齿	营养不良，创伤性损伤
骨关节炎	活动受限，口腔卫生管理差
探诊出血	牙周病，口腔卫生管理差
局部损伤	过度使用中等硬度的牙刷刷牙
局部磨损	磨牙症
舌苔	生物膜的聚集
吸烟史	牙周疾病
高血压病药物治疗	口干，生物膜的聚集

讨论

随着人们寿命的延长，美国65岁以上的成年人数量在持续增加。美国有13%的人口年龄在65岁以上，其中7%在65~74岁，4%在75~84岁，2%的人口年龄大于或等于85岁（Oong and An 2014；"Quick facts, United States"n.d.）。由于在年轻的时候得到了很多的牙科护理，老年人保留了较多的天然牙（CDC 2010；LaSpina and Towle 2016）。然而，这些人群仍然需要适当的家庭护理方案，包括预防措施，以保持他们的牙齿健康。为65岁及以上的成年人提供健康保障的医疗保险并没有覆盖牙科，这部分没有补充保险的成年人面临的健康护理需求得不到满足的风险最大（Cohen et al. 1997）。缺乏医疗服务还受到许多其他因素的影响，如缺乏熟练的老年人医疗服务提供者、到达预约地的交通选择有限，以及缺乏资金（Dolan et al. 2005）。

由于老年人的复杂需求，老年患者往往会出现多种内科疾病和牙周疾病。必须彻底了解患者的疾病史和口腔疾病史，包括牙周检查，以便做出适当的诊断。随着年龄的增长、代谢的变化、长期服用药物的副作用都将会对口腔产生影响（Yellowitz and Schneiderman 2014）。为了有能力治疗这些老年患者，牙科保健师在所有类型的牙科实践中提供预防和治疗服务时需要做更多的准备，他们必须掌握最新的药物知识。如口干是许多药物的一个非常常见的副作用，是增加老年人龋齿风险的因素之一（Moore et al. 2016）。为了保障老年患者的护理和药物治疗质量，所有医疗保健提供者之间需加强专业间的沟通，特别是牙科和医疗保健提供者。

老年患者经常出现退行性关节疾病（DJD）或骨关节炎，这会影响他们的运动能力。在治疗这些患者时，手的灵活性和预约时间是需着重考虑的因

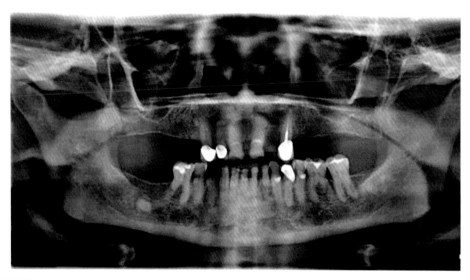

图9.1.6　口腔全景X线片。

表9.1.2　干预计划

临床治疗	宣教/咨询	口腔卫生指导
每次就诊时测量血压 4~8周进行牙周刮治术和根面平整术，重新评估最初的治疗效果 对于计划拔牙，制作牙冠和制作可摘取的局部义齿的患者建议咨询口腔外科医生	鼓励继续戒烟 强调日常初级护理和定期牙科复诊的重要性 建议增加含氟水的摄取量，以补水、缓解口干症、促进再矿化 进行营养咨询以增加钙和/或维生素D摄入量	用软毛牙刷使用改良的Stillman刷牙法 使用带舌刮的牙刷 建议使用含氟牙膏 建议使用润滑漱口水治疗口干症 设计有助于有效刷牙和控制可摘义齿的正确清理和护理的辅助工具 指导正确的可摘局部义齿的清洁和护理

素。对退行性关节疾病（DJD）或骨关节炎患者，由于手的灵活性受限，这些方面应考虑到：设计合适的辅助工具，这些工具应更容易被握住，具有更大和更宽的尺寸，以利于握力和功能控制（Muzzin 2014）。建议这些患者预约周期缩短，时间安排在稍晚一点的清晨或下午（LaSpina and Towle 2016）。在许多情况下，老年患者可能需要制作一副可摘局部义齿。这可能是牙周病、外伤和/或龋坏导致的结果。可摘义齿不仅能恢复老年人对牙齿美观的需求，而且能提高老年人的生活质量和牙齿功能（Yellowitz and Schneiderman 2014）。为了保持可摘义齿的完整性，建议每天使用专用的柔软的末端圆钝的可摘义齿牙刷进行清洁。正确的清洁，以及每天晚上摘下义齿可以防止义齿性口炎和其他相关口腔感染（Donnelly 2014；Swecker 2016）。

要点

1. 可摘义齿的日常护理应包括：每晚取下义齿用清洗、浸泡的方法清洁，并使用专门的局部义齿牙刷清洁义齿，以正确地去除生物膜。

2. 退行性关节疾病或骨关节炎可影响患者的灵活性，这种灵活性能够影响患者是否能有效去除生物膜。辅助工具应根据患者的个人需要进行定制。

3. 为患有退行性关节疾病或骨关节炎的老年患者安排就诊时间。

4. 患有牙周病的患者应定期预约，每隔3个月进行一次复查，以确保牙周得到维护。

5. 改善老年人牙科保健应考虑因素：交通、经济、预约安排和跨专业团队合作。

自学问题

1. 退行性关节疾病或骨关节炎对患者日常刷牙和牙间护理有哪些影响？

    A. 灵巧和力量受限

    B. 口干

    C. 牙周病

    D. 运动过度

2. 对于患有退行性关节疾病或骨关节炎的老年患者，什么时候安排牙科预约为最佳时间？

    A. 清晨预约

    B. 稍晚的清晨或下午预约

    C. 晚上预约

    D. A和C

    E. B和C

3. 哪些障碍会影响老年患者的重新预约？

    A. 经济限制   B. 保险覆盖

    C. 交通方式   D. A和B

    E. 以上全部选项

4. 对于老年患者的完全和局部可摘义齿的护理，正确的家庭护理方法是什么？

    A. 每晚摘取活动义齿

    B. 浸泡在含酒精漱口水中

    C. 每天用专用牙刷刷牙

    D. A和C

    E. B和C

参考文献

[1] CDC. (2010, January 26). New series of reports to monitor health of older Americans [Online]. Available at: http://www.cdc.gov/nchs/pressroom/01facts/olderame.htm (May 16, 2016).

[2] Cohen, R.A., Bloom, B., Simpson, G., and Parsons, P.E. (1997). Access to health care. Part 3: older adults. Vital and Health Statistics. Series 10, Data from the National Health Survey 198: 1–32.

[3] Dolan, T.A., Atchison, K., and Huynh, T.N. (2005). Access to dental care among older adults in the United States. Journal of Dental Education 69 (9): 961–974.

[4] Donnelly, L.R. (2014). Persons with fixed and removable dental prosthesis. In: Dental Hygiene: Theory and Practice (ed. M.L. Darby and M.M. Walsh), 1006–1021. United States: Elsevier Health Sciences.

[5] LaSpina, L.M. and Towle, J.H. (2016). The older adult patient. In: Clinical Practice of the Dental Hygienist (ed. E.M. Wilkins), 899–916. United States: Wolters Kluwer.

[6] Moore, J.C. (2016). Sealants. In: Clinical Practice of the Dental Hygienist (ed. E.M. Wilkins), 619–632. United States: Wolters Kluwer.

[7] Muzzin, K.B. (2014). Persons with disabilities. In: Dental Hygiene: Theory and Practice (ed. M.L. Darby and M.M. Walsh), 786–804. United States: Elsevier Health Sciences.

[8] Oong, E.M. and An, G.K. (2014). Treatment planning considerations in older adults. Dental Clinics of North America 58 (4): 739–755.

[9] Quick facts, United States n.d. [Online] Available at: https://www.census.gov/quickfacts/table/PST045215/00. (October 2, 2016).

[10] Swecker, T.K. (2016). Care of dental prosthesis. In: Clinical Practice of the Dental Hygienist (ed. E.M. Wilkins), 511–531. United States: Wolters Kluwer.

[11] Yellowitz, J.A. and Schneiderman, M.T. (2014). Elder's oral health crisis. The Journal of Evidence-Based Dental Practice 14: 191–200.

自学问题答案

1. A。

2. B。

3. E。

4. D。

病例2

精神障碍患者

病例描述

患者19岁，是一名女大学生，来到诊所主诉她主要担忧的是"我的上门牙看起来很薄，而且对冷饮很敏感，我的舌头感觉像是在灼烧"。她说，她对自己的门牙非常在意，因为她的不安全感，过去几年都没有去看牙医。

基于问题的学习目标和目的

- 定义、识别与表现出进食障碍症状的患者相关的概念及关键术语，即神经性贪食症
- 确认与神经性贪食症患者相关的口内外体征和症状
- 对出现神经性贪食症症状的患者进行有效的口腔卫生治疗
- 了解牙科保健师在治疗和护理神经性贪食症患者中的关键作用

疾病史

患者在高中时被诊断为焦虑症，每天服用20mg盐酸度洛西汀（欣百达）两次。患者目前正在接受内科医生的治疗，没有任何其他重要的疾病史发现。

社会史

患者称说她有咬指甲的习惯。还经常和大学朋友一起喝酒，并且去快餐店吃饭。她是学校健身中心的会员，而且经常去健身中心，因为她觉得自己超重了。她说，她会经历无法控制的暴饮暴食阶段，有时会呕吐，或在暴饮暴食后服用泻药。她只喝瓶装水和碳酸饮料。自从离开学校后，她已经一年多没有去看牙医了。她日常的家庭护理包括每天早上刷牙一次。偶尔会用牙线清洁口腔，每天使用通用品牌的漱口水，但却想不起漱口水的名字和含有什么成分。

系统回顾

- 生命体征：
  - 血压：110/65mmHg；
  - 脉搏：60次/分钟；
  - 呼吸：17次/分钟。

口外检查

有很明显的咬指甲情况。患者右手背部和指节有瘀斑和老茧。嘴唇干裂。双侧颧面部肿胀。

口内检查

- #7–#10牙的舌面脱矿，呈半透明的玻璃状，尤其在牙齿的切缘有轻微的磨痕；

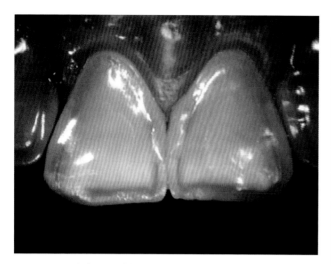

图9.2.1　上颌切牙腭侧照片01。

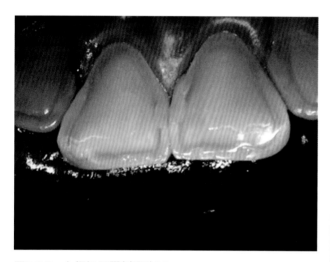

图9.2.2　上颌门牙腭侧照片02。

表9.2.1	口腔卫生诊断	
健康问题		**相关风险和病因**
增加龋齿的风险		口干和唾液分泌过少
		脱水
		口腔卫生差：每天刷牙一次，偶尔使用牙线
		牙科就诊少
		高碳水化合物饮食
上颌门牙舌部脱矿		牙体硬组织破坏
#7牙和#8牙上颌牙切缘缺口敏感性增加		咬指甲和牙体硬组织破坏
		化学腐蚀

- 广泛的邻面龋；
- 双侧腮腺肿大；
- 唾液分泌过少；
- 咽喉扁桃体部发炎及红斑。

口内照片

图9.2.1和图9.2.2显示了腭侧照。

口腔卫生诊断

表9.2.1列出来详细的口腔卫生诊断。

干预计划

表9.2.2列出了详细的干预计划。

表9.2.2　干预计划		
临床治疗	**宣教/咨询**	**口腔卫生指导**
影像学检查	避免呕吐后立即刷牙	不含酒精的含氟漱口水
成人预防	使用无糖薄荷糖或木糖醇口香糖，以促进唾液分泌	口干症润滑漱口水
使用含5%氟化钠的氟保护漆椅旁处理		每天用超软牙刷和含氟牙膏刷牙两次
参照牙医计划进行龋病修复和上颌前牙美学固定修复	增加含氟水的摄取	
	鼓励增加心理咨询次数并遵循心理专家的意见	每天进行齿间护理
每3~4个月重新检查一次，以监测新发生的龋病和脱矿	营养咨询	

讨论

精神病学文献中，神经性贪食症和神经性厌食症都与进食障碍相关（Pantzari 2015）。神经性贪食症患者80%为女性，其中1%~2%为青少年和成年妇女（National Eating Disorders Association 2016）。神经性贪食症是一种精神强迫症，常与抑郁症和社会适应变化有关（National Eating Disorders Association 2016）。进食障碍患者因自杀或药物并发症，死亡的风险显著增加（National Eating Disorders Association 2016）。

神经性贪食症有两种类型：非清除型和清除型。在非清除型中，患者可能会采取不适当的行为，如过度运动和禁食，但不包括使用泻药和呕吐行为。在清除型中，患者经常采用催吐、使用利尿剂、灌肠或过量使用泻药（Boyd and Wilkins 2016）。贪食症患者的特征包括：正常体重和/或轻微超重，严重脱水，由于过度清除而导致电解质失衡，特别是在腮腺区域的唾液腺肿胀，通常伴有咽喉肿胀和发炎。牙齿也会出现化学侵蚀、敏感和龋齿增加的迹象（Lasater and Mehler 2001）。这些饮食失调的特征可导致病理体重，并可导致全身和口腔疾病（Schlueter et al. 2012）。

饮食失调的患者通常用抗抑郁药物治疗，这可能导致口干症或食欲减退（Hunter and Wilson 1995；Sreebny and Schwartz 1997）。应该注意的是，干燥的口腔加上糟糕的家庭护理，可能会增加菌斑在牙齿表面的聚集，促进致龋细菌在可发酵碳水化合物上的生长（Romanos et al. 2012）。在进食障碍患者中，尤其是神经性贪食症患者，牙齿的腐蚀和磨损是典型的特征，早期诊断很重要。有文献报道，这些患者的牙齿侵蚀性病变被称为牙冠硬组织破坏（Boyd and Wilkins 2016）。牙冠硬组织破坏的定义是酸对牙齿表面的化学侵蚀，通常是

胃内容物的反流所致（Boyd and Wilkins 2016）。它最常影响上颌前牙的腭侧。舌头保护了下颌牙使其不受呕吐物的侵蚀（Spear et al. 2008）。上颌前牙腭侧呈玻璃状半透明，对温度变化敏感（Boyd and Wilkins 2016）。对于患者来说，很难注意到早期的牙釉质腐蚀，因为其表面光滑有光泽，而且没有症状。牙医有责任发现早期牙釉质腐蚀，并采取预防措施（Baheti and Toshniwal 2015）。在确定潜在疾病及其进展水平后就应开始治疗（Baheti and Toshniwal 2015），将患者介绍到合适的专家那里是这类患者应得的医疗福利（Romanos et al. 2012）。

口腔卫生士通常是第一个认识到牙齿化学腐蚀迹象的保健专业人员，能够提供预防措施，以减少化学侵蚀的影响，并为龋病的修复提供必要的参考。预防措施包括：蛀牙风险评估、使用氟化物涂氟，以及饮食分析的营养咨询。患者可以采取的预防措施包括：反流后避免刷牙，使用低摩擦度含氟牙膏，使用无糖糖果或口香糖刺激唾液分泌（Baheti and Toshniwal 2015）。根据牙齿磨损的程度，修复的选择范围从局部复合修复到受影响牙齿的重建（Baheti and Toshniwal 2015）。建议采用3~4个月的复查计划来维持患者的依从性，并监测/评估新的龋病和腐蚀的发生率。

要点

1. 女性患神经性贪食症的风险高于男性。

2. 早期牙齿腐蚀可能是潜在进食障碍的表现。

3. 与进食障碍相关的呕吐可导致脱水、口干和牙冠硬组织破坏。

4. 呕吐破坏最大的牙面是上颌牙腭侧。

5. 牙科专业人员对早期龋损的识别对发现患者潜在健康问题是很重要的。

自学问题

1. 什么定义了牙齿表面的化学侵蚀是由于与呕吐产生的酸性物质接触增多所致?

    A. 磨损

    B. 舌苔

    C. 牙冠硬组织破坏

    D. 前驱症状

2. 呕吐后牙齿哪个表面最容易受到化学侵蚀?

    A. 下颌前牙舌面

    B. 下颌后牙舌面

    C. 上颌前牙腭侧

    D. 上颌后牙腭侧

3. 对于她最关心的问题"牙齿变薄,缺损,对冷饮非常敏感",最好的建议是什么?

    A. 做更多的牙科预防

    B. 避免使用含氟漱口水

    C. 尽可能多的刷牙

    D. 呕吐后不要立即刷牙

4. 本例患者有什么进食障碍?

    A. 清除型神经性贪食症

    B. 非清除型神经性贪食症

    C. 限制性神经性厌食症

    D. 双向障碍

参考文献

[1] Baheti, M.J. and Toshniwal, N.G. (2015). Acidity and dentistry: problems and solutions. International Dental Journal of Students Research 3 (3): 113–119.

[2] Boyd, L.D. and Wilkins, E.M. (2016). The patient with a mental health disorder. In: Clinical Practice of the Dental Hygienist (ed. E.M. Wilkins), 1069–1083. United States: Wolters Kluwer.

[3] Hunter, K. and Wilson, W. (1995). The effects of anti-depressant drugs on salivary flow and content of sodium and potassium ions in human parotid saliva. Archives of Oral Biology 40 (11): 983–989.

[4] Lasater, L. and Mehler, P. (2001). Medical complications of bulimia nervosa. Eating Behaviors 2 (3): 279–292.

[5] National Eating Disorders Association. (2016). Bulimia Nervosa [Online]. Available at: http://www.nationaleating-disorders.org/bulima-nervosa (August 4, 2016).

[6] Pantzari, F., Kamposiora, P., and Papavasiliou, G. (2015). A multidisciplinary approach to the functional and esthetic rehabilitation of a patient with bulimia nervosa: a clinical report. International Journal of Dentistry and Oral Science 53–58.

[7] Romanos, G., Javed, F., Romanos, E., and Williams, R. (2012). Oro-facial manifestations in patients with eating disorders. Appetite 59 (2): 499–504.

[8] Schlueter, N., Ganss, C., Pötschke, S. et al. (2012). Enzyme activities in the oral fluids of patients suffering from bulimia: a controlled clinical trial. Caries Research 46 (2): 130–139.

[9] Spear, F. (2008). A patient with severe wear on the anterior teeth and minimal wear on the posterior teeth. The Journal of the American Dental Association 139 (10): 1399–1403.

[10] Sreebny, L. and Schwartz, S. (1997). A reference guide to drugs and dry mouth – 2nd edition. Gerodontology 14 (1): 33–47.

自学问题答案

1. C。

2. C。

3. D。

4. A。

病例3

被虐待患者

病例描述

患儿7岁，白人男孩。因急诊来到牙科诊所。患儿由26岁的母亲陪伴。当患儿在候诊室等待治疗时，牙医注意到患儿在一个温暖的夏日穿着长袖衬衫，性格内向，一边捂着嘴，一边小心翼翼地观察候诊室里其他孩子的行为。在检查时，口腔卫生士注意到患儿嘴唇和唇系带有损伤，后牙也有龋坏。

基于问题的学习目标和目的

■ 明确什么是儿童虐待、粗暴对待和忽视

■ 描述与儿童身体和性虐待并存的面部和口腔损伤

■ 描述被虐待儿童的行为特征

■ 评估美国虐待儿童的范围和发生率

■ 确认虐待/忽视儿童的作恶者

■ 确定牙科专业人员在国家规定的虐待和忽视儿童的制度中的作用

■ 列出虐待儿童的生理/心理、行为和社会后果

疾病史

这名7岁大孩子的母亲报告孩子无既往疾病史。

社会史

这个孩子有两个兄弟姐妹，一个五岁的弟弟和一个四岁的妹妹，和他的父母住在一起。母亲失业了，父亲是庭院设计师。据母亲描述孩子有吸吮拇指习惯，倾向于用嘴呼吸。她还提到，他刚上二年级，但经常感冒，所以缺了很多课。

系统回顾

- 生命体征：
  - 血压：106/66mmHg；
  - 脉搏：80次/分钟；
  - 呼吸：25次/分钟。

口外检查

上唇水肿、红斑。

口内检查

患者表现为：

- 龋齿；
- #9牙和#30牙龋坏，乳牙A、J、K和T也有龋坏；
- 上颌唇系带严重断裂；
- 上颌唇系带短，导致#8牙和#9牙之间有前牙间隙；
- #9牙周围组织损伤；

• II类 I 型咬合，前牙开殆。

影像学检查

没有影像学检查，因为孩子的母亲拒绝在这次预约中给孩子拍摄X线片。此外，她还说她带儿子来是为了"治疗嘴唇肿胀和割伤，而不是为了蛀牙"（图9.3.1）。

口腔卫生诊断

表9.3.1列举了详细诊断。

干预计划

表9.3.2列出了干预计划的详细信息。

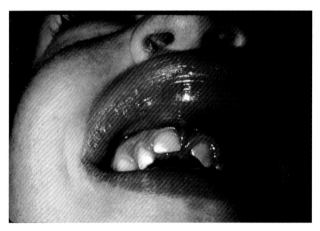

图9.3.1 上唇照片。

健康问题	相关风险和病因
进食困难	营养不良，低体重，龋齿
与同龄人的社交缺失，被忽视	自尊心低，不愿交谈或抱怨
龋齿、疼痛	饮食不良，缺乏日常口腔卫生，缺乏牙科保健
牙龈出血	缺乏日常的家庭护理
张口呼吸	咬合不正
唇系统撕裂	上唇可能有损伤

讨论

在美国，包括哥伦比亚特区和波多黎各自治邦在内的所有50个州都要求报告虐待和忽视儿童的情况（Child Welfare Information Gateway 2016c）。这一职责要求包括牙医和口腔卫生士在内的专业人员，向儿童保护服务机构或执法部门报告对18岁以下儿童的疑似虐待行为（Katner and Brown 2012）。

每个州都有自己基于联邦法律标准的虐待和忽视儿童的定义。儿童虐待预防和治疗法案（CAPTA），通过它把一系列行为或动作定义为儿童虐待和忽视，提供了确定儿童虐待和忽视的基础。2010年的《儿童虐待与忽视重新授权法案》（CAPTA Reauthorization Act）保留了现有的对儿童虐待和忽视的定义，至少有以下任意一项行为：

表9.3.2 干预计划

临床治疗	宣教/咨询	口腔卫生指导
确认疑似虐待儿童并报告	向家长和患儿传授家庭护理指导	软毛牙刷
确定忽视和虐待的原因	减少致龋因素和含糖食物的摄入	含氟牙膏
向美国国家儿童保护机构或执法部门报告潜在的虐待儿童事件	营养咨询	每天使用含氟漱口水
参照牙医处理唇系带撕裂		增加含氟水的摄入
参照牙医修复龋齿		
参照牙医进行牙齿矫正咨询		
涂氟处理		
定期牙科复诊		
正确记录患儿的行为，以及口内外的检查结果		

"父母或监护人最近的任何行为或未采取任何行动，导致儿童死亡、严重的身体或精神伤害、性虐待或性剥削的情形；采取行动或未采取行动，但立即导致有严重损害的风险就可以定义为儿童虐待和忽视"（Child Welfare Information Gateway 2016a）。

2014年，美国估计有1580名儿童死于虐待和忽视；其中75%是三岁或以下儿童。死亡率为每100000名儿童中有2.13人。在这些死亡病例中，至少涉及一名家长的病例占79.3%。儿童在1岁以内受害率最高，每千名同龄儿童中有24.4人受害。每100000人中，男孩的死亡率较女孩高，男孩的死亡率为2.48，高于女孩的1.82。在所有导致死亡的儿童虐待受害者中，43%是白人，30.3%是非洲裔美国人，15.1%是西班牙裔（Child Maltreatment 2014）。

从2010年到2014年，报告的虐待儿童案件数量增加了7.4%。在2014年报告的案件中，75%的儿童受害者遭受忽视，17%的儿童遭受身体虐待，8.3%的儿童遭受性虐待（Child Maltreatment 2014）。

大多数受虐儿童的种族为白人（44.0%）、西班牙裔（22.7%）和非洲裔（21.4%）。虐待犯罪者是指对儿童实施虐待或忽视的人。在报告的犯罪者中，83.2%的人年龄在18～44岁，54.1%是女性，44.8%是男性，48.8%是白人，20%是非洲裔美国人，19.8%是西班牙裔（Child Maltreatment 2014）。

口腔卫生士有独特的机会来识别和报告儿童虐待，因为大约65%的身体虐待是在颈部和头部附近发现的。此外，受虐待的儿童更可能倾向去看同一名牙医，而家长经常更换医生，以防止被发现虐待儿童（Thomas et al. 2006）。医疗专业人员在口腔健康、口腔疾病、口腔损伤或创伤识别方面接受的培训很少，而且可能不太容易识别虐待或忽视所致的牙科方面问题。因此，鼓励医疗专业人员和牙科专业人员在识别儿童虐待方面进行跨专业合作，并加强对这些虐待儿童案件的预防、识别和治疗（American Academy of Pediatrics Committee on Child Abuse and Neglect and American Academy of Pediatric Dentistry Council on Clinical Affairs 2010）。

大多数州承认4种主要的儿童虐待类型是：忽视、身体虐待、心理（情感）虐待和性虐待，这些形式的虐待都可能会单独或联合实施（Child Maltreatment 2014）。

忽视

最常见的虐待是忽视儿童。它被定义为"父母或监护人未能提供一个孩子的基本生理、情感、医疗/牙科方面的或教育需求，或多个方面组合的需求，或忽视保护孩子免受伤害或潜在的伤害，忽视了确保孩子在室内外的安全"，而这是孩子情感和发育所必需的（Child Welfare Information Gateway 2016a）。它也被定义为不提供和剥夺住房、衣服、足够的食物、适当的监督以及医疗和牙科保健（Merrick and Latzman 2014）。

根据美国儿科牙科学会（American Academy of Pediatric Dentistry）的定义，牙齿忽视是"父母或监护人的故意失职，未能寻求并坚持进行必要的治疗，以确保口腔健康达到足够水平满足功能所需，免受疼痛和感染的困扰"（American Academy of Pediatric Dentistry 2005）。

身体虐待

身体虐待被定义为"故意对儿童使用暴力，导致或有可能导致身体伤害"（Nagelberg 2015）。超过半数的病例损伤发生在颅面、头部、面部和颈部（American Academy of Pediatric Dentistry 2004）。

心理（情感）虐待

心理（情感）虐待被定义为"有意的看护行为"，这种行为向孩子传达这样的信息：他/她毫无价值、有缺陷、不被爱、不被需要、处于危险之中，或者只有在满足他人需求时才有价值（Nagelberg 2015）。它包括公开的口头辱骂或隐蔽的极端惩罚行为，如把孩子关在壁橱或暗室里，或长时间绑在椅子上。心理（情感）虐待包括以下形式：替罪羊、威胁、恐吓、歧视、嘲笑或其他非物质形式的敌对或拒绝治疗（Mathur and Chopra 2013）。

性虐待

性虐待的定义为"看护者对儿童实施的任何完成或试图（非完成）的性行为、性接触或剥削（即非接触性行为）（Nagelberg 2015）"。

虐待儿童案件受害者的常见表现

表9.3.3详细列出了所讨论的4种虐待的受害者的表现。

虐待案件中看护者的一般表现

表9.3.4详细列出了针对所讨论的4种虐待类型的监护人的表现。虐待和忽视儿童对儿童身体和社会心理发展造成影响（Child Welfare Information Gateway 2016b），并可能对他们的长期健康造成重大影响。不同虐待行为之间存在因果关系，非性行为虐待是抑郁症、焦虑症/自杀行为的风险因素，酗酒和药物滥用等生活方式可导致更高的性传播疾

表9.3.3 被虐待儿童案件受害者的常见表现

忽视	身体虐待	心理（情感）虐待	性虐待
• 表现为缺乏牙齿护理，龋齿得不到治疗 • 缺乏医疗照顾 • 营养不良、无精打采或疲劳 • 偷或乞讨食物 • 缺乏个人护理，卫生不良，衣服撕破或弄脏 • 不合时宜的着装 • 未处理的牙科护理、近视或其他医疗护理需要 • 经常旷课或上学迟到 • 无人照管或无人监护 （Child Welfare Information Gateway 2016a）	• 与解释不一致的原因不明的伤害 • 求医延误 • 孩子把伤害归咎于别人 • 舌挫伤和裂口 • 硬腭、软腭、颊黏膜损伤 • 唇系带裂伤 • 嘴唇有割伤和撕裂 • 常见损伤，如割伤、擦伤、烧伤，特别是如果孩子不能提供一个充分的解释(这些损伤可能会以独特的形式出现，如香烟烧伤、抓痕或其他工具) • 人咬痕——人咬伤会造成肉的挤压、擦伤、挫伤和撕裂，但狗咬伤很少会造成组织的撕裂 • 牙齿脱落或变色 • 牙齿缺失 • 眼睛或头部或身体两侧受伤（意外伤害通常只发生在身体一侧） • 外伤性脱发（秃斑） • 苔藓样硬化斑（由于反复使用张口器，导致皮肤变厚，嘴角有疤痕） • 多处受伤，不同愈合阶段的伤痕 • 骨折史 (American Academy of Pediatric Dentistry 2004；Mathur and Chopra 2013)	• 穿衣服多是长袖，是为了掩饰受伤 • 没有眼神交流 • 避免与他人进行身体接触 • 当别的孩子哭的时候，他就会害怕 • 拒绝脱衣服去锻炼 • 对受伤或烧伤给出不一致的解释 • 似乎被父母吓坏了 • 上学早，很晚走 • 经常迟到或旷课 • 戏剧性的情绪变化 • 和其他孩子相处有困难 • 过于顺从、内向，容易屈服，别人侵犯他/她而不反抗 • 具有攻击性，经常伤害他人 • 运动或接触时抱怨疼痛 • 有离家出走的历史	• 尽管口腔是儿童性虐待的常见部位，但可见的损伤或感染很少见（Mathur and Chopra 2013） • 性传播疾病的症状 • 生殖器受伤 • 走路或坐着时感到困难 • 性暗示、不恰当或混杂的行为或言语 • 表达对两性关系的与其年龄不相符的认识 • 性侵害其他孩子

表9.3.4　虐待案件中监护人的一般表现

	父母/监护人	非特异性监护人
• 对伤害的解释不可信且前后不一致 • 有虐待儿童史 • 低估病情的严重性 • 被寻求关注时拖延 • 无法定位 • 有药物或酒精滥用史 • 在儿童时期被父母虐待过 • 经济压力或失业	• 个人或婚姻问题 • 社交孤立，没有家人或朋友的支持 • 对孩子的疼痛没有反应 • 敌对、多疑、害怕他人 • 经常批评孩子，对孩子有不切实际的期望 • 认为孩子不好或邪恶 • 将虐待归咎于孩子 • 每次受伤都带孩子去看不同的医生	• 敌对和侵略性的态度 • 强迫性 • 不灵活 • 不可理喻、冷漠 • 被动和依赖 • 对孩子的不切实际的期望 • 对孩子行为的过度反应

资料来源：摘录自Mathur和Chopra（2013）。

病和/或危险性行为风险。已明确的是那些遭受身体虐待的人患2型糖尿病、高血压、心血管疾病、神经系统疾病、癌症、营养不良和慢性疼痛的风险更高。对于那些遭受性虐待的人来说，他们患糖尿病、口腔健康问题、视力问题、肺功能差以及危险性行为的风险都有所增加（Norman et al. 2012；Widom et al. 2012）。此外，据估计，大约有1/3的受虐待和被忽视的儿童最终会伤害自己的孩子（Child Welfare Information Gateway 2016a）。

认识和辨别

口腔卫生士应了解什么会构成儿童虐待和忽视。牙医应该制订一个临床方案，包括对孩子与父母/监护人的行为评估、患者的病史、一般的身体评估、口腔检查，以及受伤记录。在评估一个潜在的虐待和忽视儿童的病例时，医生了解儿童的行为表现是至关重要的。

提交报告

当牙医和口腔卫生士怀疑孩子受到虐待或忽视时，他们必须报告。如果出现疑似病例，应分别询问父母或监护人和患者，了解发生了什么情况，并记录他们的反应。在所有疑似虐待儿童的病例中，应在患者的病历中记录完整，包括检查、X线片、照片、检查日期、描述、损伤的大小和位置。该文件应由另一名检查见证人共同签名。"法律为那些善意举报者提供保护；不举报虐待行为也会受到严厉的惩罚，包括罚款和监禁。在美国大多数州，授权举报者不去举报可疑的虐待行为是一种轻行犯罪"（Rayman et al. 2012）。所有卫生保健专业人员应该访问他们国家的儿童保护服务网站，以了解国家特别列出的完整的有关儿童虐待定义的列表，也要浏览儿童事务局、儿童与家庭管理处、美国卫生与公众服务部等部门网站，以获得与儿童虐待有关的完整定义列表和美国各个州的要求（Rayman et al. 2012）。

自学问题

1. 被授权的举报者要求什么时候通过电话对疑似虐待、虐待或忽视儿童的行为进行口头报告？

A. 24小时内

B. 7天内

C. 立即

D. 填完儿童虐待报告表格后

2. 如果一名被授权的举报者未能报告一起涉嫌虐待儿童的案件，最严重的后果可能是什么？

  A. 被指控A级轻罪   B. 面临刑事处罚

  C. 让自己面临金钱赔偿的民事诉讼

  D. 使儿童容易受到进一步的伤害

3. "怀疑虐待儿童的合理原因"是什么？

  A. 确定该伤害为非意外伤害

  B. 怀疑个人对受伤的解释或陈述

  C. 相信父母的话：损伤是偶然发生孩子身上的。

  D. 认为可能是由于虐待或忽视而造成的伤害

4. 忽视的一般定义是：

  A. 无法满足孩子的基本生理需求

  B. 无法满足孩子的情感需求

  C. 未能满足孩子的教育需要

  D. 以上所有

5. 在什么情况下怀疑虐待儿童的可能性增加？

  A. 关于受伤是如何发生的描述不一致

  B. 外伤史与观察到的损伤类型不一致

  C. 对创伤进行了多次医学和牙科评估

  D. 以上所有

参考文献

[1] American Academy of Pediatric Dentistry (2004). Clinical guideline on oral and dental aspects of child abuse and neglect. Pediatric Dentistry 26 (7 Suppl):63–66.

[2] American Academy of Pediatric Dentistry (2005). Pediatric Dental Reference Manual. New York: American Academy of Pediatric Dentistry.

[3] American Academy of Pediatrics Committee on Child Abuse and Neglect and American Academy of Pediatric Dentistry Council on Clinical Affairs (2010). Guideline on oral and dental aspects of child abuse and neglect. Clinical Guidelines: Reference Manual 33: 147–150.

[4] Child Maltreatment. (2014) Child Maltreatment | Children's Bureau | Administration for Children and Families [Online]. Available at: http://www.acf.hhs.gov/cb/research-data-technology/statistics-research/child-maltreatment (October 2, 2016).

[5] Child Welfare Information Gateway, (2016a). Definitions of Child Abuse and Neglect in Federal Law - Child Welfare Information Gateway [Online]. Available at: https://www.childwelfare.gov/topics/can/defining/federal (October 2, 2016).

[6] Child Welfare Information Gateway, (2016b). Impact of Child Abuse and Neglect [Online]. Available at: https://www. childwelfare.gov/topics/can/impact (October 2, 2016).

[7] Child Welfare Information Gateway, (2016c). Mandatory Reporters of Child Abuse and Neglect [Online]. Available at: https://www.childwelfare.gov/pubPDFs/manda.pdf (June 3, 2018).

[8] Katner, D. and Brown, C. (2012). Mandatory reporting of oral injuries indicating possible child abuse. The Journal of the American Dental Association 143 (10): 1087–1092.

[9] Mathur, S. and Chopra, R. (2013). Combating child abuse: the role of a dentist. Oral Health & Preventive Dentistry 11 (3): 243–250.

[10] Merrick, M.T. and Latzman, N.E. (2014). Child maltreatment: a public health overview and prevention considerations. Online Journal of Issues in Nursing 19 (1): 2.

[11] Nagelberg, R.H. (2015). Child abuse awareness in the dental profession. Dental Economics 105 (11): ZC28–ZC30.

[12] Norman, R.E., Byambaa, M., De, R. et al. (2012). The long-term health consequences of child physical abuse, emotional abuse, and neglect: a systematic review and meta-analysis. PLoS Medicine 9 (11): e1001349.

[13] Rayman, S., Dincer, E., and Almas, K. (2012). Child abuse: concerns for oral health practitioners. The New York State Dental Journal 79 (4): 30–34.

[14] Thomas, J.E., Straffon, L., and Inglehart, M.R. (2006). Knowledge and professional experiences concerning child abuse: an analysis of provider and student responses. Pediatric Dentistry 28 (5): 438–444.

[15] Widom, C.S., Czaja, S.J., Bentley, T., and Johnson, M.S. (2012). A prospective investigation of physical health outcomes in abused and neglected children: new findings from a 30-year follow-up. American Journal of Public Health 102 (6): 1135–1144.

自学问题答案

1. A。

2. D。

3. D。

4. D。

5. D。

病例4

物质相关性障碍患者

病例描述

患者32岁，男性。因下颌左侧磨牙区前庭出现白色病变来就诊。患者说，从大学开始，他已经嚼了十多年的无烟烟草……他在金融行业工作，每天的工作压力很大，工作时间很长。

基于问题的学习目标和目的

■ 了解与使用无烟烟草相关的健康风险

■ 确定可能与长期嚼无烟烟草相关的口腔损害

■ 讨论无烟烟草对疾病的发病率和全球健康的影响

■ 描述牙科专家在识别与无烟烟草使用相关的风险方面的作用

疾病史

患者没有疾病史，未服用任何药物。

社会史

患者报告自己是社交型饮酒者，每周喝3~4瓶啤酒。最近才结婚，没有孩子。每周使用3~4次无烟烟草，有时一天嚼两次，这取决于他的工作时间。他试着每周去健身房2~3次。每天用软毛牙刷刷牙两次，每周用牙线清洁3~4次。他的后牙咬合面可见树脂充填体，并进行了专业的美白治疗。他在青少年时期接受过牙齿矫正治疗。

系统回顾

- 生命体征：
  - 血压：130/87mmHg；
  - 脉搏：61次/分钟；
  - 呼吸：16次/分钟。

口外检查

在正常范围内。

口内检查

- 下颌颊部#18牙和#19牙前庭区：可见吸烟相关的口腔黏膜角化，面积为12mm×6mm，病变的临床特征为黏膜起皱、白色、不易碎。

口内照片

左下前庭照片请参见图9.4.1和图9.4.2。

牙龈检查

- 探诊深度通常为1~3mm，位于萎缩区域；
- #4牙舌面远端有4mm牙周袋；

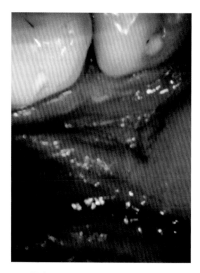

图9.4.1 左下前庭照片01。

- #31牙舌中部表面有4mm牙周袋;
- 请参见图9.4.3牙周记录表。

影像学检查

- 拍摄了一系列完整的口腔X线片（图9.4.4）;

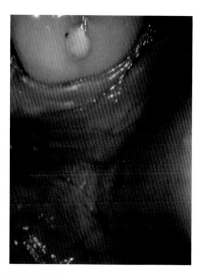

图9.4.2 左下前庭照片02。

- 4颗磨牙咬合面有复合树脂修复;
- 无继发性和活动性龋病。

牙面描记图

完整的记录如图9.4.5所示。

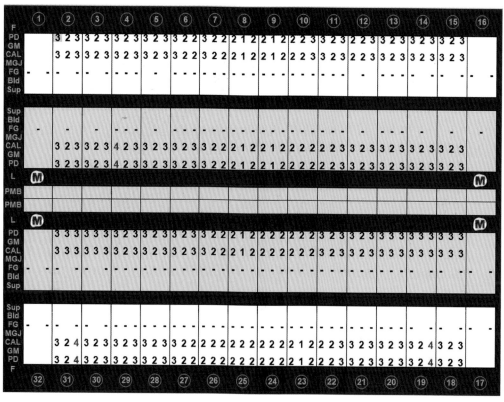

图9.4.3 牙周记录表。

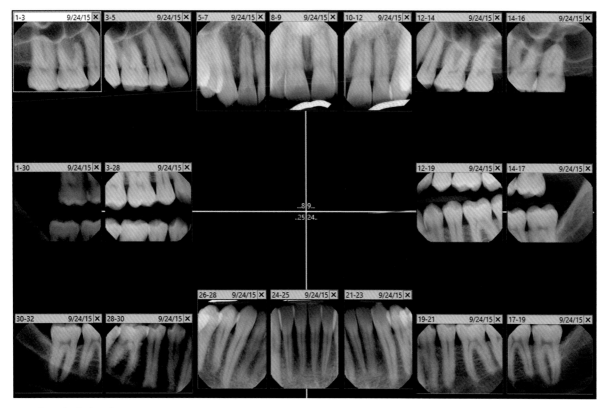

图9.4.4 全口腔系列照片。

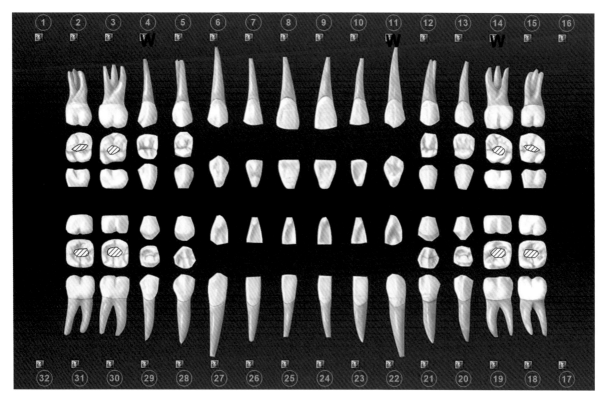

图9.4.5 牙面描记图。

口腔卫生诊断

健康问题	相关风险和病因
无烟烟草的使用	口腔发育不良
缺乏有关使用无烟烟草风险的知识	增加患口腔癌的风险
	增加患牙周病的风险
	增加蛀牙的风险

- 进行了刷检；
- 刷检结果：
  - 结果提示非增生性细胞阴性；
  - 系角化增生。
- 建议患者戒烟并转介专家进行戒烟咨询。

治疗计划

- 口腔卫生指导；
- 常规成人预防；
- 连续六周的下颌左前庭区评估。

干预计划

临床治疗	宣教/咨询	口腔卫生指导
参照牙医对病变部位行病理诊断	停止使用无烟烟草	继续使用软毛牙刷
对病损区域进行为期6周的重新评估	解释使用无烟烟草增加口腔癌、龋齿和牙周病的风险	使用改良的Bass刷牙法
成人预防	监测因使用无烟烟草而受损的部位	增加牙间隙护理的频率
6个月牙周复查	强调氟化物在家庭日常护理中的重要性	

讨论

无烟烟草有两种类型：鼻烟，也叫作DIP（浸渍烟草，或湿鼻烟）和嚼烟（Bhattacharyya 2012）。所有的无烟烟草产品都含有致癌物质N-亚硝基或尼古丁（NNN），它是公认的引起口腔癌的原因（Greer 2011；Lee and Hamling 2009）。口腔癌是影响口腔或口咽组织的一个专业术语，口咽组织包括部分咽喉和口腔后部（Head and neck cancer 2011）。

使用无烟烟草与口腔发育不良和口腔鳞状细胞癌有关（Greer 2011；Lee and Hamling 2009）。无烟烟草还可能与牙周炎、牙龈炎和龋齿有关。据估计，全世界每年有25万口腔癌是由于使用无烟烟草引起的，逐年增加27.5万新病例（Balbo et al. 2013；Warnakulasuriya 2009）。

在美国，年龄在18~25岁的白人青少年男性中有1/5使用无烟烟草，占所有男性的7%。无烟烟草以袋状湿鼻烟的形式出现，通常放置在齿龈和颊黏膜之间的前庭区（CDC 2014；International Agency for Research on Cancer 2007；US Department of Health and Human Services 2012）。长期使用时，放置无烟烟草的区域会出现无法清除的白色斑块样病变，有时被称为白斑（Leukoplakia）（Jones et al. 2014）。大多数白斑病变是角化过度的结果，角化过度是角蛋白层增厚或上皮增生（棘细胞或棘层增厚）和角化过度的结合（Jones et al. 2014）。上皮发育不良和鳞状细胞癌甚至可以在白斑镜下观察到（Jones et al. 2014）。然而，与无烟烟草相关病变的细胞病理学改变是独特的（Carroll 2012）。长期使用无烟烟草可能导致白色病变，称为"无烟烟草相关角化病，而不是白斑，因为病变的直接原因是已知的"（Jones et al. 2014）。为了确定病变的病因，需要进行鉴别诊断，包括对该区域进行活检。

无烟和熏制的烟草使用对全球健康的影响是显著的——它占所有药物引起死亡的90%，是造成健康差异的最明显的原因（Jarvis and Wardle 2006）。烟草的使用也会对经济发展产生影响，导致家庭在诸如医疗、食品和教育等基本项目上的支出减少（Agbor et al. 2013）。

牙科专业人员在确定患者发生癌前病变/癌变风险的作用是至关重要的。每名患者都必须接受一次彻底的口内全面检查，并回顾疾病史和社会史。干预措施建议包括：对任何轻微的病变需持续监测，尽可能行活检，或专科会诊。对于出现明显病变的患者，应定期复查。

牙科专业人员在消除烟草制品的使用方面起着至关重要的作用。建议对患者进行有关烟草使用风险的健康教育，重点强调烟草使用对口腔组织和口咽的潜在有害影响。吸烟在许多方面对公众健康构成威胁，有时无烟烟草甚至可以作为吸烟的安全替代品（Bhattacharyya 2012）。牙科专业人员可以通过与患者建立伙伴关系以促进更健康的生活习惯来帮助烟草使用者戒烟（Rainchuso et al. 2016）。如有必要，也应建议实施戒烟计划（Rainchuso et al. 2016）。

无烟烟草经常被专业体育人物在重大体育赛事中使用（Greer 2011；Lee and Hamling 2009）。媒体的曝光形成了一种错误的引导，即烟草的使用是流行的，是可以接受的，对健康没有有害影响。

为了应对吸烟对健康的危害，并作为戒烟的辅助手段，电子烟（又称电子烟或电子尼古丁传递系统）的广告和使用越来越受欢迎。这些电池驱动的设备通常含有尼古丁、不同的调味剂和其他化学物质，这些物质会使肺部暴露在各种化学物质中，对健康产生未知的影响（NIH 2017）。接触含有尼古丁的电子烟在青少年中越来越普遍，并可能导致尼古丁成瘾和服用其他药物的风险（Leventhal et al. 2015）。电子烟目前是美国青少年最常用的烟草产品，也可能是青少年在使用其他烟草产品之前的入门产品（NIH 2017）。

由于电子烟尚未在科学研究中得到全面评估，还需要进行更多的研究，以确定电子烟是否如广告宣传的那样有效，有助于戒烟（NIH 2017）。

要点

1. 无烟烟草的使用在18~25岁的白人男性中最为普遍。
2. 长期使用无烟烟草通常与口腔发育不良有关，并可导致口腔鳞状细胞癌。
3. 使用无烟烟草最容易导致白斑病。
4. 无烟烟草通常放置在下颌颊前庭区域。
5. 所有牙科专业人员应为患者进行彻底的口腔检查，以发现使用无烟烟草导致的口腔发育不良的早期迹象。

自学问题

1. 使用无烟烟草可与下列情况有关除了：
   A. 黏膜白斑病　　　B. 黏膜红斑病
   C. 口腔发育不良　　D. 口腔鳞状细胞癌
2. 牙科专业人员在治疗使用无烟烟草的患者时起什么作用？
   A. 口腔卫生指引/教育
   B. 活检/专科转诊
   C. 多次预约复诊
   D. 以上都是
3. 无烟烟草在哪些人群中占主导地位？

A. 18~25岁的白人男性
B. 45~60岁的白人男性
C. 18~25岁的西班牙裔男性
D. 45~60岁的西班牙裔男性
4. 白斑病可定义为：
   A. 角化过度的结果
   B. 无法擦掉的白色斑块病变
   C. 特发性黏膜白斑病
   D. 以上所有
   E. A和C

参考文献

[1] Agbor, M., Azodo, C., and Tefouet, T. (2013). Smokeless tobacco use, tooth loss and oral health issues among adults in Cameroon. African Health Sciences 13 (3): 785–790.

[2] Balbo, S., James-Yi, S., Johnson, C.S. et al. (2013). (S)-N'-Nitrosonornicotine, a constituent of smokeless tobacco, is a powerful oral cavity carcinogen in rats. Carcinogenesis 34 (9): 2178–2183.

[3] Bhattacharyya, N. (2012). Trends in the use of smokeless tobacco in United States, 2000–2010. The Laryngoscope 122 (10): 2175–2178.

[4] Carroll, D.J. (2012). Cytological diagnosis of benign lesions of the oral cavity. Oral Cytology 49–71.

[5] CDC. (2014, November 4). Types of smokeless tobacco [Online]. Available at: http://www.cdc.gov/tobacco/data_statistics/fact_sheets/smokeless/products_marketing/index.htm (June 3, 2018).

[6] Greer, R.O. (2011). Oral manifestations of smokeless tobacco use. Otolaryngologic Clinics of North America 44 (1): 31–56.

[7] Head and neck cancer. (2011). [Online]. Available: http://www.cancer.gov/types/head-and-neck (October 2, 2016).

[8] International Agency for Research on Cancer (ed.) (2007). Smokeless Tobacco and Some Tobacco-Specific N-Nitrosamines, vol. 89. World Health Organization.

[9] Jarvis, M.J. and Wardle, J. (2006). Social patterning of health behaviors: the case of cigarette smoking. In: Social Determinants of Health (ed. M. Marmot and R.G. Wilkinson), 224–237. Oxford: Oxford University Press.

[10] Jones, A.C., Freedman, P.D., Phelan, J.A., and Kacher, J.E. (2014). Neoplasia. In: Oral Pathology for the Dental Hygienist (ed. O.A.C. Ibsen and J.A. Phelan), 222–261. United States: Elsevier Saunders.

[11] Lee, P.N. and Hamling, J. (2009). Systematic review of the relation between smokeless tobacco and cancer in Europe and North America. BMC Medicine 7 (1): 36.

[12] Leventhal, A., Strong, D., Kirkpatrick, M. et al. (2015). Association of electronic cigarette use with initiation of combustible tobacco product smoking in early adolescence. JAMA 314 (7): 700.

[13] NIH. (2017, June). Electronic cigarettes (E-cigarettes) [Online]. https://www.drugabuse.gov/publications/drugfacts/electronic-cigarettes-e-cigarettes (August 4, 2018).

[14] Rainchuso, L., Benton, E., and Cotter, J. (2016). The patient who uses tobacco. In: Clinical Practice of the Dental Hygienist (ed. E.M. Wilkins), 547–570. United States: Wolters Kluwer.

[15] US Department of Health and Human Services (2012). Preventing Tobacco Use among Youth and Young Adults: A Report of the Surgeon General. Atlanta, GA: US Department of Health and Human Services, Centers for Disease Control and Prevention National Center for Chronic Disease Prevention and Health Promotion, Office on Smoking and Health, 3.

[16] Warnakulasuriya, S. (2009). Global epidemiology of oral and oropharyngeal cancer. Oral Oncology 45 (4–5): 309–316.

自学问题答案

1. B。

2. D。

3. A。

4. D。

第10章

合并系统性疾病患者的治疗

病例1

糖尿病患者

病例描述

患者男性，43岁，西班牙裔。因"牙龈出血，牙齿松动"就诊。主诉：他最后一次到牙科就诊是5年前，当时的医生建议他每3个月行"深层清洁来治疗他的牙龈问题"。医生给他行龈上龈下洁刮治，然后发现患者右侧下颌磨牙有深牙周袋，建议行"牙龈翻瓣刮治术"。然而患者在第一年每3个月进行洁治，之后便没有持续下去。

基于问题的学习目标和目的

- 如何确定糖尿病患者的控制水平——控制良好、控制适度或控制不良
- 了解糖尿病的临床症状
- 确定治疗糖尿病药物的副作用
- 学习如何预防低血糖事件
- 对控制不良的糖尿病患者的医疗管理

疾病史

患者5年前有糖尿病和高血压的诊断史。据患者描述：他的血压控制得很好，但是血糖控制不佳。他每周在家检测3次血糖，且每次数值 > 225mg/dL（约11.25mmol/L）。他最后一次去看医生是2个月前，当时他做了查体和验血。

- 生命体征：
  - 血压：130/79mmHg；
  - 脉搏：83次/分钟；
  - 身高：5英尺10英寸（约1.78m）；
  - 体重：250磅（113kg）；
  - BMI：35.9。
- 药物：Glucophage®（二甲双胍）、Victoza®（利拉鲁肽）、Coreg®（卡维地洛）、Diovan®（缬沙坦）和鱼油。

口腔疾病史

患者5年前在当地口腔诊所就诊。当时医生建议行龈上龈下洁刮治术，但患者未坚持。5年来没有进行牙科检查或预防干预，他每天用软牙刷刷一次牙。主诉：他有一种"口臭"的感觉，嘴里有一种"不好的味道"。

社会史

患者现在每天吸半包烟，但过去每天吸两包。他在十几岁和二十几岁的时候很少喝酒或吸大麻。

口腔检查

口内外软组织检查无明显异常。患者#2牙、#3牙、#14牙、#18牙、#19牙、和#30牙缺失。X

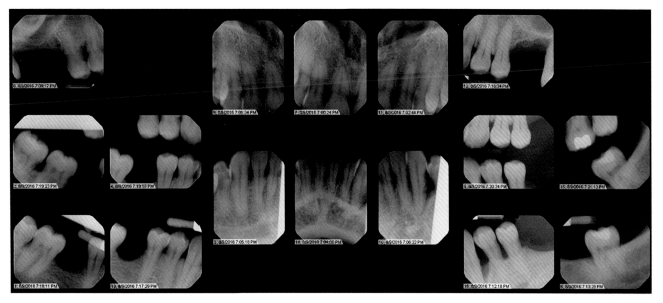

图10.1.1 根尖周放射片显示：牙槽骨普遍中度骨吸收，伴#22牙局部重度骨吸收。

线片和口内检查均无可见龋病。牙周袋探测深度为3~5mm，局部探诊4~6mm，下前牙附着丧失。此外，探查时有50%的出血，影像学和口内检查均可见牙结石。

放射线检查发现全口牙槽骨有中度水平骨吸收，#22牙局部有重度垂直骨吸收（图10.1.1）。

治疗计划

- 对患者进行口腔卫生指导以减少菌斑、探诊出血和敏感；
- 初期龈上龈下洁刮治，以消除牙结石及减少牙周袋；
- 6周后进一步评估洁刮治效果，进而评估拔牙、牙周手术、修复术的整体预后。

讨论

医学方面的诊断：糖尿病

糖尿病是由于胰岛素分泌不足或组织对胰岛素的反应能力减弱或丧失而引起的。糖尿病分为三类：1型糖尿病（身体不能产生足够的胰岛素），在任何年龄都可能发病；2型糖尿病（身体不能正常代谢胰岛素）；妊娠期糖尿病（妊娠期间发生的糖尿病）。根据美国疾病控制与预防中心（CDC）的数据，截至2012年，美国有2910万人被诊断出患有糖尿病，1/4的人不知道自己患有糖尿病。牙周病在糖尿病患者中更为常见，约1/3的患者患有严重牙周病，其附着体丧失超过5mm。这些患者还面临其他系统性疾病的风险，如心脏病、中风、低血糖/高血糖、肾病和失明。术后感染风险增加和伤口愈合不良也值得关注。未确诊或控制不佳的糖尿病患者可出现多饮（过度口渴）、多尿（过度排尿）和多食（过度饥饿）。请记住，并不是所有的糖尿病患者都患有牙周病，不管他们的病情控制得如何。

作为口腔健康专家，我们如何评估已诊断及未诊断的糖尿病患者的控制情况？"金标准"是糖化血红蛋白（A1C）血检。这项测试评估过去3个月的平均血糖。患者被诊断为正常、糖尿病前期和糖尿病患者（图10.1.2）。糖化血红蛋白结果为7或更少的糖尿病患者被认为得到了很好的控制。随着糖化血红蛋白升高，控制逐渐变差。

A1C结果>9（图10.1.3）提示患者血糖控制不良，口腔并发症可能包括伤口愈合不良，术后细菌

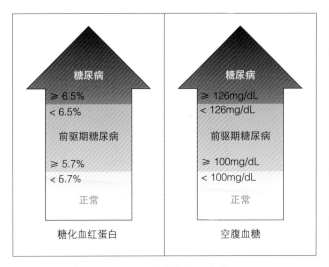

图10.1.2 糖化血红蛋白和空腹血糖正常值。

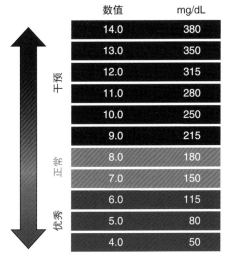

图10.1.3 左侧糖化血红蛋白检测分数（%）和空腹血糖（mg/dL）比较。

感染和真菌感染。

空腹血糖（FPG或FBS）是另一种评估方法，尽管在评估整体控制方面不如糖化血红蛋白（A1C）准确（图10.1.2）。患者可以在家里进行这项测试。正常FBS应<100。随着这些数字的上升，糖化血红蛋白也随之升高。持续>200~250的FBS水平可导致血红蛋白（A1C）>9。

糖尿病控制良好，无并发症或严重并发症（如高血压、肾病），不应改变治疗方法。对于那些有严重并发症的糖尿病患者，在咨询医生后可能需要

改变治疗方法。对于糖尿病控制不佳的患者，关于非紧急手术治疗的方案应在个案基础上进行评估。方案有刮治、根面平整术和拔除等。还应考虑患者术后进食的能力，以及是否需要改变药物剂量，特别是胰岛素。口腔保健提供者有责任收集完整的疾病史，进行适当的血检，并在必要时与初级保健医生进行交谈，以评估患者的健康状况（Little et al. 2013）。

牙科保健专业人员必须考虑患者的预防措施，因为他们正在服用有导致直立性低血压可能的两种药物（表10.1.1和表10.1.2）。在治疗过程中，患者会平卧很长一段时间，即使是简单的预防措施，也要慢慢地抬高椅子，以减少晕厥的风险。重要的是要记住，所有不会导致以及会导致不同程度低血糖的药物（表10.1.3）。牙科专业人员应常备葡萄糖来治疗低血糖事件（表10.1.4）。但不限于葡萄糖片。

具体注意事项

- 正确评估糖尿病患者包括以下问题：
  - 您今天吃药了吗？

表10.1.1 与疾病风险相关的口腔健康问题

问题	风险和病因相关因素
牙周疾病	口腔卫生差，糖尿病控制差
味觉障碍	二甲双胍副作用
直立性低血压	抗高血压药物副作用
增加了术后感染和伤口愈合不良的风险	糖尿病控制差
低血糖问题	抗高血压药物副作用
增加了患牙周病的风险	大量重度菌斑，局部龈上龈下牙结石伴探诊出血

表10.1.2 药物管理注意事项：抗高血压药物

抗高血压药物	类别	副作用
Coreg	β受体阻滞剂	直立性低血压
Diovan	血管紧张素受体阻滞剂	直立性低血压

表10.1.3 常用的抗糖尿病药物

短效胰岛素
- 常规胰岛素（胡姆林和诺和林）

快速胰岛素
- 门冬胰岛素（NovoLog、FlexPen）
- 葡萄糖胰岛素（Apidra）
- 赖脯胰岛素（Humalog）

中效胰岛素
- 胰岛素异戊二烯（胡姆林N、诺和林N）

长效胰岛素
- 去甲胰岛素（Tresiba）
- 地特胰岛素（Levemir）
- 甘精胰岛素（Lantus）
- 甘精胰岛素（Toujeo）

复合胰岛素
- 诺和林混合物70/30（精蛋工重组–门冬胰岛素）
- 胡姆林混合物75/25（精蛋白重组–赖脯胰岛素）
- 胡姆林混合物50/50（精蛋白重组–赖脯胰岛素）
- 诺和林70/30（常规NPH重组人胰岛素）
- 诺和林70/30（常规NPH重组人胰岛素）
- 诺和佳（德谷胰岛素–门冬胰岛素）

2型糖尿病药物

α葡萄糖苷酶抑制剂的药物治
这些药物可以帮助身体分解淀粉类食物和饮食中的葡萄糖，从而降低血糖水平。
- 阿卡波糖（Precose）
- 米格列醇（Glyset）

双胍类药物
双胍类药物减少肝脏产生的葡萄糖。它们会减少肠道吸收的糖分，使身体对胰岛素更敏感，并帮助您的肌肉吸收葡萄糖。最常见的双胍是二甲双胍（Glucophage、Metformin Hydrochloride ER、Glumetza、Riomet、Fortamet）。二甲双胍也可与其他2型糖尿病药物联合使用。除非与其他抗糖尿病药物联用，否则低血糖的风险较低。
- 二甲双胍阿格列汀（Kazano）
- 二甲双胍加格列氟嗪（Invokamet）
- 二甲双胍达帕格列嗪（Xigduo XR）
- 二甲双胍–恩帕洛津（Synjardy）
- 二甲双胍格列吡嗪
- 二甲双胍格列本脲（Glucovance）
- 二甲双胍吡格列酮（Jentadueto）
- 二甲双胍吡格列酮（Actoplus）
- 二甲双胍瑞格列奈（PrandiMet）
- 二甲双胍罗格列酮（Avandamet）
- 二甲双胍沙格列汀（Kombiglyze XR）
- 二甲双胍西他列汀（Janumet）

DPP–4抑制剂
DPP–4抑制剂帮助机体持续产生胰岛素。它们的作用是降低血糖而不引起低血糖。
- 阿格列汀（Nesina）
- 阿格列汀–二甲双胍（Kazano）
- 阿格列汀–吡格列酮（Oseni）
- 利格列汀（Tradjenta）
- 利奈格列汀（Glyxambi）
- 利格列汀–二甲双胍（Jentadueto）
- 沙格列汀（Onglyza）
- 沙格列汀–二甲双胍（Kombiglyze XR）
- 西他列汀（Januvia）
- 西格列汀–二甲双胍（Janumet和Janumet XR）
- 西格列汀和辛伐他汀（Juvisync）

胰高血糖素样肽（肠促胰岛素）
这些药物类似于一种叫作肠促胰岛素的天然激素。它们能促进B细胞的生长，增加人体所需的胰岛素量。它们会降低您的食欲，减少您身体对胰高血糖素的消耗。
- 阿必鲁肽（Tanzeum）
- 艾塞那肽（Trulicity）
- 艾塞那肽（Byetta）
- 艾塞那肽长效制剂（Bydureon）
- 利拉鲁肽（Victoza）

表10.1.4	低血糖的体征和症状

低血糖的体征和症状（血糖< 70mg/dL ）

- 大汗淋漓/寒战/出汗
- 颤抖
- 紧张/焦虑
- 易怒/急躁
- 心跳加快
- 恶心
- 头痛
- 虚弱
- 癫痫发作
- 意识丧失

　○什么时候吃的？

　○您是在家里检测血糖吗？如果是的话，您多久会遇到一次数值>200？

　○您什么时候最后一次去拜访医生及检测糖化血红蛋白（A1C）？您知道那次测试的结果吗？

- 用糖化血红蛋白评估伤口愈合不良和感染增加的风险

- 低血糖的风险，警惕体征和症状，如果发生低血糖，要做好治疗的准备。

要点

1. 在进行任何治疗之前，对糖尿病患者的现状进行评估是很重要的。

2. 熟知药物的副作用，以及它们如何影响您的患者，以及您如何制订管理计划。

自学问题

1. 评估糖尿病控制"金标准"的血液测试是：

　A. 空腹血糖（FBS ）

　B. CBC及鉴别诊断

　C. 糖化血红蛋白

　D. 国际标准化比值（INR ）

2. 低血糖症的体征和症状以下哪一个是例外？

　A. 出冷汗

　B. 心跳加快

　C. 恶心

　D. 呼吸急促

3. 控制不良的糖尿病患者有以下风险：

　A. 伤口愈合不良和感染

　B. 恶心和呕吐

　C. 甲状腺功能减退

　D. 龋齿

4. 下列A1C结果哪项是反映了血糖效果控制不好？

　A. 6.3

　B . 5.4

　C . 7.8

　D . 9.2

5. 糖尿病可由下列疾病引起，哪一种除外？

　A. 降低胰岛素的分泌

　B. 增加胰岛素的分泌

　C. 降低组织对胰岛素的反应

　D. 饮食中过多的糖分

参考文献

[1] Little, J., Falace, D., Miller, C., and Rhodus, N. (2013). Dental Management of the Medically Compromised Patient, 8e, 219–239. London: Elsevier Health Sciences.

附加来源

[1] American Diabetes Association. 2016. Diabetes Basic [Online]. Accessed at: http://www.diabetes.org/diabetes-basics/diagnosis/?loc=symptoms (June 4, 2018).
[2] Archives of Medicine and Health Science (2015) Oral health management considerations in patients with diabetes mellitus [Online]. Available at: http://www.amhsjournal.org/article.asp?issn=2321-4848;year=2015;volume=3;issue=1;s page=72;epage=79;aulast=Kaur (May 31, 2018).
[3] Lamster, I. (2014) Diabetes mellitus and oral health: an interprofessional approach [Online]. Accessed by subscription at: https://ebookcentral-proquest-com.ezproxy.med.nyu.edu/lib/nyulibrary-ebooks/reader. action?docID=1652942&query= (May 31, 2018).
[4] Rhodus, N., Vibeto, B., and Hamamoto, D. (2005). Glycemic control in patients with diabetes mellitus upon admission to a dental clinic: Considerations for dental management. Quintessence International 36 (6): 474–482.
[5] The Dental Clinics in North America (2006) Dental management of patients with diabetes [Online]. Available at: https://www.dental.theclinics.com/article/S0011-8532(06)00050-4/pdf (May 31, 2018)

自学问题答案

1. C。糖化血红蛋白（A1C）试验是"金标准"，因为它测量红细胞90~120天（红细胞的寿命）内葡萄糖的使用情况。这是对患者身体如何代谢葡萄糖的评估。

2. D。以上除呼吸短促外，均为低血糖的体征和症状。

3. A。糖尿病患者的伤口愈合往往更慢，病情恶化得更快。影响糖尿病患者愈合速度的因素包括血糖水平、血液循环不良、糖尿病神经病变、免疫系统缺陷和感染。

4. D。无糖尿病患者糖化血红蛋白正常范围是4%~5.6%。糖化血红蛋白水平是5.7%~ 6.4%，表明糖尿病在向更高水平发展。6.5%或更高的水平表明患者患有糖尿病。

5. B。糖尿病的发生是由于胰岛素分泌减少或完全不分泌胰岛素、胰岛素抵抗（组织对胰岛素的反应减少）和饮食中甜食的增加所致。

病例2

哮喘患者

病例描述

患者27岁，女性，到牙科诊所预约美白牙齿。3个月前，当时她的口腔卫生状况良好，下前牙舌侧有中度的牙结石，牙龈探诊有出血，牙周袋<3mm。她询问了牙齿美白的问题，在讨论了各种方案之后，选择了诊室漂白，然后每周用定制的托盘和凝胶进行家庭漂白。她非常想拥有"更亮的牙齿"。

基于问题的学习目标和目的

■ 了解可能诱发哮喘发作的因素
■ 列出与使用常见哮喘药物有关的口腔并发症
■ 了解口腔治疗对哮喘的影响
■ 描述在牙科环境中预防哮喘急性发作的策略

疾病史

患者的疾病史与她十几岁时诊断的轻度持续性外源性哮喘（由灰尘、强烈气味、花粉和阿司匹林引起）有关。她目前正在使用氟替卡松（Flovent®）类固醇吸入剂、孟鲁司特（Singulair®）白三烯抑制剂和沙美特罗（Serevent®）长效β₂受体激动吸入剂，每

天两次。她根据需要使用Proventil HFA®（沙丁胺醇）吸入剂（short-action®β₂激动剂）（1年中大部分时间每周两次或三次，但在过敏最严重的春季每天一次）。她最后一次去急诊治疗哮喘是在18个月前，由上呼吸道感染引起。她还服用避孕药和多种维生素。

- 过敏：
  - 无药物过敏（NKDA）。
- 生命体征：
  - 血压：135/85mmHg；
  - 脉搏：72次/分钟；
  - 呼吸：12次/分钟；
  - 身高：5英尺5英寸（约1.65m）；
  - 体重：135磅（约61kg）；
  - BMI：22.5。

社会史

从不吸烟，每月饮酒两次或三次。

口腔疾病史

每天用两次电动牙刷，偶尔用牙线清洁牙缝。十几岁的时候拔掉了4颗第三磨牙做正畸治疗。定期进行检查和洁治。所有磨牙有𬌗面充填体，下颌磨牙颊侧也有充填体。牙周探查牙周袋<3mm。

口腔检查

口外检查无异常。口腔卫生良好，未见菌斑。口内软组织检查发现上前牙牙龈有边缘性炎症。斑片状红斑见于后腭和口咽，以及舌后背的斑片状脱落。她的唾液呈泡沫状。在询问后，患者说她经常觉得口干，特别是当她醒来的时候，她经常在晚上"口呼吸"。

医学诊断

哮喘是一种气道的慢性炎症性疾病，美国的1.77亿（74%）成年人和630万名儿童（8.6%）患病（Centers for Disease Control and Prevention 2013）。其特征是对气道刺激的极度活跃的反应，导致周期性的支气管平滑肌收缩、可逆性的气道狭窄，继而导致气喘、咳嗽、胸闷和呼吸困难。接触各种过敏原（如灰尘、宠物皮屑、霉菌和花粉等过敏原；呼吸道刺激物，如烟草烟雾或污染；上呼吸道感染、运动、冷空气）导致组胺和细胞因子的释放，导致支气管痉挛、黏液分泌增多、支气管和细支气管纤毛清除功能受损。大多数患者病情轻度至中度，在发作期间症状轻微。疾病严重程度是基于症状（特别是夜间症状）对正常活动的干扰、肺功能的受损程度，以及对短效（或急救）药物的需求来分类的。哮喘严重程度分为4个级别：间歇性、轻度持续性、中度持续性和重度持续性（根据症状出现的频率、夜间症状的存在以及治疗前对肺功能的影响）（National Asthma Education Program 2007）。

医学上对哮喘的管理包括通过尽量减少诱发因素的暴露和对炎症和急性症状的管理来减少风险因素。治疗的目的是：

- 预防慢性症状和进行性肺功能丧失；
- 维持正常活动水平；
- 减少急救药物的需求；
- 预防急性发作，减少住院次数（National Asthma Education Program 2007）。

哮喘的药理学治疗分为控制药（维持药），用于控制和预防哮喘症状；缓解药（急救药），用于缓解急性症状。根据症状的严重程度，以及不同的药理作用，药物有不同的使用方式。常见的药物包括：

缓解药/急救药

- 用于治疗急性症状并产生即时疗效的速效/短效药物；
- 短效β_2受体激动剂：
  - 沙丁胺醇（Proventil®、Venbolin®、ProAir®）左旋沙丁胺醇（Xopenex®）、奥西那林、吡布特罗、特布他林。

控制药/维持药

- 慢效/长效药物，用于治疗潜在的炎症症状，但没有立竿见影的效果。
  - 长效β_2受体激动剂：
    - Arformoterol（Brovana®）、Formoterol（Fordil®）、Salmeterol（Serevent®）。
  - 抗胆碱药：
    - 异丙托溴铵（Atrovent®）、噻托溴铵（Spiriva®）、甲基黄嘌呤、茶碱。
  - 肥大细胞稳定剂：
    - 色甘酸，奈多洛米。
  - 皮质类固醇（吸入）：
    - 倍氯米松（Qvar®）、布地奈德（Pulimcort®）、氟替卡松（Flovent）、莫美他松。
  - 糖皮质激素（系统性）：
    - 地塞米松、氟氢可的松、甲泼尼松、泼尼松。
  - 白三烯受体拮抗剂：

- 孟鲁司特（Singulair®）、扎鲁司特、齐留通（Zyflo®）。
- 联合吸入剂：
  - 氟替卡松/沙美特罗（Advair Diskus®）、异丙托品/沙丁胺醇（Combivent®）、布地奈德/福莫特罗（Symbicort®）。

口服哮喘药物的副作用包括口干、潜在的增加龋齿风险（短效和长效β₂激动剂和抗胆碱能药）和口咽假丝酵母感染（吸入类固醇）。

口腔治疗建议

口腔治疗应该只针对无症状、控制良好的哮喘患者进行。在过去24小时内出现症状（喘息、咳嗽或急性发作史）的患者应择期治疗。疾病史收集应涉及：

- 急性发作的诱因；
- 症状和严重程度以及急性发作的频率；
- 急诊就诊和住院治疗；
- 急性发作管理。
- 治疗：
  - 控制药；
  - 急救药物和使用频率。
- 目前出现的症状；
- 如果患者使用短效支气管扩张剂，是否有合适的吸入器？

应尝试减少或消除已知的诱发因素，包括：

- 尽量避免接触有强烈或刺激性气味的物质（消毒剂、丙烯酸甲酯）；
- 使用抛光膏等微粒刺激物时要小心；
- 避免让患者长时间张嘴治疗，以免口咽干燥引起咳嗽；
- 小心放置棉卷和吸唾管，以免引起咽反射。
- 诊室内的温度应保持适中。

表10.2.1 与疾病风险相关的口腔健康问题

问题	潜在问题	措施
哮喘	• 急性发作	• 确保患者无症状，且每天按时服药 • 术前是否吸入支气管舒张剂 • 确保床旁有雾化装置
漂白	潜在诱因 • 石膏/抛光膏 • 漂白剂 • 张口时间过长	• 排除气味诱因 • 保持患者半仰卧位 • 合理放置吸唾管 • 使用橡皮障 • 使用口腔润滑剂防止口咽干燥
急性发作	• 气道狭窄 • 血氧量低 • 缺氧	• 擦拭漂白剂，去除口角拉钩、橡皮障和吸唾管 • 记录发作的时间 • 调整患者舒适的坐位（通常是端坐位） • 使用短效β₂受体兴奋剂（视需要重复给药），用鼻导管或面罩低流量给氧（3~4L/min） • 几分钟后无缓解或病情恶化则立即启动抢救预案

药物性口干症	• 增加龋病和牙龈炎风险
	• 患者不舒适
		• 定期口腔检查
		• 保持良好的口腔卫生
		• 每天补充氟化物
		  ○ 含氟牙膏
		  ○ 含氟凝胶
		  ○ 含氟漱口水
		• 每天使用CPP-ACP
		• 避免使用含酒精的漱口水
		• 人工唾液

使用吸入性类固醇	• 口腔念珠菌感染	• 局部抗真菌药物 • 使用隔离垫 • 指导患者使用后立即漱口
张口呼吸	• 前牙区牙龈炎	• 每晚局部应用口干症治疗凝胶

当采取平卧位的患者出现呼吸困难时，应调整至半仰卧的位置。

与药物相关的口干症患者应知晓增加龋齿风险的潜在可能性，并应启动积极的预防计划，包括定期牙科检查和每天补充氟化物。如经常喝水、食用无糖口香糖和薄荷糖、不含酒精的口腔产品和唾液替代品等措施（表10.2.1），可以增加患者的舒适感，但不会降低龋齿的风险。使用吸入性类固醇的患者应监测念珠菌，并根据需要使用抗真菌药物治疗。使用隔离垫并指导患者在使用后立即用水漱口有助于减少真菌感染的发生率。

要点

1. 每次就诊时更新病史，根据哮喘症状，增加急救药使用频率，以及观察症状的变化。
2. 口腔治疗应该只针对无症状的患者进行。出现咳嗽、喘息，或上呼吸道感染需要择期治疗。
3. 确保患者服用了最新规定剂量的抗哮喘药物。
4. 注意诊室的潜在诱因，减少或消除接触。
5. 患者自己的短效β_2激动剂应随身携带。
6. 让患者在操作前立即服用预防性的短效β_2激动剂。

自学问题

1. 患者提出要洁牙，但是注意到他似乎感冒了，有轻微的气喘。您该怎么做？

　A. 只要患者已经服用了他所有的哮喘药物，就可以进行清洁

　B. 患者在开始治疗前是否服用了氟替卡松（吸入的皮质类固醇）

　C. 使用棉卷和强吸来减少雾化颗粒对气道的刺激

　D. 重新改约时间

2. 一名有哮喘病史的33岁男子接受定期洁牙。当您给他牙齿使用抛光膏时，他开始咳嗽和喘息。他在椅子上向前倾，您会注意到他每一次呼吸都在抬起肩膀。您应该进行如下操作，但哪项除外？

　A. 让患者使用短效β_2激动剂吸入器

　B. 将患者仰卧于抢救体位

　C. 必要时建立并保持通畅的气道

　D. 通过鼻管提供低流量氧气

3. 一个有哮喘病史的患者被发现有多个龋齿。关于龋齿下列哪项是正确的？

　A. 吸入β_2激动剂的副作用可能是一个因素

　B. 使用隔离垫和吸入类固醇后漱口有助于减少龋齿的发生

　C. 应每天使用氟化物

　D. A和C

　E. 以上所有

参考文献

[1] Centers for Disease Control and Prevention (2013). Asthma Facts—CDC's National Asthma Control Program Grantees. Atlanta, GA: US Department of Health and Human Services, Centers for Disease Control and Prevention.

[2] National Asthma Education Program. Expert Panel on the Management of Asthma. Expert Panel report 3: guidelines for the diagnosis and management of asthma. Bethesda, MD. NIH Publication No. 08–5846. 2007:9. Available at: https://www.nhlbi.nih.gov/files/docs/guidelines/asthsumm.pdf (May 31, 2018).

自学问题答案

1. D。应该重新安排预约。即时治疗应该只对无症状的患者进行。

2. B。让患者坐起来，让他们采取使他们感到舒适的姿势，通常稍微向前坐。患者仰卧会使呼吸困难，增加患者的焦虑。

3. D。口干症是吸入短、长效β_2激动剂和抗胆碱能药物的常见不良副作用，可导致龋齿率增加。每天使用氟化物和/或酪蛋白磷酸肽/无定形磷酸钙有助于预防龋齿的发生。使用垫片和吸入类固醇后漱口可以帮助减少念珠菌感染的发生。

病例3

高血压患者

病例描述

患者67岁，男性。来就诊时主诉："我的牙龈开始出血，而且我很担心口腔异味。"他说他上一次看牙医是在2年前。医生给他做了一次彻底的清洗，他抱怨说，从那以后，他的全口牙齿都变得敏感。他进一步解释说，敏感使他不想进一步治疗。

基于问题的学习目标和目的

■ 探讨高血压对口腔治疗的影响
■ 确定口腔治疗期间高血压药物的潜在相互作用
■ 制定个性化管理

疾病史

患者3年前被诊断为高血压，他将其归咎于5年前戒烟后体重增加。他每年看4次医生。医生开的药，他有时会忘记服用。否认其他任何医疗问题。当日血压：165/95mmHg，170/93mmHg。他说他匆忙就诊没有吃药。服用的药物是氨氯地平（Norvasc）和氢氯噻嗪，每天服用多种维生素。

口腔疾病史

他每天至少用牙刷刷一次牙，早上不做任何口腔清洁，但每天两次使用含酒精的漱口水。他担心刷牙会加重出血。

社会史

40年来，他每天吸一包以上的烟。偶尔喝酒。

口腔检查

口内/口外软组织检查无明显异常。

唾液分泌减少，但患者并不觉得口干。

除#17牙外，所有牙齿均有不同程度的附着丧失。#16牙和#31牙有明显的龋洞。后牙40%的表面存在菌斑。全口75%牙存在探诊出血，下前牙舌侧有牙结石，探诊牙周袋深度3~6mm。X线检查显示全口牙槽骨轻度至中度骨质吸收，尤其是下切牙（图10.3.1）。

口腔治疗建议

患者需要：

• 口腔卫生指导以减少菌斑、探诊出血和敏感；
• #16牙和#31牙可能因为预后不良而拔除；
• 进行牙周治疗，减少菌斑和牙结石，消除牙周袋。

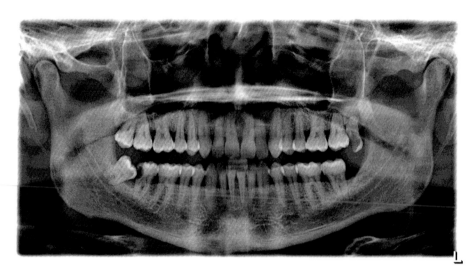

图10.3.1　口腔全景X线片。

医学诊断：高血压

高血压（HTN）是一种非常普遍的疾病，每3个成年人中就有一个人患有高血压，患病率随着年龄的增长而大幅提高。患有HTN的成年人中，只有大约一半病情得到控制。高达95%的患者有所谓的原发性高血压，没有明确的病因。

美国心脏协会建立了血压的分类，从正常到高血压危象（表10.3.1）。失控的HTN可导致心肌梗死、中风、肾衰竭和死亡。它也被称为"沉默的杀手"，因为对大多数患者来说，它没有任何症状。

准确测量血压在口腔评估和随访中是至关重要的。血压测量应遵循美国心脏协会的建议如下：

- 患者应采取坐位，背部有支撑，手臂裸露平

齐心脏放置在桌子上；
- 患者应在测量前30分钟内避免吸烟或摄入咖啡因；
- 测量应在至少休息5分钟后进行；
- 应使用合适尺寸的袖带和校准设备；
- 应记录收缩压和舒张压；
- 如果>140/90mmHg建议多次测量。

根据血压值的不同，在牙科治疗过程中需要谨慎处理（表10.3.2）。

治疗建议：药物史

治疗高血压有多种药物可供选择，但作用机制不同。患者可以用单一药物治疗，但在许多情况下，他们需要一种以上的药物（结合用药）。

表10.3.1　美国心脏协会界定的血压分类

美国心脏协会对正常血压的界定是多少？
这张血压表是由美国心脏协会界定的。

血压类别	收缩压（mmHg）		舒张压（mmHg）
正常血压	不高于120	和	不高于80
临界高血压	120~139	或	80~89
高血压（高血压）一期	140~159	或	90~99
高血压（高血压）二期	160或更高	或	100或更高
高血压危象（启动紧急护理）	高于180	或	高于110

资料来源：http://www.heart.org/HEARTORG/Conditions/HighBloodPressure/AboutHighBloodPressure/About - High - Blood - Pressure_ UCM_002050_ Article.jsp#.V5V0RldVK0h.

表10.3.2　口腔治疗期间关于血压值的考虑

血压值（mmHg）	治疗建议
<120或<80	所有口腔治疗
>120/80但<140/90	所有口腔治疗
	监测血压，可能包含附加条件（如限制血管收缩机的使用）
>140/90但<165/95无靶器官疾病（如肾脏）	建议对初诊患者随访
	大部分口腔治疗安全
>160/100但<180/110	监测血压，限制肾上腺素使用
	择期治疗前提供医疗咨询
	保守治疗疼痛和感染

如果血压超过180/110mmHg，应该立即将他们转诊给家庭医生或急诊。

表10.3.3　高血压药物的副作用

降压药种类	高血压药物的副作用
利尿剂	直立性低血压
	非甾体抗炎药可能会降低这类药物的治疗效果
β受体阻滞剂	限制血管收缩机和非心源性β受体阻滞剂的使用（如普萘洛尔、纳德洛尔、吲哚洛尔、喷布洛尔、索他洛尔、噻吗洛尔）
	非甾体抗炎药可能会降低这类药物的治疗效果
血管紧张素转化酶抑制剂	直立性低血压
	干咳
血管紧张素 II 受体拮抗剂	直立性低血压
	非甾体抗炎药可能会降低这些药物的治疗效果，影响肾功能
	降低抗真菌药物的代谢
钙通道阻滞剂	可致牙龈增生
	降低抗真菌药物的代谢
	降低大环内酯类抗生素的代谢
α受体阻滞剂	直立性低血压
	口干症
α2受体激动剂	直立性低血压
	口干症
	口疮
α受体和β受体联合阻滞剂	直立性低血压
	非甾体抗炎药可能会降低这类药物的治疗效果
中枢兴奋剂	直立性低血压
	口干症
外周肾上腺素抑制剂	直立性低血压
	口干症
	慎用血管收缩剂
血管舒张药	直立性低血压
	非甾体抗炎药可能会降低这些药物的治疗效果

医生需要熟悉每种药物的副作用和潜在的相互作用，因为它们可能影响治疗效果从而需要调整牙科治疗计划。

表10.3.3总结了口腔治疗相关的高血压药物的副作用和相互作用。

具体注意事项

在制订口腔治疗计划之前，首先要明确可能需要个性化管理患者的所有相关医疗问题，这一点很重要。

自学问题

1. 下列各项均与血压监测有关，但有一项除外。哪一个是例外？

 A. 所有患者在第一次就诊时都应测量血压

 B. 在牙科手术过程中，对患者在局部麻醉期间监测血压是必要的。

 C. 建立血压档案是很重要的

 D. 对于初次就诊时未报告高血压的患者，不需要测量血压

2. 口腔治疗计划的调整应基于：

 A. 当前血压值

 B. 患者可能正在服用的药物

 C. 患者年龄

 D. 以上所有

3. 高血压药物可能与下列所有药物相互作用，只有一种除外。哪一个是例外？

 A. 非甾体消炎药

 B. 肾上腺素

 C. 系统性抗真菌药物

 D. 青霉素

4. 如果患者定期看牙医，血压为165/95mmHg，您应该：

 A. 立即转诊至基层医院

 B. 延迟所有非紧急治疗

 C. 先重新测量血压

 D. 立即转到急诊室

自学问题答案

1. D。所有患者第一次就诊时均应监测血压。这不仅对建立档案非常重要，而且因为高血压非常普遍（约占成年人的1/3），只有一半的高血压患者得到有效控制。

2. D。以上都是。

3. D。接受高血压治疗的患者可能需要服用一种或多种药物，这些药物需要参考权威的药物资料，以验证它们的副作用和潜在的相互作用。青霉素是安全的，不管患者服用什么高血压药物。

4. C。应该按照美国心脏协会的建议测量血压，如果初始值超过140/90mmHg，建议多次测量。

病例4

瓣膜置换术后服用抗血栓药物的患者

病例描述

患者52岁，女性。主诉："我要检查和清洁牙齿。我用牙线清洁牙齿的时候，牙龈会出血。"该患者经常进行口腔检查，但在她搬到另一个州后，她需要一位新的牙医。患者到牙科就诊大多是为了洁牙。她经常刷牙和用牙线，最后一次发生龋齿是在许多年前。

基于问题的学习目标和目的

■ 了解当前针对有罹患感染性心内膜炎风险的患者的抗生素预防指南和循证

■ 了解美国心脏协会（AHA）指出的在进行牙科手术之前需要预防性使用抗生素的状况

■ 确定哪些口腔治疗需要预防性使用抗生素

■ 了解牙科患者服用抗血栓药物对止血的影响及处理方法

■ 能读懂必要的实验室数据，以便在计划的口腔治疗范围内做出临床诊疗决策

疾病史和系统回顾

患者有先天性心脏病，伴二尖瓣畸形。由于病情较严重且发生并发症（患者伴有严重的气短、疲劳、心悸和脚肿），一年前接受了瓣膜置换术。

疾病史总结：

• 由于先天性心脏病造成二尖瓣损坏，二尖瓣已替换为机械瓣膜；

• 季节性过敏。

药物史

华法林（香豆素）5mg每天一次用于预防血栓栓塞。

低剂量阿司匹林（阿司匹林，81mg），每天一次，预防血栓栓塞。

偶尔使用非处方组胺H1拮抗剂：西替利嗪（Zyrtec），用于治疗季节性过敏。

过敏史

青霉素（从小就有严重皮疹病史）。

• 生命体征：

  ◦ 血压：126/85mmHg；

  ◦ 脉搏：62次/分钟；

  ◦ 呼吸：14次/分钟。

口腔疾病史

• 上次洁牙在一年多以前；

• 数年前拔掉了智齿；

• 有修复史，但否认近期有修复史。

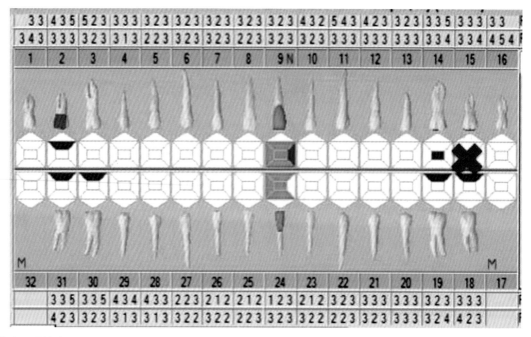

图10.4.1　临床口腔检查。

社会史

否认社会病史。

口内/口外黏膜检查

无颈部淋巴结病。颞下颌关节区无弹响或偏离。左侧颊咬伤。牙龈和黏膜的颜色无异常。唾液流量无异常。

临床口腔检查

轻度至中度牙龈炎症，特别是在后牙邻面。在下颌后牙舌侧和邻面可见明显菌斑（图10.4.1）。

无明显龋洞，多处修复体。

下颌牙齿舌侧可见牙结石。

影像学检查

后牙有轻至中度的骨质吸收。可见牙科修复体。

#15牙牙体缺损，无法修复。

治疗计划和管理

牙科方面的计划

患者需要：

- 牙周评估；
- 牙周治疗；
- 口腔卫生促进。

医疗方面的计划

- 在牙周探查、龈上洁治及根面平整等涉及牙龈组织、牙齿根尖周区域或会损伤口腔黏膜的操作时预防性使用抗生素（Wilson et al. 2007，2008）；

- 患者对青霉素过敏。在这种情况下，预防性使用抗生素应选择克林霉素或阿奇霉素或克拉霉素。如果给予克林霉素，患者应在就诊前30~60分钟服用600mg（Wilson et al. 2007，2008）；

- 评估使用抗凝剂引起的出血风险：应在治疗前24~78小时检测国际标准化比值（INR）；

表10.4.1 心脏病预防

心脏病预防
1. 装有人造心脏瓣膜或假体材料的心脏病瓣膜成形术
2. 有感染性心内膜炎病史
3. 心脏移植术后心脏瓣膜病变
4. 先天性心脏病
   a. 未修复的发绀型先天性心脏病，包括只进行了姑息性分流和置管的患者
   b. 通过手术或导管介入，装置支架或修复材料完成先天性心脏缺陷修复术6个月内的患者
   c. 在修复装置处或邻近部位未完全修复（抑制内皮生长）的先天性心脏缺损的患者
除上述情况外，其他任何形式的先天性心脏病患者都不再建议预防性使用抗生素

需要预防性使用抗生素的口腔治疗
所有涉及牙龈组织、根尖周组织或口腔黏膜的牙科手术

以下情况除外：
1. 非感染组织行常规麻醉
2. 拍摄牙片
3. 安装或调整活动义齿、正畸矫正器
4. 乳牙脱落
5. 嘴唇或口腔黏膜创伤后出血

资料来源：摘录自Wilson（2008）。

为了安全地进行牙科手术并能够顺利止血，结果应<3.5（Webster and Wilde 2000）；

- 龈下刮治和根面平整。炎症部位出血量会增加。

预防性使用抗生素

尽管该病例不是疑难杂症，但有几个重要的问题也需考虑周全。AHA（Wilson et al. 2007, 2008）仍然建议对少数细菌性心内膜炎高风险的心脏疾病患者进行预防性使用抗生素。因此，预防性使用抗生素的方案是非常重要的。

感染性心内膜炎高风险的心脏疾病包括人工瓣膜置换。此外，以下是AHA推荐的其他需要预防性使用抗生素的情况：感染性心内膜炎史、心脏移植后瓣膜病变和先天性心脏病，包括未修复的发绀型先天性心脏病，如行姑息性分流术和导管术者，在术后的头6个月需预防性使用抗生素；以及修复后修复部位或邻近修复装置部位有残留缺损者（表10.4.1）。

拍摄牙科X线片不需要预防性使用抗生素。

一般来说，应在牙科手术前一次性预防性使用抗生素（表10.4.2）。如果手术前没有服用抗生素，可以在术后2小时内服用，但这应是例外，而非常规操作。对青霉素过敏的患者，如本病例，合适的处方药物是克林霉素、克拉霉素或阿奇霉素。重要的是要记住这些药物的副作用之一是胃肠道（GI）的不适。

关于抗血栓药，该患者正在服用两种影响凝血时间的药物。有关患者病史的问题应包括出血史。患者通常会清楚他们服用的药物。针对此问一些简单的问题是接诊的一个重要部分。本例患者正在服用华法林（香豆素），需要定期检查凝血状态。INR是评估使用华法林患者凝血状态的实验室检查。对于预期会出血的侵入性牙科手术，可接受的INR应<3.5（Webster and Wilde 2000）。

该患者还服用小剂量阿司匹林（作用在血小板聚集水平；抗血小板）（Schrör 1997）。然而，这对出血的影响尚未达到可以停止口腔治疗或停止药物治疗的程度（Nematullah et al. 2009）。目前尚

表10.4.2 抗生素用量

牙科治疗的给药方案

给药方式/方法	抗生素	术前30~60分钟单次剂量	
		成人	儿童
口服	阿莫西林	2g	50mg/kg
不能经口服用	氨苄西林	2g，IM或IV	50mg/kg，IM或IV
	头孢唑啉或头孢曲松钠	1g，IM或IV	
对青霉素或口服氨苄西林过敏	头孢氨苄[a]	2g	50mg/kg
	或克林霉素	或	或
	或	600mg	20mg/kg
	阿奇霉素或	或	或
	克拉霉素	500mg	15mg/kg
对青霉素或氨苄西林过敏——不能口服药物	头孢唑啉或头孢曲松钠[b]	1g，IM或IV	50mg/kg，IM或IV
	或	或	或
	克林霉素	600mg，IM或IV	20mg/kg，IM或IV

来源：摘录自Wilson（2008）。

IM：肌肉注射   IV：静脉注射。

[a]头孢菌素不应用于有青霉素或氨苄西林过敏反应、血管性水肿或荨麻疹病史的患者。

[b]第一代或第二代口服头孢类抗生素。

表10.4.3 牙科管理建议

现存问题	潜在风险	处置
心脏瓣膜置换	感染性心内膜炎	在进行牙龈侵入性操作前预防性使用抗生素
青霉素过敏	过敏性休克	用克林霉素或替代抗生素进行预防
服用抗血栓药物	增加出血	评估凝血状态，侵入性牙科手术时INR须<3.5
		做好止血准备，备好局部止血剂，必要时手术缝合配合止血剂进行止血

无检测血小板聚集对出血时间影响的方法。作为医疗保健提供者，我们不应该建议患者停用任何抗血栓药物。然而，在INR未达到可接受水平时停止抗血栓药可能是有益的。在这种情况下，口腔医生有必要与内科医生或心脏病专家进行会诊。内科医生/心脏病学家将根据患者和所行的治疗决定抗血栓药物的停用时长。

如果手术中预计出血时间较长，我们应该做好局部控制出血的准备（Svensson et al. 2013）。

表10.4.3总结了管理建议。

要点

1. 预防性使用抗生素并不是没有风险的。

2. 只有少数心脏疾病需要在口腔治疗前预防性使用抗生素。

3. 抗血栓药物可能改变凝血时间。如果需要，您应根据药物作用机制来选择适当的检测。

4. 只有服用华法林（香豆素）的患者才需要检测INR，使用达比加群（Pradaxa）、利伐沙班（Xarelto）和阿哌沙班（Eliquis）等新型口服抗凝剂（NOACs）的患者，不需要进行实验室检测，但如果预期出血时间延长，应咨询内科医生。

5. 我们不建议停用任何抗血栓药物。如果有必要，这应该由内科医生或心脏病专家决定。您应该评估风险和益处，并在任何手术之前确定控制局部出血的方案（Douketis et al. 2012）。识别潜在出血的迹象和症状（如瘀点和瘀斑）。

自学问题

1. 根据美国心脏协会，哪些状况仍需要预防性使用抗生素？

    A. 使用人工心瓣膜或人工材料行心瓣膜修复时

    B. 有感染性心内膜炎病史

    C. 心脏移植后心脏瓣膜病

    D. 先天性心脏病

    E. 以上所有

2. 哪些牙科手术仍建议预防性使用抗生素？

    A. 涉及牙龈组织、根尖周区或会损伤口腔黏膜的牙科手术

    B. 藻酸盐印模制取

    C. X线

    D. 拆除缝线

3. 下列哪类药物含有小剂量阿司匹林？

    A. 抗凝剂

    B. 抗血小板

    C. 抗生素

    D. 关节炎药物

4. 预防性使用抗生素时，对阿莫西林过敏的患者可以使用下列哪一种抗生素？

    A. 克林霉素600mg

    B. 阿奇霉素600mg

    C. 克拉霉素300mg

    D. 青霉素500mg

5. 判断题：如果患者正在服用华法林，应在牙科手术之前停药。

    A. 正确

    B. 错误

参考文献

[1] Douketis, J.D., Spyropoulos, A.C., Spencer, F.A. et al. (2012). Perioperative Management of Antithrombotic Therapy: antithrombotic therapy and prevention of thrombosis, 9th Ed: American College of Chest Physicians Evidence-Based Clinical Practice Guidelines. Chest 141 (2 Suppl): e326S–e350S.

[2] Nematullah, A., Alabousi, A., Blanas, N. et al. (2009). Dental surgery for patients on anticoagulant therapy with warfarin: a systematic review and meta-analysis. J. Can. Dent. Assoc. 75 (1): 41.

[3] Schrör, K. (1997). Aspirin and platelets: the antiplatelet action of aspirin and its role in thrombosis treatment and prophylaxis. Semin. Thromb. Hemost. 23 (4): 349–356.

[4] Svensson, R., Hallmer, F., Englesson, C.S. et al. (2013). Treatment with local hemostatic agents and primary closure after tooth extraction in warfarin treated patients. Swed. Dent. J. 37 (2): 71–77.

[5] Webster, K. and Wilde, J. (2000). Management of anticoa-gulation in patients with prosthetic heart valves undergoing oral and maxillofacial operations. Br. J. Oral Maxillofac. Surg. 2000 38 (2): 124–126.

[6] Wilson, W., Taubert, K.A., Gewitz, M. et al. (2007). Prevention of infective endocarditis. Circulation 116: 1736–1754.

[7] Wilson, W., Taubert, K.A., Gewitz, M. et al. (2008). Prevention of infective endocarditis: guidelines from the American Heart Association. J. Am. Dent. Assoc. 139: S11–S24.

自学问题答案

1. E。未修复的发绀型先天性心脏病患者，包括姑息性分流术和导管术患者。

• 无论是通过手术还是导管介入的方式，在用修复材料或装置完全修复先天性心脏缺陷后的6个月内，患者均需预防性使用抗生素。

• 修复先天性心脏缺损时，在修复装置处或其邻近部位残留有缺损（抑制内皮生长）时，患者需预防性使用抗生素。

2. A。涉及牙龈组织、牙根尖周区或会损伤口腔黏膜的牙科手术。

3. B。阿司匹林是一种抑制血小板聚集或集聚的抗血小板药物。

4. A。克林霉素600mg是正确答案。阿奇霉素和克拉霉素可以开给对阿莫西林过敏的患者，但剂量不正确。阿莫西林是青霉素的一种。

5. B。许多文献表明没有必要在牙科手术前停用抗凝剂华法林。

病例5

肾病患者

疾病史和系统回顾

这个患者有长期的高血压疾病史。结果他患上了终末期肾病（ESRD）。他每周一、周三、周五接受血液透析治疗。

他的左臂有一个动静脉（AV）分流器。他对贝类过敏，无药物过敏史。实验室检查结果请参见表10.5.1。

- 药物史：
  - 辛伐他汀每天10mg治疗高胆固醇；
  - 碳酸钙–维生素D 500mg/5mg维持血清钙水平；
  - 碳酸钙5mg–维生素D以维持血清钙水平；
  - 每天85mg阿司匹林预防血栓。

口腔疾病史

患者自述"直到最近都没有发生龋齿或充填体

表10.5.1 部分实验室数据

血细胞计数	测量结果	正常值（实验室）
白细胞	6.3	（3.4~11.2）×10^3μ/L
血红蛋白	9.3（↓）	13.3~17.7g/dL
红细胞比容	27.4%（↓）	40.0%~50.0%
平均红细胞体积	106.4fl（↑）	81.0~100fl
平均红细胞血红蛋白	36.1（↑）	27.0~34.0pg
红细胞计数	2.57（↓）	（4.40~5.90）×10^6μ/L
血液生化		
血清氯	96（↓）	101~111mmol/L
尿素氮（BUN）	45（↑）	18~20mg/dL
血清肌酐	6.0（↑）	0.64~1.27mg/dL
血清钙	6.0（↓）	8.90~10.3mg/dL

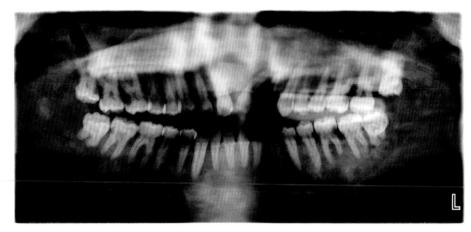

图10.5.1　口腔全景X线片显示骨组织"毛玻璃样"外观和牙槽骨吸收。

脱落"。他每天刷两次牙，从不使用牙线。最后一次看牙医是6个月前的常规检查，但没有接受治疗。当时他被告知有许多龋齿。

社会及家族史

否认饮酒和吸烟史。母亲和姐姐都有高血压。

口内/口外检查

- 无颈部淋巴结肿大；
- 右侧颞下颌关节区弹响；
- 未见口内黏膜异常；
- 左上侧切牙缺失，邻牙移位；
- 多发性广泛性龋齿。

影像学检查

- 弥漫性骨改变，肾性骨营养不良；
- 广泛的牙槽骨吸收；
- 多个龋坏；
- 下颌前牙结石。

图10.5.1所示为患者的口腔全景X线片。

问题列表

- 终末期肾病，透析治疗；
- 高血压；
- 骨营养不良；
- 贫血；
- 大量龋坏和牙周病。

治疗计划

- 医疗咨询以便确认病情：在口腔卫生预约和口腔手术预约之前，要求有凝血酶原时间/部分凝血酶时间（PT/PTT）和血小板计数的数据。在动静脉分流的患者中是否需要抗生素来预防动脉内膜炎存在争议。需请求内科咨询。腹膜透析不需要预防性使用抗生素；
- 每次就诊时测量血压——使用无动静脉分流的手臂（通常是右臂）测量血压；
- 避免在透析日预约口腔卫生治疗；
- 口腔卫生治疗：龈上洁治术、根面平整、口腔卫生指导；
- 上颌牙拔除及全口义齿制作；
- 选择性拔除无法修复的下颌牙；
- 治疗可修复的龋齿；
- 制作下颌局部义齿。

讨论

当肾脏200万个肾单位的50%～70%失去功能时，就会发生终末期肾脏疾病。肾单位一旦被破坏就无法恢复。终末期肾病始发于无症状期，并发展为严重疾病。高血压、糖尿病和慢性肾小球肾炎是其常见病因。慢性肾脏疾病是系统性红斑狼疮的严重并发症。许多肾衰竭病例的病因尚不清楚。当病情严重时，需要进行肾透析（人工血液过滤）或肾移植。

由于肾单位被破坏，肾脏无法排出废物，多器官受累，会有内分泌和代谢功能、神经肌肉、心脏、胃肠、血液学和皮肤病表现，该表现被称为尿毒症。患者会出现贫血、出血（包括血小板缺乏）、高血压、电解质失衡，以及药物代谢改变。实验室检查结果异常包括红细胞和血小板减少、血清肌酐、尿素氮（BUN）水平升高。肌酐水平升高是肾脏疾病的重要指标。通过肾脏代谢的药物可能需要调整其剂量。随着肾功能下降和肾小球滤过功能下降，血清磷酸盐水平升高。过量的磷酸盐会导致血清钙沉积在骨骼中，使血清钙含量下降。甲状旁腺分泌甲状旁腺激素（PTH）增多，引起继发性甲状旁腺功能亢进和骨骼疾病。ESRD中的骨骼疾病被称为肾性骨营养不良。

ESRD的口腔表现包括口干、尿毒症性口炎（疼痛性口腔黏膜病变）、瘀点和瘀斑。贫血导致黏膜苍白。从放射学上看，骨组织呈"毛玻璃样"外观，牙槽骨吸收（图10.5.1）。也可见边界清楚的单房性和多房性放射透射区。上述病变的组织病理学表现与中央巨细胞肉芽肿相同。在这些病变中，多核巨细胞是破骨细胞。

ESRD的医疗管理包括肾透析，即人工血液过滤。肾透析可改善ESRD的预后。

血液透析是通过永久性分流进行的：前臂的动静脉分流术。带有分流装置的手臂不能用来测量血压。

透析通常为隔日进行（即，星期一/星期三/星期五或星期二/星期四/星期六）。患者在透析时接受短效抗凝药物肝素治疗。因此，牙科保健和口腔治疗最好安排在非透析日。此外，患者通常在透析期间感到疲劳。对于肾透析患者是否需要预防性使用抗生素来预防细菌性动脉内膜炎，目前尚无明确的共识。美国心脏协会（AHA）提出了预防感染性心内膜炎的指南，但没有充足的证据表明动静脉分流患者因一过性菌血症而致感染的风险。

在开始口腔卫生和口腔治疗之前，口腔医生应向患者的内科医生咨询患者肾脏疾病的状态、透析时间表、并发症、实验室检查数据，包括任何异常出血情况。重要的是应该告知其内科医生口腔卫生治疗属于侵入性操作。

要点

1. 在开始口腔护理/口腔治疗之前，应先进行医疗咨询。
2. 对于肾透析患者，牙科预约应安排在非透析日。
3. 对于有肾脏疾病和进行肾透析的患者，应在每次口腔卫生/牙科门诊时记录血压。
4. 带有动静脉分流器的手臂不能用于测量血压。
5. 肾脏疾病引起的骨骼改变可能包括骨组织的"毛玻璃"外观、牙槽骨的吸收、单房和多房的放射透射影像。
6. 口腔卫生治疗对消除肾脏疾病患者和肾透析患者的口腔感染源非常重要。

自学问题

1. 接受肾透析治疗的患者应于下列哪个时间预约口腔卫生服务：

  A. 透析后隔日

  B. 和透析的同一天

  C. 每周一次

2. 下列哪项化验值是肾脏疾病的重要指标？

  A. 嗜中性粒细胞计数增加

  B. 胆固醇

  C. 肌酐

  D. 葡萄糖

3. 终末期肾病时_____肾单位失去功能。

  A. 10%

  B. 20%

  C. 50%~70%

  D. 90%~100%

4. ESRD的骨表现不包括？

  A. 牙槽骨吸收

  B. 棕色瘤（巨细胞肉芽肿）

  C. 骨组织"毛玻璃样"外观

  D. 骨瘤

附加来源

[1] Little, J.W., Miller, C.S., Rhodus, N.L., and Falace, D.A. (2013). Dental Management of the Medically Complex Patient, 8e. St. Louis: Mosby.

[2] Patton, L.L. and Glick, M. (2016). The ADA Practical Guide to Patients with Medical Conditions. Hoboken NJ: Wiley Blackwell.

[3] Rada, R.E. (January 2015). Oral effects of kidney disease. Dimensions of Dental Hygiene 13 (1): 24,26,28.

[4] Tadakamadia, I., Kumar, S., and Mamatha, G.P. (2014). Comparative evaluation of oral health status of chronic kidney disease (CKD) patients in various stags ad healthy controls. Spec. Care Dentist. 34 (3): 122–126.

自学问题答案

1. A。患者在透析时接受短效抗凝药物肝素治疗。因此，牙科保健和口腔治疗最好安排在透析后隔日。

2. C。肌酐水平升高是肾脏疾病的一个重要指标。

3. C。终末期肾病发生于200万个肾单位中的50%~70%丧失功能时。

4. D。继发性甲状旁腺功能亢进导致的骨改变包括牙槽骨吸收、骨组织"毛玻璃样"外观和棕色瘤（中央巨细胞肉芽肿）。

第11章

岗位职责

病例1

伦理原则——知情同意

病例描述

患者49岁，女性。跟随18岁的女儿一起来进行全面的口腔卫生护理，母亲的英语能力有限。女儿告知口腔卫生士，她母亲已经多年没有进行过任何口腔保健，且其母亲咀嚼时会偶感不适、有口臭、并抱怨口中有怪味。她还告知口腔卫生士，她能向母亲解释并翻译需要签署的任何文件（图11.1.1）。

基于问题的学习目标和目的
- 为患者提供自主权的道德义务
- 明确患者知情同意的法律责任
- 确认伦理困境，并采取方法做出正确的伦理决策

疾病史

疾病史中无重大问题，患者未服用处方或非处方药物。

口腔疾病史

该患者自从15年前离开她的国家以来，没有接受过任何口腔治疗。患者女儿转述其主要症状是口臭，咀嚼时偶有不适和味觉改变。当问及患者是否每天刷牙时，患者点头表示同意。但当看到牙线和其他去除牙周生物膜的辅助工具时，她摇了摇头。

口内检查发现：牙龈红肿，牙周探查时易出血，后牙探查深度一般为4~5mm，有中度菌斑生物膜和牙结石堆积。4个区域的几个磨牙上均有咬合磨耗。牙龈普遍存在2mm的萎缩。

社会史

患者女儿描述说她的母亲不吸烟、不饮酒，但饮食中碳水化合物含量高，这是因为患者延续了她们国家的饮食文化。全家人都依靠她来制作一整天可以享用的甜点糖果。她的饮食受到文化的强烈影响。尽管食用新鲜食物，高糖的菜肴和小吃也占大部分。

口腔卫生诊断

健康问题	相关风险和病因
牙周疾病	菌斑生物膜控制不佳和未定期检查口腔
龋齿	菌斑生物膜控制不佳和高碳水化合物饮食
口臭和异味	牙周感染
咀嚼不适	存在龋病

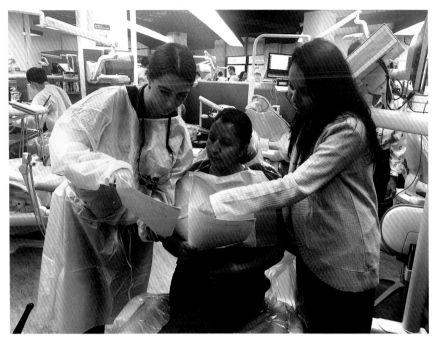

图11.1.1 工作人员可以是合格的翻译人员。

干预计划

临床治疗	宣教/咨询	口腔卫生指导
口腔全景X线片	诊断需要	解释一系列的结果
按牙位刮治及根面平整	牙周感染现状	解释牙周病的病因和进展
家庭护理指导	家庭护理的重要性	改良Bass刷牙法，牙线，氟化物冲洗
氟化物治疗	需要补充矿物质	氟化物和家用氟化物冲洗的作用
营养建议	碳水化合物对龋齿发展的影响	减少碳水化合物的摄入
安排一位健康护理专家	了解治疗计划和家庭护理的重要性	请一位专业的翻译来翻译所有的交流对话
恢复充填预约	根据诊断确定	强调持续预约直到完成的重要性
评估6周内组织反应	记录组织反应	根据需要调整指导
每4个月进行一次牙周治疗	监测治疗、患者反应和家庭护理	根据指示继续治疗或根据需要调整治疗

讨论

所有医疗服务提供者都有道德责任，要依法依规对待患者。这是获得提供医疗服务许可的知识和技能的结果。患者尊重这一点，并寻求专家的意见。患者期望获得最高水平的医疗，而医疗服务提供者有义务满足这些期望。

自主权是一种伦理原则，强调患者有权对自己的治疗做出明智的决定。给予患者自主权使他们有能力进行自我管理，反过来，他们也可以进行选择与自己需求相关的决定。自主权允许个人对自己的医疗保健做出决定。基于这一点，他们必须承担选择治疗及拒绝治疗的后果（Beemsterboer 2010）。

美国牙科卫生士协会（ADHA）将自主、慈善、善意、公正、公平、信任、诚实和保密列为执业的核心价值观。所有这些都是口腔卫生士进行护理工作必须遵循的原则（ADHA 2016a）。

口腔卫生士现在面临着道德上的两难境地。当两项或两项以上的原则发生冲突时，就会陷入困境。为了确保患者的自主权，在接受治疗计划前，需要向患者解释疾病的相关知识（图11.1.2）。

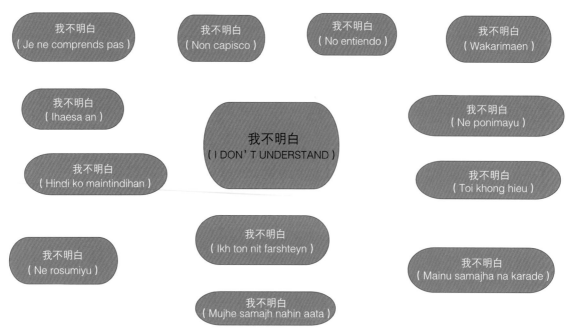

图11.1.2　如果您不能理解患者的诉求，那么他们也不能理解您。

患者十几岁的女儿可能没有充分理解治疗方案，并且无法将其传达给患者。事实上，患者可能是英语能力有限，导致她之前没有寻求专业治疗。

让患者在不了解其经济责任、利益、风险和可能的预后及未给予她提问的情况下签署知情同意书，这可能被认为是"殴打"（未经患者同意而做某事的牙医被判定犯了殴打罪。在这个例子中，虽然患者签署了知情同意书，但是由于患者不理解这份同意书，他们并没有给出实际的同意。因此，医生对该患者进行的任何操作都将被视为"殴打"。让他们在表格上签名本身不是"殴打"）。在这种情况下，临床医生的执业水平低于专业医疗标准，违反了法律保护和伦理原则（图11.1.3）。

本病例中有两个原则冲突：患者的自主权和对患者应尽的责任。为患者着想应该采取措施消除现有障碍。分析困境的原因应遵循以下步骤：收集事实，识别冲突中的道德原则，列出备选方案，选择，证明操作的合理性，根据决策采取行动，最后评估决策。如果口腔卫生士可以接受女儿作为口译员，那么她将不会知道患者是否对所有操作真的满意。口腔卫生士不知道是否有任何遗漏或误解，也不能确定女儿是否已将母亲的一切需求告知。如果治疗过程中需要拍摄X线片并进行刮治，此时无法确定患者是否理解这种情况，同样无法知道她的问题是否得到了确切的回答。口腔卫生士希望通过家庭护理指导、洁牙和修复治疗来帮助患者。

在不确定患者是否理解的情况下进行任何治疗都是不符合伦理原则的，侵犯了患者的自主权。如果口腔卫生士不进行操作，治疗可能会大大推迟，患者也会继续感到不适。

所有医疗服务提供者的一项重要义务是在法律范围内行事。没有知情同意，患者就没有自主权。没有得到患者同意治疗的许可，可以定义为殴打罪。在分析困境时，应优先考虑法律，并严格遵守执业规范。

在民事和刑事案件中，缺乏针对口腔医护人员的知情同意。患者应了解治疗结果和所有可能的风险，包括不进行任何治疗的风险。口腔卫生保健

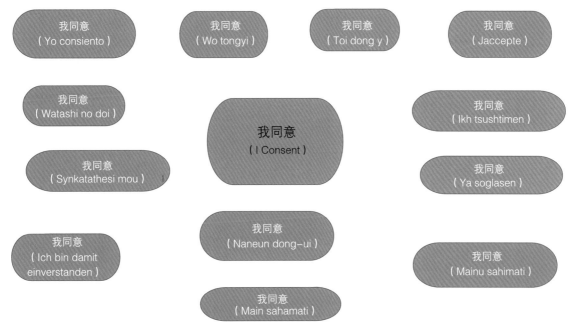

图11.1.3　患者知道事实并能提出相关问题后才能签署知情同意。

提供者必须确保患者获得有关医疗计划的所有相关信息。患者应如实回答自己的问题，不得有任何偏见或排斥，这是无一例外的标准做法（ADHA 2016b）。此外，也有必要将其作为患者档案的永久组成部分。

所有记录是为最终诊断收集数据。ADHA已经发布了《口腔卫生临床实践标准》。

美国口腔卫生士学会
临床牙科卫生实践标准2
标准1　评估
收集和分析全身系统和口腔健康数据，以满足患者需求。

标准2　口腔卫生诊断
口腔卫生士在口腔健康教育基础上有义务为患者提供包括个人的健康行为、态度和口腔保健需求的诊断等服务。口腔卫生诊断是制订口腔卫生保健计划的基础。

标准3　计划
确定治疗目标和选择口腔卫生干预措施，使患者获得最佳的口腔健康保障。

标准4　实施
实施口腔卫生保健计划。进行口腔护理时应该使风险最小化，优化口腔健康并识别与患者舒适相关的问题（包括疼痛、恐惧和/或焦虑）。

标准5　评估
评估患者达到口腔卫生保健计划中规定目标的程度。

标准6　记录
文件记录的主要目的是保持护理的连续性，是治疗提供者之间的一种交流手段，保证最大限度地减少遭受医疗事故索赔的风险。

对于语言障碍的患者，在这种情况下有两种选择。口腔诊所可以有一名会说这种语言的团队成员来传达这一信息，或者临床医生可以使用专门提供口译的对患者免费的电话服务，其中一些服务是24小时提供的。利用家庭成员作为翻译是很糟糕的风险管理。2016年5月13日，美国卫生与公众服务部（DHHS）正式通过了《平价医疗法案》第1557条的最终修改方案。新规定于2016年7月18日生效，并将被编纂成45条联邦法规共92部分。这些变化的范围是广泛的，因为它们适用于"每一个（联邦）医疗计划或活动，其中任何部分都接受联邦财政援助"。最后的规定禁止使用成年家属和朋友作为医学翻译，但是，允许有两个例外：第一，在涉及个人或公众的安全或福利即将受到威胁的紧急情况下，如果没有合格的翻译人员，成年家属和朋友可以被用作医疗翻译（注：由于大多数主要的国家电话和视频远程口译公司可以在几秒内提供数百种语言的合格口译员，这一例外是有限的）。第二，如果LEP患者"特别要求陪同的成年家属进行翻译或促进交流，并且陪同的家属同意提供这种帮助，那么可以使用家属和朋友作为医学翻译"。但是，该规则明确表明，在LEP患者选择使用成年家属或朋友的情况下，提供者仍不能免除其提供合格医学口译员的法律义务。"在这种情况下，依靠该成年人（家人或朋友）是适当的"。在满足这些条件之前，治疗计划不能进行。患者必须理解并选择接受或拒绝该计划。口腔卫生士应该重新安排患者的时间，直到这些条件都得到满足。

《口腔卫生士职业道德规范》和《牙医职业道德规范》（ADA 2016；ADHA 2016）中有几个概念、核心价值和原则是相同的。它们都包括自主原则、有利原则、无害原则、知情同意和公正原则。美国牙科协会（ADA）中提到了牙医的助手，提醒他们只有通过合法的授权，才能保护患者的健康。ADHA还进一步包含了普遍性的基本原则，即如果一个人在特定情况下判断某一行为是对还是错，那么在该情况下的其他人也会做出同样的判断。互补性原则"承认正义和人权同时存在。在所有情况下，做出决定或采取行动影响他人之前，需要考虑他人的价值观和观点"（ADHA 2016a）。ADHA的社区原则关注的是个人、社区和整个社会之间的联系。它促进了自然资源的保护，激发了人们对全球环境的关注。责任是对存在道德选择准则的认可，以及对了解和运用道德准则的接受。口腔卫生士接受其行动或不采取行动的后果，愿意做出道德选择并确认。道德规范被认为是指导社会行为的是非标准。作为普遍接受的行为，可以通过确定促进良好程度和最大限度减少伤害的程度来进行判断。道德规范要求口腔卫生士从事健康促进/疾病预防活动。

ADHA列出了核心价值观、个人自主权和对他人的尊重，也就是说，人们有权得到尊重。他们有权利在治疗前获得知情同意，并充分了解所有相关信息，这样他们就能对治疗做出知情的选择。在患者信息和关系方面的保密性，体现了对个人自主权的重视。口腔卫生士有义务为任何违反保密的行为辩护。社会信任是口腔卫生士重视患者信任，并理解公众对其职业的信任是基于个人行为和原则。无害原则指出，口腔卫生士应承担其基本义务，即以保护所有患者并最大限度地减少对他们和涉及其治疗的其他人的伤害的方式提供服务。有利原则指出，口腔卫生士确认患者参与健康促进/疾病预防活动，在促进个人和公众福利方面发挥着主要作用。

在正义和公平方面，口腔卫生士重视正义，并支持医疗资源的公平公正分配。他们认为，所有人都应该获得高质量、负担得起的口腔保健。口腔卫生士的最后一个核心价值是真实性，他们有义务告知患者真相，并期望其他人也这样做。他们重视自我认识，在所有关系中寻求真理和诚信。

要点

1. 自主权是给予患者的权利。
2. 口腔卫生士必须按照美国联邦、州和地方法规进行管理。
3. 口腔卫生士对所有患者负有道德责任。
4. 面临冲突时：收集资料，确定道德原则，列出备选方案，然后进行决策采取行动。

自学问题

1. 为保证知情同意有效，以下哪一项是不正确的?

　A. 患者了解治疗的费用以及所需的时间

　B. 患者了解接受或不接受治疗计划的风险

　C. 患者有机会提出问题并得到回答

　D. 患者表示同意是礼貌，不是法律义务

2. 如《口腔卫生士职业道德规范》中所述，自主权定义为：

　A. 在所有互动中对患者诚实和公平

　B. 只对患者有益，不会造成伤害

　C. 患者有权获取所有相关信息，以便他们可以选择自己的治疗方案

　D. 公平、公正对待所有患者

3. 对于利用家庭成员作为口译员，以下内容哪项是正确的：

　A. 如果患者感到舒适，则可以接受

　B. 从业者有违反法律的风险

　C. 在他们达到法定年龄之前不能充当

　D. 可以最好地说明治疗方案

4. 分析道德困境的五个步骤，除了以下哪一项：

　A. 确定冲突原则

　B. 列出方案

　C. 获得知情同意

　D. 选择并论证行动

参考文献

[1] American Dental Association. 2016 Code of Professional Conduct, [Online]. Available at: http://www.ada.org/en/about-the-ada/principles-of-ethics-code-of-professional-conduct (May 23, 2018).

[2] American Dental Hygienists' Association 2016a, Code of Ethics, [Online]. Available at: https://www.adha.org/resources-docs/7611_Bylaws_and_Code_of_Ethics.pdf (May 23, 2018).

[3] American Dental Hygienists' Association 2016b, Standards for clinical dental hygiene practise, [Online]. Available at: http://www.adha.org/resources-docs/2016-Revised-Standards-for-Clinical-Dental-Hygiene-Practice.pdf (May 23, 2018).

[4] Beemsterboer, P. (2010). Ethics and Law in Dental Hygiene. St. Louis: Saunders Elsevier.

附加来源

[1] Diversity RX, Resources on cross-cultural healthcare including translation, interpretation and other issues, [Online]. Available at: www.diversityrx.org.

[2] Language Line Services, [Online]. Available at: www.lang-uageline.com.

[3] National Council on Interpreting in Health Care, [Online]. Available at: www.ncihc.org.

自学问题答案

1. D。
2. C。
3. B。
4. C。

病例2

法规依据

疾病史

患者的现疾病史包括最近诊断的精神分裂症，每天服用处方药利培酮（利哌酮）。她表示希望像往常一样进行预防性治疗，但现在太害怕打针、疼痛和所有的医疗专业人士。她的医生给她开了赞安诺（阿普唑仑），每天服用三次。研究表明，这些药物和副作用可能会导致头晕和口干。患者说目前还没有发生过任何不良反应。在她的健康史上也没有其他重要的发现。

口腔疾病史

患者的牙龈是正常的粉红色，并遵守良好的家庭护理和定期的预防性护理。没有牙周疾病的迹象。她的主要问题是她对新的疾病诊断感到很焦虑，并且必须服用药物才能恢复正常。她还表示只接受女性口腔卫生士为她治疗。在得知牙医今天会在她的预约时间结束后才会来，松了一口气。她有可能放弃常规治疗，因为被诊断出患有精神分裂症，同时又高度焦虑。

社会史

患者没有任何不良的社交习惯会影响她的口腔健康。她每天喝4杯花草茶所以导致牙齿的外源性染色。患者已婚，育有两个孩子，每天照顾家人。

讨论

在地方法律上允许笑气（氧化亚氮）镇痛，并且口腔卫生士已获得执业认证。但这只能在牙医的

口腔卫生诊断

健康问题	相关风险和病因
对治疗和男牙医的焦虑和恐惧	精神分裂症的医学诊断
头晕和外源性着色	药物的并发症和每天摄入4杯花草茶

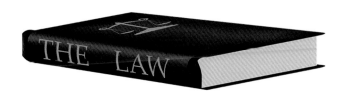

图11.2.1　口腔卫生士必须熟悉规范执业的相关法律。

干预计划

临床治疗	宣教/咨询	口腔卫生指导
预防和抛光	喝花草茶与外源性着色的关系	少喝花茶，用小苏打、牙膏刷牙
每次就诊时监测唾液情况	讨论药物导致口干的结果	喝水或用干性漱口水
笑气镇痛	缓解焦虑紧张情绪	无后遗症

直接监督下进行。口腔卫生士担心如果不尽快帮助患者缓解焦虑，她就不会继续治疗了。众所周知，笑气镇痛法是严重人格障碍患者的禁忌证，但由于和患者关系较好，口腔卫生士想要帮助她（Wilkins 2009）。这种考虑是口腔卫生士应遵循的实践标准。在没有牙医在场的情况下使用笑气镇痛是违法的，但对患有人格障碍的人使用这种方法可能会被认为是可行的。《临床口腔卫生实践标准》是明确合格口腔卫生护理水平文件（ADHA 2016）中的组成部分。此标准为所有执业人士提供指引，让他们了解口腔卫生士的工作职责和工作水平，这不是法律。然而，如果由于患者出现不可预见的反应而导致后来的法律诉讼，除了在牙医现场监督之前使用笑气之外，还可能因为口腔卫生士超出执业范畴执业而被传讯。口腔卫生士在国家允许执业范围之外执业是一种违法行为。这些违法行为可以被视为民事、刑事行为，在某些情况下，也可视为两种类别的违法行为（图11.2.1）。

美国法律分为不同的类别。一种是民法，违法是针对个人的，在这种情况下，个人发起了诉讼。民法中有侵权法和合同法。另一种是刑法，这是一种危害社会或公众利益的行为。政府规定违法行为，其中包括：无证执业、保险欺诈。它可能导致民事和刑事的结果，将会承担的后果从罚款到监禁不等。

在民法中，合同法涉及具有法律约束力的协议，如支付服务。这些协议以治疗计划上的签字为准。如果违反了合同法，患者的财产或隐私权就会受到侵犯，约定的服务没有得到履行，或者约定的服务被拖延了很长一段时间。根据合同法，口腔卫生士必须获得执照，按照护理标准提供服务，获得患者知情同意，保持技能的更新，在合理的时间内治疗，在必要时提供参考建议，收取合理的费用，在执业范围内对患者进行治疗，并保持准确的记录。口腔卫生士附加的职责包括为患者提供指导、告知患者不可预见的问题、为患者保密、不放弃患者、尊重患者对一个拥有丰富知识和经验的人的信心，并基于循证提升技能与判断能力。

在民法中，除了合同法之外，还有侵权法。侵权法中的侵权行为可以是故意的，也可以是非故意

表11.2.1 口腔卫生士被起诉的主要原因

- 未更新病史
- 未检测口腔疾病
- 未能发现牙周疾病
- 对患者造成伤害

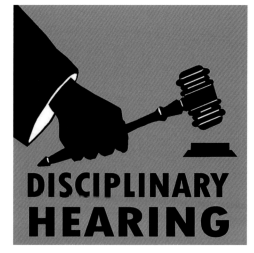

图11.2.2 美国的州牙科委员会保护公众的一种方式是举行纪律听证会。

的。它们可以作为或不作为违法行为。这些行为包括疏忽（一种渎职行为）、人身攻击、殴打、诽谤（侮辱和诋毁）、不实陈述和侵犯隐私。

在疏忽的情况下，如果受到专业人员的伤害，可以认为是玩忽职守。医疗事故可以被定义为在一定的情况下，专业从业人员未按标准履行职责，导致患者受到伤害的行为。如果因为没有掌握必要的治疗技能、忽视护理规范、未提交参考资料以及其他可能被认为是不当的行为等对患者造成伤害，则口腔卫生士可能会被指控玩忽职守。口腔卫生士应该通过准确的记录、保存文件和获取知情同意来实行良好的风险管理。

人身攻击是侵权法中构成威胁的部分。殴打罪是侵权法的一部分，未经许可的接触可能造成伤害。最后，诽谤是侵权法的一部分，是对第三人的虚假陈述，损害了个人的声誉。以书面形式发表声明是不礼貌的，而口头表达该陈述则是诽谤。"口腔卫生士应记住，批评其他专业人士可被视为诽谤"。

有些情况下，口腔卫生士会被起诉。表11.2.1列出了最常见的原因。

法律法规的存在本质上界定了一个行业的执业范围。每个执行者不仅要知道这些范围，还要严格遵守规定的界限。对于违反执业范围的行为有严格的处罚。一个人可能被患者起诉和/或因无执照从事另一职业而被起诉，其中也包括没有胜任能力的操作。这些行为可以被视为民事和刑事行为。如果

口腔卫生士违反标准、法规和规章而伤害患者，则会被认作民事犯罪。这种行为是玩忽职守。当一个人在相同或相似的情况下，未能行使他人所期望的关怀、技能和学问时，则被进一步定义为渎职行为（Beemsterboer 2010）。

美国联邦政府和各个州都为卫生保健从业人员制定了法律或法规。《州执业法》所附的法规是由监管每一种执照职业的委员会制定的。在美国的大多数州，口腔卫生职业是由州牙医委员会监督的。这些委员会的成员致力于保护口腔保健的消费者。美国国家牙科委员会的职责包括协助制定执业许可规则和调查任何违反这些规则的行为。许多委员会有能力决定将执照吊销、撤销、罚款到强制补救或康复对执业牙医进行处罚。监管机构可以接收从业人员和公众的举报。口腔卫生士必须熟悉政策法规。当务之急是要了解报告和调查系统以及对不遵守规则可能造成的后果（图11.2.2）。

被起诉的口腔卫生士潜在责任和记录在案的四个原因包括：第一个原因，没有及时更新疾病史（Glasscoe Waterson，2013年）。每次见到患者

时都应更新患者的疾病史。口腔卫生士应该询问自上次就诊以来是否有任何变化。如果没有变化，应记录患者的个人陈述。一个完整的新疾病史应该平均每3年检查一次。

第二个法律诉讼原因是未能发现口腔病理现象。口腔卫生士有责任对每位患者进行彻底的口内/口外评估。即使出于时间考虑，也不应忽略这一点。

口腔卫生士不能识别每一种存在的口腔病理学现象，但是他们应该知道什么时候口腔有异常。如果在评估过程中发现了病变，卫生士有责任根据患者的详细描述记录病变部位的颜色、大小、质地、形状，然后提醒牙医注意。如果发现持续的口腔病变，应转诊活检。

早期发现可使患者得到治疗以防止任何癌变的关键。一个被认为是良性病变的患者，后来又发展成恶性肿瘤，而且没有得到及时的随访，称为诊断失败或诊断延误。

第三个口腔卫生士被起诉的原因是未能发现牙周病。一般来说，口腔卫生士检测牙周疾病的一种方法是通过牙周探查。在许多实践环境中，这是口腔卫生士的首要责任。牙周检查的标准是成年患者每年至少进行一次全口检查。

第四个原因也是最重要的被起诉的原因是口腔卫生士对患者造成了伤害。在护理患者期间，任何时候都可能发生损伤。仪器损坏导致患者误吸、化学品溅到患者身上、软组织出现撕裂等，如果发生了事故，应该让患者知晓，并详细记录下来。

这些是卫生士被起诉的其他原因：

不保护患者隐私/泄露受保护的患者信息；

在法律职责范围之外进行操作；

不遵守护理标准；

违反感染控制标准；

未询问患者是否已经服药；

未能记录详尽的文件；

未能识别出医疗伤害或未采取预防措施；

文书记录错误；

未征求患者同意更改工作地点。

要点

1. 成立了国家口腔卫生委员会来保护公众。

2. 口腔卫生士受美国联邦政府、州和地方法规的约束。

3. 治疗计划必须考虑处方药和非处方药的副作用和相互作用。

4. 口腔卫生士有责任提供高水平的专业知识、技能和判断力。

自学问题

1. 下列哪个陈述是正确的?

    A. 成立了国家口腔卫生委员会来保护公众

    B. 护理标准是实践法的一部分

    C. 美国牙科协会的州委员会可以撤销或暂停许可证

    D. 所有选项均正确

    E. A和C正确

2. 当对患者造成伤害时:下列哪个陈述是正确的?

    A. 只有牙医雇主负责

    B. 这可以定义为渎职

    C. 口腔卫生士对其行为负责

    D. 涉及国家牙科委员会和法律制度

    E. A和D正确

    F. B、C和D正确

3. 如果口腔卫生士进行的治疗不在法律规定的执业范围内,则可以考虑:

    A. 民事违规

    B. 违法犯罪

    C. 民事和刑事行为

    D. 既不是民事行为也不是犯罪行为

4. 除以下哪一项外,其他各项均正确。口腔卫生士可以通过以下哪种方法保护自己免受法律和民事侵犯:

    A. 管理和维持专业能力

    B. 熟悉所在州口腔卫生实践的法律法规

    C. 遵守护理标准和道德守则

    D. A和C正确

    E. 所有选项均正确

参考文献

[1] American Dental Hygienists' Association 2016, Standards for clinical dental hygiene practise, [Online]. Available at: http://www.adha.org/resources-docs/2016-Revised-Standards-for-Clinical-Dental-Hygiene-Practice.pdf (May 23, 2018).

[2] Beemsterboer, P. (2010). Ethics and Law in Dental Hygiene. St. Louis: Saunders Elsevier.

[3] Glasscoe Waterson, D 2013 Strategies for avoiding malpractice, [Online]. Available at: http://www.rdhmag.com/articles/print/volume-33/issue-11/features/top-reasons-hygienists-are-sued.html (May 23, 2018).

[4] Wilkins, E. (2009). Clinical Practice of the Dental Hygienist. Baltimore: Lippincott Williams & Wilkins.

附加来源

[1] Dental Hygiene Practice Act Overview: Permitted functions and Supervision Levels by State. Available at: http://www.adha.org/scope-of-practice.

[2] State Dental Boards–American Dental Association. Available at: http://www.ada.org/en/education-careers/licensure/licensure-dental-students/state-dental-boards.

自学问题答案

1. E。

2. F。

3. C。

4. E。

病例3

耐心和专业的沟通

病例描述

一位口腔卫生士在对她的患者进行了多次口腔癌筛查后，终于发现了可疑的病变，甚至牙医也同意应该把患者转诊并作组织活检，这让她有一种自豪感和成就感。她设想通过彻底的检查来挽救这个患者的生命，并且把知识和经验以一种能产生深远影响的方式运用起来，感觉很好。口内照显示患者病变的确切位置、大小和颜色。这位口腔卫生士非常高兴，但只能和500个最亲密的朋友分享。这些朋友中有许多都是现在的患者。她使用智能手机将病变的照片发送给一群口腔卫生士朋友。在Facebook的页面上，她把这张照片发给了其他朋友，标题都是"今天的最后一名患者成就了我的一天，我想我也成就了他的一天"。

基于问题的学习目标和目的

- 识别患者的隐藏信息
- 区分社会沟通和专业沟通
- 了解传入和传出通信的作用
- 选择适当的方式分享专业经验

疾病史

患者51岁，男性。诊断为高血压，每天服药。他每年看两次医生，过去6年里，他的血压一直通过药物控制。

口腔疾病史

他近期去看牙医的次数减少了，最后一次预防性就诊是在一年前。他上颌第一磨牙进行了银汞合金修复，下颌的第一和第二磨牙进行了复合树脂修复。平均牙周袋深度为3mm，探测时有轻微出血。他的菌斑控制一般，因为他每天刷牙两次，但没有使用任何辅助工具来清除菌斑生物膜。没有新的龋病出现。

社会史

这名患者是一个已戒酒的酗酒者，他说自从离婚后，已经2年没有喝酒了。他声称自己烟瘾不大，一天只吸几支烟。他有着活跃的社交生活，并且利用社交媒体结交新朋友。

口腔卫生诊断

健康问题	相关风险和病因
广泛性边缘性牙龈炎	家庭护理不足，无法去除菌斑生物膜
舌白斑病变	先前酗酒及吸烟

干预计划

临床治疗	宣教/咨询	口腔卫生指导
记录每次就诊时的血压	继续医生推荐的治疗方案	服用非处方药物时，应咨询药剂师
居家护理示范	菌斑生物膜对牙周疾病的影响	用牙线清除邻面菌斑生物膜
戒烟	建议使用辅助工具，咨询	宣教饮酒和吸烟的有害影响
评估并记录病变位置、大小、颜色	转诊的重要性	遵医嘱
咨询口腔医生转诊，口内拍片	与社会习惯有关的损害	减少碳水化合物的摄入
转诊文件记录	监测治疗、患者反应和家庭护理	定期进行自我口腔检查

讨论

确定饮用酒精对口腔的影响是困难的，但作为一种黏膜刺激物，它可能具有重要的病理学意义。有喝酒习惯的人很多时候也会吸烟。这种组织创伤在口腔癌和白斑的病理学中是非常重要的。这些习惯也会增加患其他口腔疾病的风险，如龋齿和牙周炎。口腔卫生士有必要告知患者这种关系，并推荐戒烟方案。与患者的专业交流必须体现诚实的原则。诚实是传达真相，是患者和卫生保健提供者以及患者认为可能对他们的信息享知情权的任何人之间的期望。

任何患者的私人信息都受法律保护。口腔卫生士必须与患者沟通，他的社交习惯可能对他的口腔健康和可疑病变的出现起到促进恶化的作用（Shafer et al. 1983）。

1996年的《健康保险流通和责任法案》（Health Insurance Portability and Accountability Act，HIPAA）中赋予了患者隐私权和保密权。个人可识别的健康信息是有关以下方面的信息，包括人口统计数据、个人的过去、现在或将来的身体，精神状况，过去或现在为个人提供的医疗保健，或将来提供的医疗服务费用，可以识别个人身份，或者有合理的依据认为可以用来识别个人身份的信息。个人可识别的健康信息包括许多公共标识（如姓名、地址、出生日期、社会保险号）（USDHH 2016）。

医疗服务提供者必须保密，除非公共卫生法另有规定，未经患者同意不得发布任何信息。在卫生保健和社会环境中，专业人员必须严格管理信息（图11.3.1）。美国口腔卫生士协会在其职业道德准则中声明，"我们尊重客户信息和关系的保密性，以此证明我们对个人自主权的重视"（ADHA 2016）。如今的通信方式丰富多样，面对面的交流已经逐渐被替代。电话、电子邮件、短信、Twitter、Instagram和社交网站是常见的交流方式。这些已经成为可以接受的信息传递方式。朋友和家人、专业人士、雇主、雇员、医疗服务提供者、保险公司和患者每天都在使用这些工具。发布私人和公共信息是患者的选择，而不是卫生保健提供者的选择。

卫生保健提供者必须尊重客户信息和关系的保密性。患者的信息是健康记录的一部分，但不能在与患者护理没有直接关系的其他地方共享。

患者希望他们的医疗和其他信息是私密的，应该受到保护。在这个病例故事中，侵犯了患者的隐私和记录的保密性。口腔卫生士通过社交网络与患者和其他人交流了可能被识别的私人信息。社交网络不是专业交流的论坛。我们可以推断并确定当天最后一位患者是谁。可以想象患者看到这封邮件和这次违规行为的感受和看法。在某些情况下，病例可能会在专业团体中被提出和讨论。病例可以在专业出版物中分享，也可以作为教育演示的例子。即使这样，可识别的信息也应该匿名。

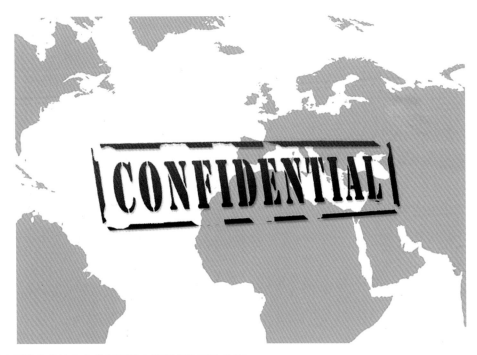

图11.3.1　HIPAA保护患者的个人信息不被未经授权的实体共享。

为维护专业精神，所有专业人士都应努力维持公众对专业的信任，且都应在规定的范围内行事。它们是职业的界限。有一些规则和准则可以帮助人们澄清什么是职业上可以接受的，什么是社会关系。然而，专业人士每天都面临着保持这些界限的挑战。社交网络和其他电子媒体是一种具有这些挑战并威胁维护这些界限的能力的通信手段。因此，专业判断失误的机会和事例越来越多。专业人士必须意识到并关注共享某些信息可能产生的后果。通信是传递信息的一种手段。在口腔领域，就像在其他行业一样，沟通也有不同的形式。关于语言和非语言交流有很多方式，甚至倾听也是一种交流方式。口腔卫生士也有义务考虑采用跨文化的方式进行沟通。非语言交流既复杂又矛盾。它可能是无意的，容易被误解（Adams 2011）。

关于肢体语言表达了什么和感觉了什么的理论很多。即使是无处不在的笑容，可以被普遍理解为积极向上、友好和幸福的笑容，也可以被认为是假笑。外观也是一种交流形式。个人和办公室的第一印象通常是持久的。

口腔卫生士治疗的患者来自世界各地，具有不同的文化背景。这样就不可能知道所有的语言、非语言以及与之相关的规范。口腔卫生士必须意识到，一个社会的文化规范在另一个社会可能完全不同。他们必须学会尊重这些差异，以一种不带偏见和尊重的方式对待和交流。在跨文化交流领域，有文献要读、有课程要选、有经验要获得。学习是获得理解的一种方式。在专业人员/患者交流的情况下，询问患者是否存在口腔卫生士没有意识到的文化差异是必需的。当一个人习惯握手时，询问有关触摸的问题是合适的。假设每个人都有相同的习惯，然后根据这个假设来判断别人是错误的（Adams 2011）。

在进行口头交流时，口腔卫生士必须记住，患者的读写水平有所不同：语言素养和/或健康素养不同。重要的是要熟悉通俗易懂的语言，以适应患者缺乏两种语言素养的情形。尤其是在解释诊断和为患者提供指导时这一点特别重要。沟通不当可能会导致不良后果甚至是伤害。信息和指令可以书面形式传达，或以纸质资料与视频形式描述。当患者的专业语言理解能力有限时，这一点尤其重要。

在个人社交媒体交流中，口腔卫生士应该注意到，雇主经常访问潜在雇员和现有雇员的社交页面。这些后果可能会对他们的职位、工作生活甚至执业执照造成可怕的后果。

作为帮助保持界限的助手，专业人士应该利用隐私选项。Facebook网络为用户提供隐私设置选项，不受隐私限制的个人资料允许朋友访问个人相册，其中包含有关自己的孩子、配偶、家庭、生活方式以及他们可能属于的其他群体的信息。隐私设置会限制对用户个人资料的访问，公开获取个人资料并不是典型的医患关系。其他人可以轻松搜索名称，将来能够获取意想不到的信息。朋友可以轻松地复制帖子或图片，并不受发布信息的人的限制不停地转发。在社交媒体中维护专业精神的其他助手可以列一份"应做"和"不应做"的事情清单。在发帖前一定要停下来想想这篇文章的影响。一定要使用正确和适当的语言、拼写和语法。留意攻击性或骚扰性的话。不要抱怨现在或过去的雇主，现在或过去的患者，或每天面对的琐事。不要把过于武断的想法联系起来。有技巧地分享意见，特别是关于宗教和政治的问题。不要发布不合适的图片（Ruesink 2014）。

社交网络可以使口腔卫生士熟悉患者的家人和兴趣爱好，这是社交方式，但是这些类型的朋友不应该访问所有口腔卫生士的信息。有些信息是没有给出的。最好的做法是最大限度地降低法律诉讼风险并危及职业生涯的潜在因素。口腔卫生士应该关注并认识到谁是"朋友"或他们邀请谁做"朋友"。口腔卫生士应该保持个人和职业关系的界

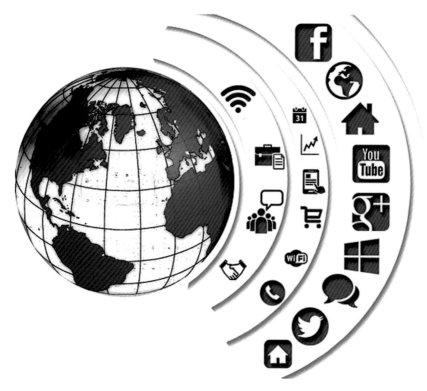

图11.3.2　口腔卫生士必须了解所有社交媒体的利弊。

限，必须首先思考，并注意跨越任何界限。目前还没有可供分享的可接受信息的清单，但专业人士必须确定哪些是可接受的，并衡量披露的内容，以维护公众的信任并保护他们所服务的人群。即使是口腔卫生士在网上发表非专业内容的一次判断失误，不仅会对他们自己甚至对整个行业产生不良影响。社交媒体可以为公众提供学习有关口腔健康和专业的口腔卫生知识的机会。它可以成为一种获得专业曝光和让专业人士处于良好状态的手段。许多专业人士利用LinkedIn网络向他人展示自己的技能、经验和专业知识。所有的社交媒体都有可能提高人们对自己和职业的尊重。鼓励同事了解使用社交媒体的利弊（图11.3.2）。

要点

1. 建议患者戒烟时，请使用ADHA的"询问、建议和范例"，而不应掺杂个人偏见。
2. 记录任何非典型病变，以利于转诊和随访。
3. 对患者信息进行保密应被视为对个人自主权的尊重。
4. 履行说出真相的义务，并期望别人也会这样做。在所有关系中寻求真理和诚信。
5. 保持社会和专业交流的独立性，遵守法律的保密要求。
6. 在不同文化背景下，认识不同的交流形式及其优缺点。

自学问题

1. 下面哪个描述是正确的？

　A. 病历的信息受到法律保护

　B. 经患者同意可以在社交媒体上公布

　C. 如果不透露患者姓名，医疗服务提供者可以分享病例

　D. 始终对患者使用专业语言是提高患者素养的方法

　E. A和B

　F. 所有选项均正确

2. 判断题：HIPAA和ADHA道德守则在真实性和保密性方面相互冲突。

　A. 正确

　B. 错误

3. 以下哪项说明口腔卫生士侵犯了患者的隐私权？

　A. 告诉牙医患者的信息

　B. 她与口腔外科医生沟通患者情况

　C. 她发布了可以识别患者身份的信息

参考文献

[1] Adams, T. (2011). Dental Communication Brief Book Series: Book 2, 3, 4. Rocklin, CA: Odontocomm Productions.
[2] American Dental Hygienists' Association 2016, Code of Ethics, [Online]. Available at: https://www.adha.org/resources-docs/7611_Bylaws_and_Code_of_Ethics.pdf (May 23, 2018).
[3] Ruesink, M 2014. Social Media Do's and Don'ts: 10 tips for keeping your profiles professional, [Online]. Available at: http://www.rasmussen.edu/student-life/blogs/main/guide-to-soc-media-dos-and-donts/ (May 23, 2018).
[4] Shafer, W., Hine, M., and Levy, B. (1983). A Textbook of Oral Pathology, 94–98. Philadelphia, PA: Saunders.
[5] US Department of Health and Human Services. 2016. HIPAA for professionals, [Online]. Available at: http://www.hhs.gov/hipaa/for-professionals (May 23, 2018).

附加来源

[1] ADHA Smoking Initiative: www.askadviserefer.org.
[2] HIPAA enforcement: http://www.hhs.gov/ocr/hipaa.
[3] HIPAA and mental health: http://www.hhs.gov/ocr/privacy/hipaa/understanding/special/mhguidance.html.
[4] Health Privacy Project: www.healthprivacy.org.
[5] Makely, S. (2000). The Health Care Worker's Primer on Pro-fessionalism. Upper Saddle River, NJ: Brady/Prentiss Hall.

自学问题答案

1. E。

2. B。

3. C。

第12章

社区口腔健康宣教

病例1

参与社区活动

病例描述

帕洛马尔医院获得了一笔捐款后，联系了当地的口腔卫生士，以评估口腔保健需求，并为定期到健康教育中心就诊的老年人制订一套宣教方案。（图12.1.1A）。医院有许多针对老年人的健康教育和疾病预防项目。健康教育中心主任告诉口腔卫生士，患者想了解更多有关口腔健康的知识。据推测，目标人群的需求是接受更多的固定义齿的护理教育。口腔卫生士进行了一项需求评估调查（图12.1.1B）。他们采用李克特（Likert）量表的封闭式问题和两个开放式问题制定了一份问卷，以便进行更深入的调查。为了确保收集详细的信息和目标人群的受访者具有代表性，决定以面对面访谈的形式进行调查（图12.1.1C）。调查结果表明，人们对预防口干症和种植体护理的知识非常感兴趣。老年人还表示，小组讨论是提供口腔健康促进信息的首选方法，而不是大型演讲。口腔卫生士制订了一项计划，以满足目标人群的需求。

(A)

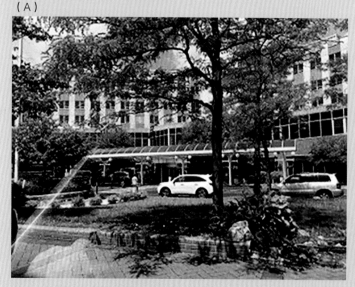

(B)

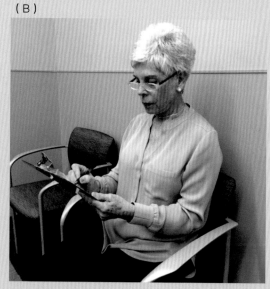

图12.1.1 （A）医院设置；（B）患者完成需求评估；（C）口腔卫生士进行面对面访谈；（D）口腔卫生护理程序；（E）口腔卫生计划模式。

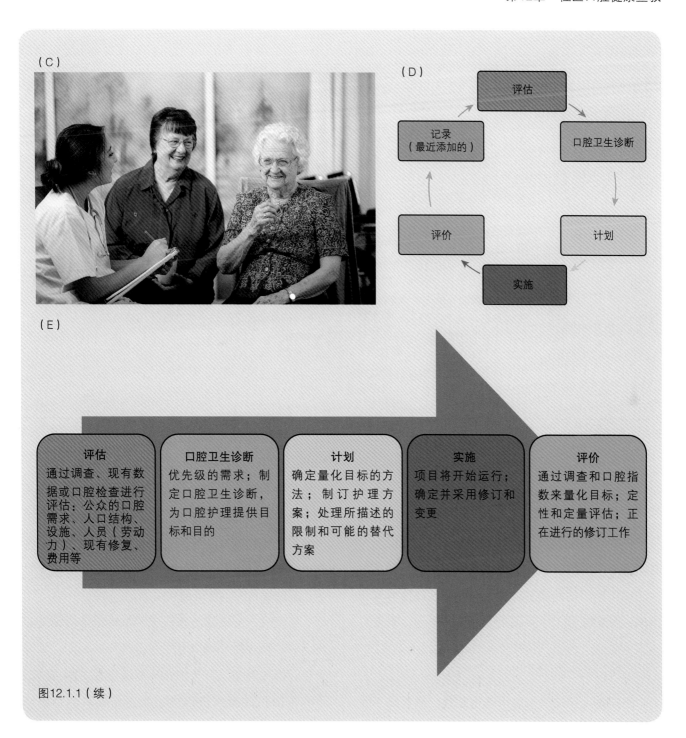

（C）

（D）

评估

记录
（最近添加的）

口腔卫生诊断

评价

计划

实施

（E）

评估	口腔卫生诊断	计划	实施	评价
通过调查、现有数据或口腔检查进行评估：公众的口腔需求、人口结构、设施、人员（劳动力）、现有修复、费用等	优先级的需求；制定口腔卫生诊断，为口腔护理提供目标和目的	确定量化目标的方法；制订护理方案；处理所描述的限制和可能的替代方案	项目将开始运行；确定并采用修订和变更	通过调查和口腔指数来量化目标；定性和定量评估；正在进行的修订工作

图12.1.1（续）

基于问题的学习目标和目的

■ 解释"口腔卫生计划"的构成和步骤

■ 在评估社区需求时区分适当的数据收集调查方法

■ 区分封闭式和开放式问题

讨论

　　注意口腔卫生保健过程和口腔卫生计划程序模式是相似的，因为它们都是照顾个人或团体时口腔卫生专家遵循的结构化过程。两者均包括以下步骤：评估病情，制定口腔卫生诊断，计划制订，实施计划，并进行评价（图12.1.1D和E，表

表12.1.1　患者护理与社区健康计划

阶段	患者护理	社区健康计划
评估	对每名患者进行健康评估和全面的口腔检查，根据患者的问题、需求和特点来确定口腔和总体健康护理计划	对目标人群进行需求评估，分析需求、兴趣、能力和资源
口腔卫生诊断	根据所有可用的数据和文献中的证据，得出有关患者口腔卫生需求的结论	根据评估结果确定需求优先级
计划	根据患者的需求、期望、价值观和当前的科学证据，制订具有现实目标和结果的口腔卫生保健计划，以计划口腔卫生干预措施 选择适当的干预措施以实施计划	根据对需求评估数据、优先级和备选方案的分析制订方案；社区互动；以及可用于量化评估的资源 选择适当的资源来实施计划
实施	实施口腔卫生护理计划，同时最大限度地降低风险和优化口腔健康	有效实施制订的家庭护理计划
评价	通过评估牙齿、牙龈和牙周来评估口腔卫生保健的结果，并在必要时修改计划	通过指标和社区评估，审查和评估项目结果，必要时修改计划
记录	记录所有收集到的数据、计划和提供的干预措施、建议以及与患者护理和治疗相关的其他信息	记录所有阶段收集的所有数据

资料来源：摘录自Darby，Walsh（2015）和Nathe（2017）。

12.1.1）。

数据收集是指收集社区用来制定决策和确立优先事项的信息。为确保全面准确地评估社区健康的影响因素，需要收集不同类型的数据。社区健康评估工作可以评估健康需求的影响因素，评估需求和价值，量化差异，以及不同人群间的差异，衡量可预防性疾病、病损、残疾和死亡（Geurink 2012，p.64）。

不应对人群的健康需求进行妄断。需求是当前状况与应有状况间的差距。需求可被定义为根据专业知识、技能和经验对达到或维持健康所需的医疗服务数量和种类的判断（Nathe 2017，p.41）。需求评估需要提供证据，以指导制订适当的计划措施。它提供了一种系统的方法来确定需求、相关因素和未来干预的优先级。需求评估能够明确社区中潜在或存在需要解决和克服的健康问题。评估不仅提供了某个特定问题的信息，还提供了关于社区护

理的信息（Geurink 2012）。评估是公共卫生的核心职能，参与公共卫生实践的口腔卫生士必须精通全面的口腔健康评估。这是改善社区口腔健康必需的一个组成部分。社区评估所收集的信息可用于计划、实施和评估口腔健康改善策略。

调查是一种收集信息以确定目标群体观点的方法。评估社区需求调查可采用多种形式，如访谈、问卷调查或索引。方法的选择取决于目的和可用资源的范围。调查方法包括：面对面访谈、电话访问、直接邮寄调查表、电子邮件调查表、聚焦小组讨论，索引以及其他多种调查方法，应确保收集数据的真实性。访谈和问卷调查提供了与健康和疾病相关的知识、态度及价值观的测量方法（Nathe 2017，p.200）。访谈涉及直接对参与者进行口头询问，当需要大量数据时，问卷更易于管理。访谈可能比问卷调查更耗时，但能得到更全面的答复。口腔卫生指数（是一种用于测量、评分和分析个体

和群体口腔状况的标准化定量方法（Nathe 2017, p.166）。

封闭式问题是指可以用一个词或短语来回答的问题；开放式问题是指需要更多思考和更长答案问题。封闭式问题可以是二分法、多项选择或量表式问题。李克特（Likert）量表是调查研究最常使用的等级量表。Likert量表是有序量表，受访者从答案中选择一个与其观点最相符的选项。一个典型的量表可能是"完全同意""同意""中立""不同意""完全不同意"（CDC 2012）。开放式问题没有预设的选项或类别。

在需求评估完成并对数据进行评估后，口腔卫生士通过确定项目的目标和目的开始制订计划。基于社区的干预计划包括将要实施的策略。计划是对减少或消除社区一个或多个问题的需求而建立的有组织的工作步骤。基于诊断中制订护理方案。制定目标、目的和计划活动是规划过程的一部分。在此阶段，让社区领导者、利益相关者、卫生团体代表、基金会领导者、政府机构以及所有口腔卫生和牙科协会参与社区活动至关重要（Geurink 2012）。

实施是指将计划和活动付诸实践的过程（Beatty 2017）。对人员、设备、资源、供应和项目目标的初步进展进行监控。许多社区口腔健康项目都是短期内小规模开展，称为一个试点或试点计划。这为将来在实践中做出可行决策提供了依据。

评价具有连续性，对项目预期结果的评价决定了患者的需求是否得到满足或计划是否需要修订。一个成功的计划应与其目标相符合。评价是所有社区项目的必需阶段。虽然这是项目或社区健康改善计划的最后一步，但由于此阶段具有连续性，因此需要定期报告评价结果，并进行持续反馈和互动。项目评价是收集、分析和利用数据回答有关社区卫生计划问题的系统方法。在这个阶段，项目的结果是根据计划中制定的目标和目的来衡量的。这是总结性评价（Beatty 2017）。形成性或过程性评价发生在项目实施之前或期间，目的是改进项目（Beatty 2017）。这类评价可以更好地持续改进实施过程，因此口腔卫生士可以动态调整后期的计划和方案。

要点

1. 如果您不熟悉目标人群，请从需求评估开始。
2. 封闭式问题更省时，但当开放式问题更合适时，不建议对复杂的问题做出过于简单的回答。

自学问题

1. 规划该社区计划的第一步是什么？
A. 安排时间与社区工作人员和健康教育主任进行沟通
B. 为老年人安排一次健康教育
C. 安排与所涉及的领导和上级开会，以评估需求并确定计划的目的和目标
D. 确定哪些老年人有义齿

2. 在收集数据时，与问卷相比，使用访谈技巧的优势在于访谈：
A. 耗时少
B. 可以覆盖更广泛的人群
C. 价格便宜
D. 可获得更详细的答案

3. 如果口腔卫生士只有有限的时间来确定老年人感兴趣的领域和口腔知识，则评估该组知识的一种有效工具将是：

   A. 看一下过去的活动

   B. 问卷

   C. 口内检查

   D. 访谈

4. 在哪个步骤之后制定计划目标？

   A. 分析评估结果

   B. 与健康教育主任的初次会面

   C. 评估方案

   D. 制定调查问卷

5. 口腔卫生士的调查问卷中有些问题涉及需要

用"非常同意、同意、中立、不同意和非常不同意"来进行回答。

哪种类型的问题需要这种回答？

   A. 开放式问卷

   B. 封闭式问卷

   C. Likert量表

   D. 访谈

6. 面对面访谈是在计划程序的哪个阶段进行的？

   A. 评估

   B. 口腔卫生诊断

   C. 计划

   D. 实施

   E. 评价

参考文献

[1] Beatty, C.F. (2017). Community Oral Health Practice for the Dental Hygienist, 4e. St. Louis, MO: Elsevier.
[2] CDC (2012) CDC coffee break: Using Likert scales in evaluation survey work, [Online]. Available at: https://www.cdc.gov/dhdsp/pubs/docs/cb_february_14_2012.pdf (July 19, 2016).
[3] Darby, M.L. and Walsh, M.M. (2015). Dental Hygiene Theory and Practice, 4e. St. Louis, MO: Saunders.
[4] Geurink, K.V. (2012). Community Oral Health Practice for the Dental Hygienist, 3e. St. Louis, MO: Elsevier.
[5] Nathe, C.N. (2005). Dental Public Health & Research: Contemporary Practice for the Dental Hygienist, 2e. Upper Saddle River, NJ: Prentice Hall.
[6] Nathe, C.N. (2017). Dental Public Health & Research: Contem-porary Practice for the Dental Hygienist, 4e. Boston: Pearson.

附加来源

[1] Altarium Institute (2012) Recommendations to promote health and well-being among aging populations: Prepared for trust for America's health, [Online]. Available at: http://healthyamericans.org/assets/files/Prevention%20Recommendations%20for%20Aging%20Populations2.pdf (September 11, 2016).
[2] National Council on Aging (n.d.) Healthy aging fact sheet, [Online]. Available at: https://www.ncoa.org/news/resources-for-reporters/get-the-facts/healthy-aging-facts (June 3, 2018).
[3] Work Group for Community Health and Development at the University of Kansas (2016) Community tool box, [Online]. Available at: http://ctb.ku.edu/en/toolkits (July 19, 2016).

自学问题答案

1. C。
2. D。
3. B。
4. A。
5. C。
6. A。

病例2

群体健康促进和疾病预防

病例描述

新东镇的口腔卫生士获得了当地口腔医学会的资助，用以制定并实施对新东镇儿童最有效的龋病预防措施。该镇共有182名小学生（图12.2.1A）。目标小学位于无氟农村社区，口腔保健资源有限（图12.2.1B）。但该学校有一名护士负责所有学生健康问题。距离新东镇最近的口腔诊所需45分钟车程，没有公共交通工具。在这项研究中，一位本地牙医在有限的基础上自愿陪同口腔卫生士去小学。他告诉卫生士，这个社区的成员经常来他的诊所进行修复或紧急治疗，而不是预防。社区中饮水含氟量低于0.1‰。5年前，水氟化法被提交到立法机关，但被否决了。与学校护士交谈后，卫生士得知全民投票失败的原因是社区缺乏关于氟化物益处的教育，并且对其他预防方法的认识不足。

(A)

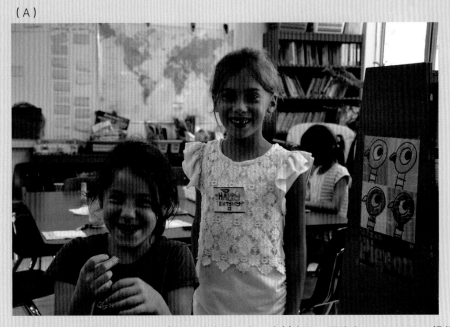

图12.2.1 （A）小学生；（B）小学环境；（C）有钙化迹象的儿童。资料来源：照片由Travis Nelson提供。（D）各种氟化物保护漆产品。

研究者向每名孩子发放了口内检查的知情同意书，由孩子带回家让家长填写。调查结果显示儿童缺乏口腔健康和疾病预防知识。调查表明，98%的父母同意让孩子参加筛查。口腔卫生士评估了每位儿童的龋失补指数（Decayed/Missing/Filled Teeth，DMFT）以确定其目前的口腔健康状况。年龄较大的儿童龋齿率较高。口腔卫生士注意牙齿脱矿在各个年龄段的儿童中都普遍存在（图12.2.1C）。在整理评估数据的结果后，口腔卫生士明确涂氟将是最有效、最经济的龋病预防手段（图12.2.1D）。口腔卫生士将在10月份的儿童口腔健康月家长教师组织会议和4月份的全校健康博览会上进行宣教。口腔卫生士将培训学校护士，协助教师进行课堂口腔健康教育。在该计划结束时，口腔卫生士对178名学生进行了检查，并根据需要进行了涂氟。1年后，口腔卫生士想要评估氟保护漆和教育计划的有效性，决定再次测定龋失补指数。口腔卫生士发现该小学儿童的龋病发生率降低了26%，填充率提高了13%，且牙齿脱矿现象减少了。

（B）

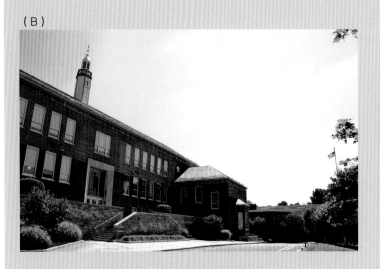

（C）

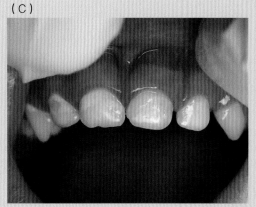

（D）

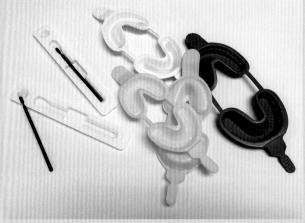

图12.2.1（续）

基于问题的学习目标和目的

- 解释疾病预防的3个级别
- 识别口腔保健可能存在的障碍
- 在口腔卫生计划规划中描述对口腔卫生计划的评估
- 区分定性和定量的方法及数据
- 描述社区项目中指数的用途和目的

讨论

公共卫生的重点是预防疾病。已经确定了3个级别的疾病预防：一级预防、二级预防和三级预防（Mason 2010，p.112）。一级预防是对疾病发生前的干预。主要措施包括社区饮水氟化、氟化物保护漆、窝沟封闭和预防教育。二级预防是指早期对疾病的治疗或控制，如早期龋齿再矿化和牙周清创是二级预防的方法。三级预防是通过修复来处理受损组织，以使口腔功能尽可能恢复正常。如用种植体代替缺失的牙齿。预防性口腔保健服务对于维持人群的口腔健康需求至关重要。然而，在提供这些服务时应该考虑许多障碍。以下是阻碍或制止人们获得医疗服务的主要因素（Darby and Walsh 2015；Nathe 2017）：

（1）经济障碍——负担不起的费用，没有可支配的收入，如果是按小时计酬的工作，就没有时间休息。

（2）交通——公共交通通常不可靠或负担不起或没有且令人困惑。经常有居家、住院或收容所的患者无法被运送医院接受治疗。

（3）心理障碍——恐惧或无法理解口腔手术、焦虑、疼痛耐受性差。

（4）特殊需求——需要依靠他人进行运输或护理，影响计划实施依从性；身体和心理缺陷。

（5）地理障碍——农村地区医疗服务人员的短缺，医疗保健人员的分布不均。

（6）物理设施——没有安全停车的地方、楼梯太多、门和入口很狭窄、浴室没有扶手、走廊昏暗、标识过小，以及不方便的办公时间。

（7）文化多样性/影响——基于文化、家庭和个人信仰，患者对健康有不同的取向；语言障碍。

以学校为基础的口腔保健计划旨在通过减少障碍来改善儿童获得口腔保健的机会。可能减少的阻碍包括：父母白天请假带孩子去看牙医，孩子因为看牙错过上课时间，农村社区口腔护理的机会有限，缺乏可靠的交通工具（MCOH 2011）。学校是一个熟悉的、没有威胁的环境。所有儿童和家长都可以从学校对儿童的口腔健康检查中受益，通常在这种情况下提供的服务包括口腔教育、口腔检查、氟化物应用、窝沟封闭，以及在需要时转诊进行后续治疗（MCOH 2011）。学校所有年级的课程中都可以包含学校的健康计划，因此教师可以将口腔健康教育纳入课堂教学。

制订健康预防计划是为了在目标人群中预防疾病（Nathe 2005，p.171）。除了学校，预防项目还可以在很多地方进行，比如社区和健康照护机构。口腔卫生士参与的口腔保健计划包括口腔保健教育计划，向广大人民群众提供口腔保健工具、使用氟化物预防龋齿、使用窝沟封闭剂、运动护齿套、营养建议，以及向有需要的公众提供其他预防服务。无论设计何种预防方案，都必须考虑方案规划能够满足目标人群的特定需求和可用的循证资源。

口腔卫生计划流程类似于口腔卫生保健过程，包括相同的步骤：评估情况、口腔卫生诊断、制订计划、实施计划和评价。在项目规划的评估阶段，项目的结果将根据规划期间制定的目标进行衡量。评价工作贯穿整个项目。口腔医生使用科学方法来辨别计划的有效性。

表12.2.1　指标和用途

评估口腔卫生状况的指标，以确定日常口腔护理并监测口腔卫生教育计划结果。

指标	用途
生物膜指数（也称PII）	评估牙龈区域斑块生物膜的厚度
生物膜控制记录（也称菌斑控制记录）	记录单颗牙齿表面的菌斑生物膜的存在，使患者在学习生物膜控制的同时能够看到进展
无生物膜评分（也称无斑块评分）	确定无生物膜表面的位置、数量和百分比，以进行个体激励和指导。牙间出血也可被记录
患者卫生表现（PHP）	评估生物膜和菌斑的范围
简化口腔卫生指数（OHI-S）	通过评估牙齿表面是否覆盖有菌斑和/或牙结石来评估口腔清洁度

衡量牙龈和牙周健康的指标，以评估治疗需要、治疗成功或治疗失败。

指标	用途
社区牙周指数（CPI）	筛选和监测人群的牙周状况。后来修改成对单名患者评分的PSR指数
牙周检查及记录（PSR）	评估患者的牙周健康状况。旨在快速有效地检测牙周状况，促使患者寻求必要的完整的牙周评估和治疗 用作牙周评估的筛选程序，以确定是否需要进行全面的牙周评估
龈沟出血指数（SBI）	定位龈沟出血和颜色变化的区域，以便识别和记录早期（初始）炎性牙龈疾病的存在
牙龈出血指数	记录由龈间沟出血引起牙龈发炎的风险
伊士曼牙间出血指数（EIBI）	以有无出血来评估是否存在炎症
牙龈指数（GI）	根据颜色、黏稠度和探查时的出血情况评估牙龈炎的严重程度

测量龋齿的指数，以确定任何年龄段中受龋齿影响的人数、需要治疗的牙齿数量或已治疗的牙齿部分。

指标	用途
恒牙列：龋齿、缺牙和补牙（DMFT）或𬌗面（DMFS）	通过记录受影响牙齿的数目或牙齿表面，以确定整个蛀牙过去和现在的进展
乳牙列：龋齿，提示拔牙或充填物（df和def）	通过评估牙齿或牙齿表面，确定口内的乳牙发生龋齿的情况
乳牙列：龋齿、缺失和充填物（dmf）	确定儿童的龋齿经历。仅评估乳牙
幼儿龋病（ECC和S-ECC）	提供5岁或5岁以下儿童龋齿情况
根面龋指数（RCI）	记录个体和群体的根面龋情况，并提供一种直接、简单的记录和比较方法

测量氟斑牙的指数，研究氟化物浓度对牙釉质的影响。

指标	用途
迪恩氟斑牙指数	测量氟斑牙的患病率和严重程度
氟斑牙牙面指数（TSIF）	测量氟斑牙的患病率和严重程度。比迪恩氟斑牙指数更能识别轻微的氟中毒症状

社区口腔健康普查的指标，用以监察市民的健康状况，并决定市民是否有机会获得或需要口腔健康服务。

指标	用途
世卫组织基本普查（BSS）	收集有关人口口腔健康状况和口腔治疗需求的综合数据。适合成人和儿童调查
国家和地区口腔协会（ASTDD）基本筛查调查（BSS）	对成年人、学龄儿童和/或学龄前儿童进行各种类型的筛查（未经治疗的龋齿、已治疗的龋齿缺失、封闭剂、义齿、天然牙齿数量、根折、牙周护理需要、可疑软组织病变）

资料来源：摘录自Wilkins等（2017）。

应该使用定量和定性方法相结合的方法来衡量目标是否已经实现（Kaur 2016）。定量方法是基于数据提供客观性；而定性方法的结果依赖于主观性（Kaur 2016，p.94）。定量数据是精确的，定性数据是描述性的。

为了通过定量数据来帮助评估和评价，社区项目使用各项指标来确定和记录群体的口腔健康状况（表12.2.1）。他们可以评估社区的需求，协助规划基于社区的健康促进/疾病预防计划，并比较基于社区的计划的效果或评价其结果（Wilkins et al. 2017，p.371）。指标提供了一种用数字表达临床检查的方法。

要点

1. 尽管评价被列为计划流程的最后一步，但必须在每个步骤中持续对计划进行评价。
2. 如果在无氟社区，氟化物保护漆不能作为龋病预防计划的首要选择，而是应该调查学校供水的含氟情况。

自学问题

1. 小学预防龋齿的最有效方法是什么？

   A. 与家长会面，讨论氟化物的益处

   B. 计划一次口腔保健展览会

   C. 教育护士和老师进行预防龋齿

   D. 与当地政府讨论通过全民决策

2. 决定使用氟化物保护漆在新东小学作为防止龋坏的方法属于哪个级别的疾病预防？

   A. 一级预防

   B. 二级预防

   C. 三级预防

3. 社区获得口腔保健服务的机会有限可能是什么原因？

   A. 牙医与社区成员距离太远

   B. 交通选择有限

   C. 牙科诊所的开放时间

   D. 负担不起的费用

   E. 对牙医的恐惧

   F. 以上所有

4. 在护理过程的哪个阶段，应考虑使用评估方法？

   A. 治疗计划

   B. 诊断

   C. 评估

   D. 测量

   E. 评价

5. 判断题：定量方法告知口腔卫生士新东学校有多少儿童接受氟化物保护漆治疗。定量方法告知口腔卫生士，学生、老师和家长喜欢或不喜欢的产品或过程。

   A. 第一句描述是正确的；第二句描述是错误的

   B. 第一句描述是错误的；第二句描述是正确的

   C. 这两句描述都是正确的

   D. 这两句描述都是错误的

6. 以下哪项指标是通过记录混合牙列龋齿的数量来确定有龋齿经历？

   A. DMFT

   B. DMFT/dmft结合

   C. dmft

   D. ECC

参考文献

[1] Darby, M.L. and Walsh, M.M. (2015). Dental Hygiene Theory and Practice, 4e. St. Louis, MO: Saunders.

[2] Gladwin, M. and Bagby, M. (2012). Clinical Aspects of Dental Materials, 4e. Philadelphia, PA: Lippincott Williams & Wilkins.

[3] Kaur, M. (2016). Application of mixed method approach in public health research. Indian Journal of Community Medicine 41 (2): 93–97.

[4] Mason, J. (2010). Concepts in Dental Public Health, 2e. Philadelphia, PA: Lippincott Williams & Wilkins.

[5] Massachusetts Coalition for Oral Health (MCOH) (2011) Reaching new heights in health with school-based oral health programs, White Paper, [Online]. Available at:http://www.masscoalitionfororalhealth.org/files/2009/06/9134_White-Paper_r5aPROOF.pdf (September 11, 2016).

[6] Velan, E. & Nelson T. (2014) Evaluating Caries Risk, Dimensions of Dental Hygiene, [Online], Available at:http://www.dimensionsofdentalhygiene.com/2014/02_February/Features/Evaluating_Caries_Risk.aspx (September 6, 2016).

[7] Wilkins, E., Wyche, C., and Boyd, L. (2017). Clinical Practice of the Dental Hygienist, 12e. Philadelphia, PA: Lippincott Williams & Wilkins.

附加来源

[1] American Dental Association Council on Scientific Affairs (2006). Professionally applied topical fluoride: evidenced-based clinical recommendations. Journal of American Dental Association 137 (8): 1151–1159.

[2] Marinho, V., Worthington, H., Walsh, T., and Clarkson, J. (2013). Fluoride varnishes for preventing dental caries in children and adolescents. Cochran Database of Systematic Reviews (6): –CD002280.

[3] National Network for Oral Health Access (NNOHA) (2014) Survey of school-based oral health program operated by health centers: Descriptive findings, [Online]. Available at:http://www.nnoha.org/nnoha-content/uploads/2014/07/SBHC-Report-FINAL_2014-07-28.pdf (September 11, 2016).

自学问题答案

1. C。

2. A。

3. E。

4. C。

5. C。

6. B。